粗杂粮合理配膳，家庭实用主食指南。！！！

Tu Jie Wu Gu Za Liang Zui Jian Kang

图解五谷杂粮最健康

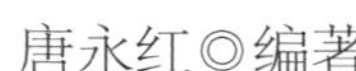

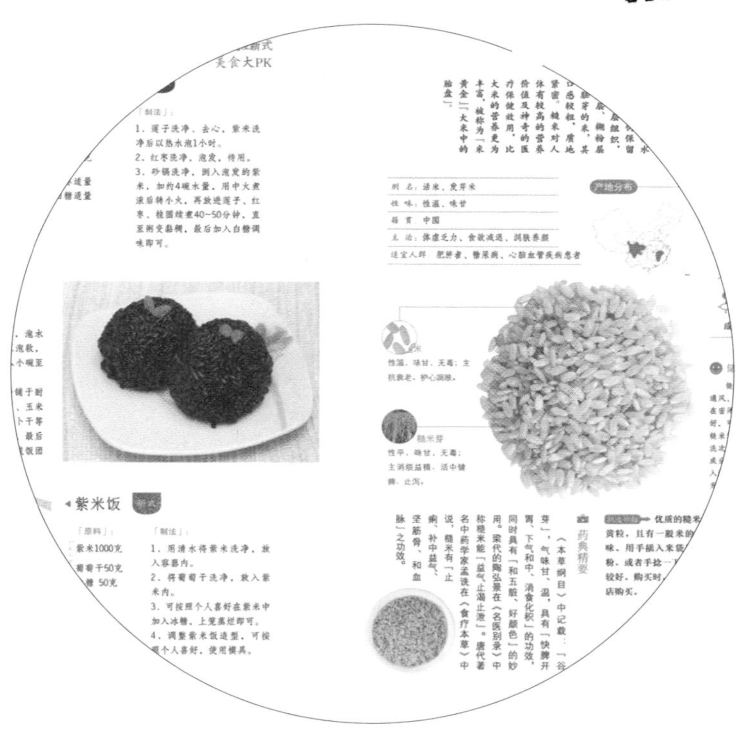

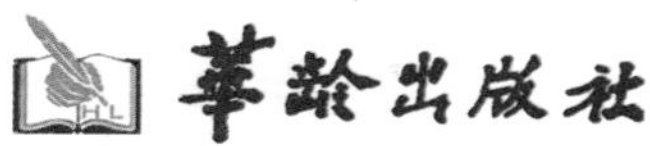

责任编辑：林欣雨
封面设计：张　楠
责任印制：李未圻

图书在版编目（CIP）数据

图解五谷杂粮最健康 / 唐永红编著. — 北京 : 华龄出版社, 2014.1
ISBN 978-7-5169-0409-1

Ⅰ. ①图… Ⅱ. ①唐… Ⅲ. ①杂粮—食物养生—图解 Ⅳ. ①R247.1-64

中国版本图书馆CIP数据核字(2013)第309198号

书　　名： 图解五谷杂粮最健康
作　　者： 唐永红 编著
出版发行： 华龄出版社
印　　刷： 北京市通州富达印刷厂
版　　次 2014 年 1 月第 1 版　2014 年 1 月第 1 次印刷
开　　本： 787×1092　1/16　　印　张：13
字　　数： 200千字
定　　价： 38.00元

地　　址： 北京市西城区鼓楼西大街 41 号　　**邮编：** 100009
电　　话： 84044445（发行部）　　**传真：** 84039173

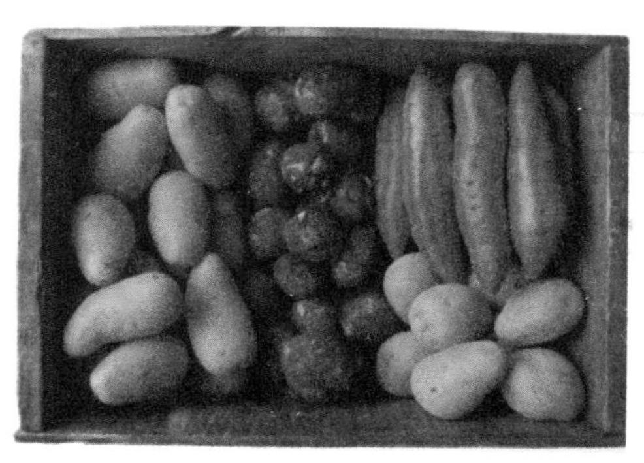

“食尚”五谷，居家健康长寿秘笈

《论语·微子》有云：“四体不勤，五谷不分”，主要是说，如果不参加劳动，就辨别不了五谷。然而对于五谷具体指什么，一直以来都是议论纷纷，莫衷一是。《黄帝内经》记载，五谷即“粳米、小豆、麦、大豆、黄黍”，《孟子·滕文公》中称五谷为“稻、黍、稷、麦、菽”，李时珍的《本草纲目》记载谷类有33种，豆类有14种。现如今我们说的五谷杂粮指稻谷、麦子、大豆、玉米、薯类，又习惯地将米和面粉以外的粮食称作杂粮。不管五谷杂粮如何界定，它都是粮食作物，而且是人们日常饮食的主要食物来源，同时也肩负着人类营养补给与健康保健的重任。

随着人们对健康的崇尚，五谷杂粮也成为补充营养的“宠儿”，各种营养、保健说法如雨后春笋般应运而生。可以说，五谷杂粮已是我们日常餐桌上无可替代的主角。合理搭配，健康又美味。

早在《黄帝内经·素问》中就提出了“五谷为养，五果为助，五畜为益，五菜为充，气味合而服之，以补精益气”的食疗调养原则，同时也说明了五谷在日常饮食中的主导地位。机体对于营养物质的需求是多方面的，含有多种丰富营养的饮食可以促进机体的生长发育，延缓衰老，进而减少因衰老而引发的多种疾病。五谷杂粮中含有的营养成分提供了人体日常所需的热量，保证了人们对营养素的需求。

谷物包括稻谷、小麦、玉米、小米、黑米、荞麦、燕麦、薏仁米、高粱等，这些经过加工做成的主食，提供了人体所需的50%～80%的热能、40%～70%的蛋白质、60%以上的B族维生素。

前言 Introduction

豆类包含的大豆、绿豆、豌豆、蚕豆、赤豆等富含蛋白质、脂肪、碳水化合物等，通过加工做成的豆制品，或者成为菜肴的主料及辅料，其营养成分能被人体充分吸收。

薯类包含了马铃薯、红薯、山药、芋类等，它主要含有糖分和淀粉类物质，经常被加工成各种食品，供人们日常食用。

附录中的坚果、干果，如松仁、板栗、杏仁、开心果等含蛋白质、油脂、矿物质、维生素，这些成分对人体生长发育、增强体质、预防疾病都有很好的功效。

五谷杂粮中富含的碳水化合物、植物纤维、维生素、脂肪、蛋白质、矿物质等，被人体在一日三餐中摄取，是人类新陈代谢的基础。经常食用五谷杂粮，还有效降低血压，提高人体免疫力，预防心脑血管疾病，增强人体抗病能力，控制血糖，润肠通便，养血美容，延年益寿等作用。因此，合理食用五谷杂粮能够平衡人体日常所需营养素，还能帮助人类轻松收获健康和快乐。

本书根据营养学专家的专业指导，严格按照营养学的观点，分为谷物篇，豆薯篇，并附坚果、干果篇，结合中西营养学各自的特点，全面介绍了每种谷物的作用、实用偏方、营养成分、食用禁忌等。其中最值得一提的是书中加入了传统美食和新式美食的对比制作，在不损失其营养素的基础上，以色、香、味俱全为标准，严格甄选每一道菜色，让您在阅读本书的同时，享受五谷和其他食材搭配制作的美味佳肴。

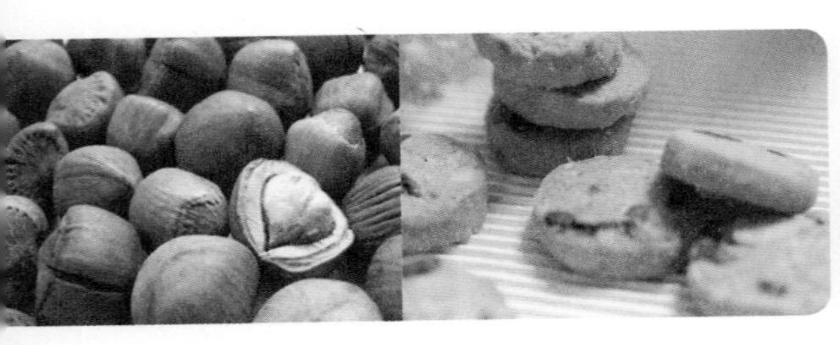

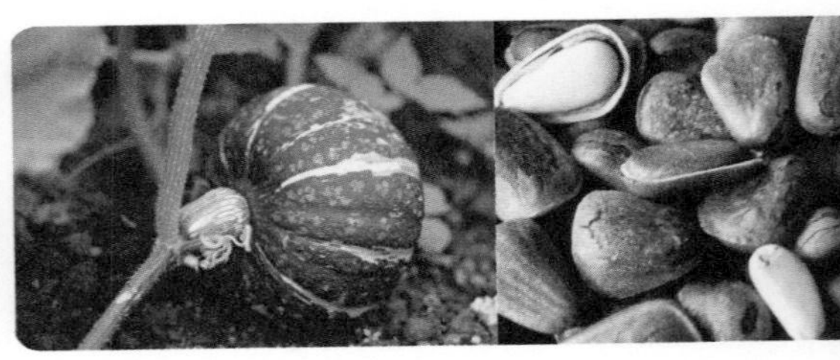

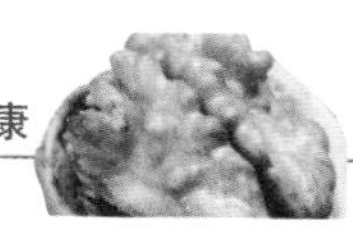

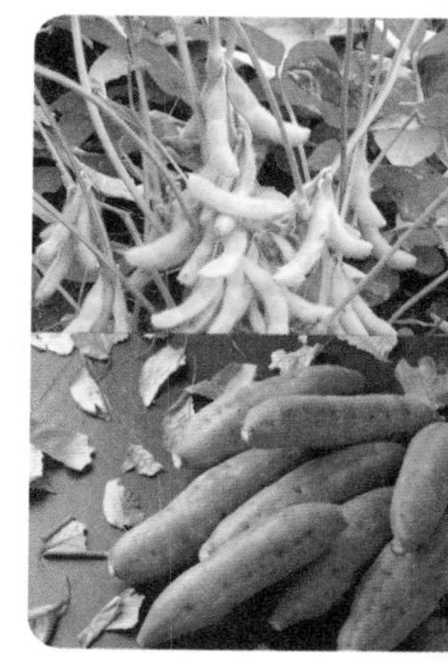

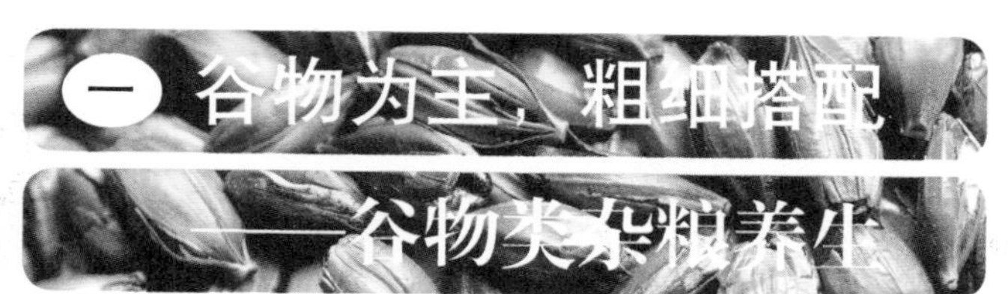

一 谷物为主，粗细搭配
——谷物类杂粮养生

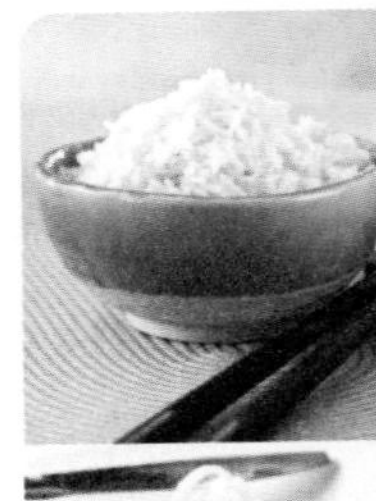

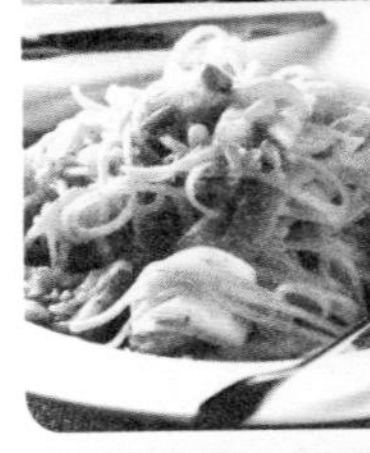

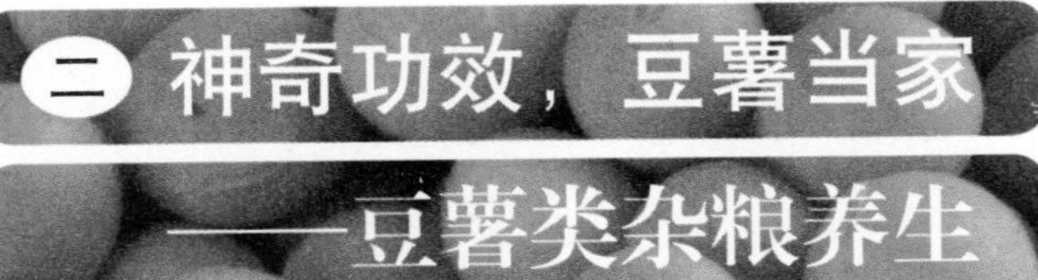

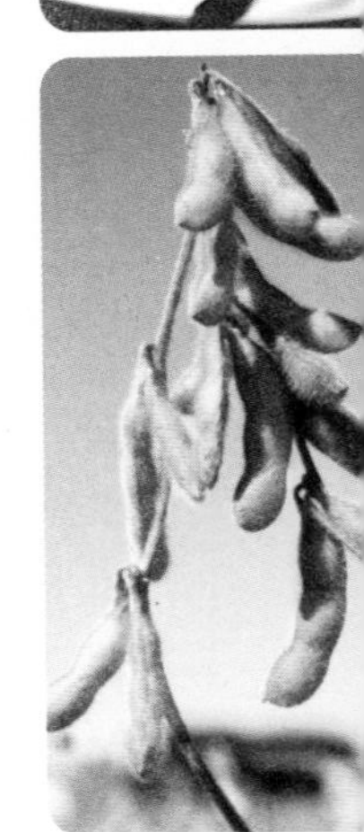

目录

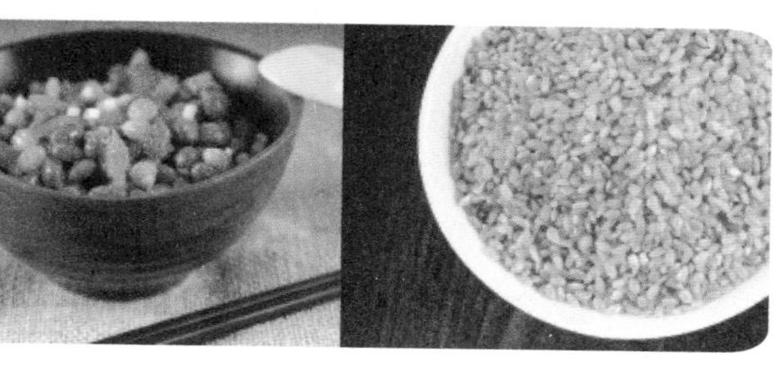
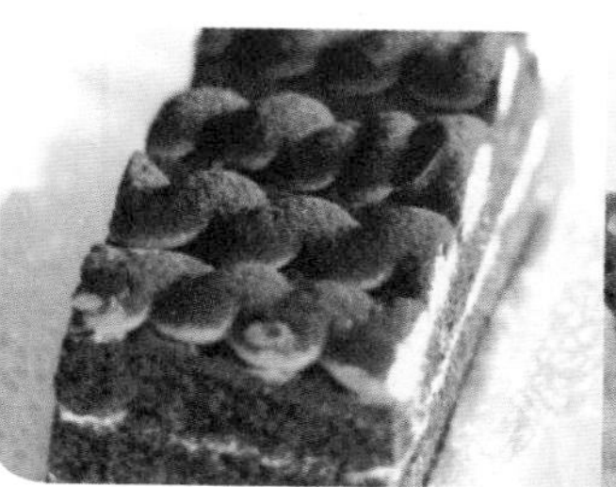
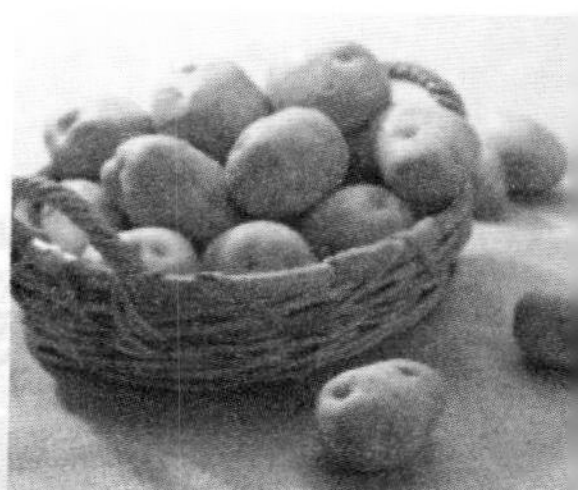

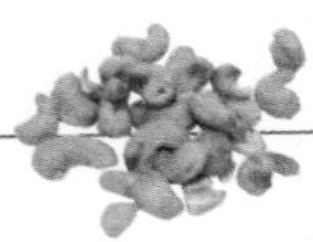

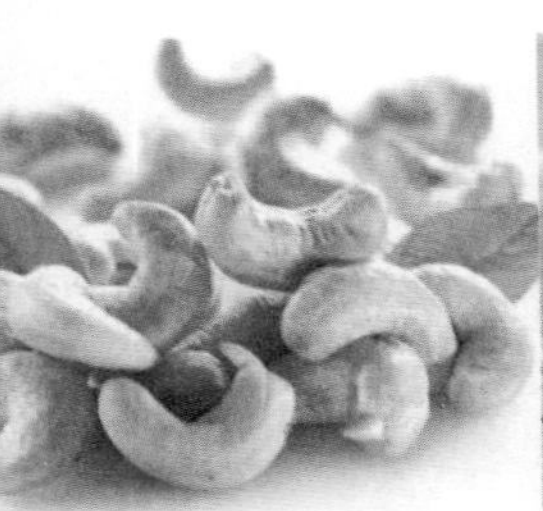
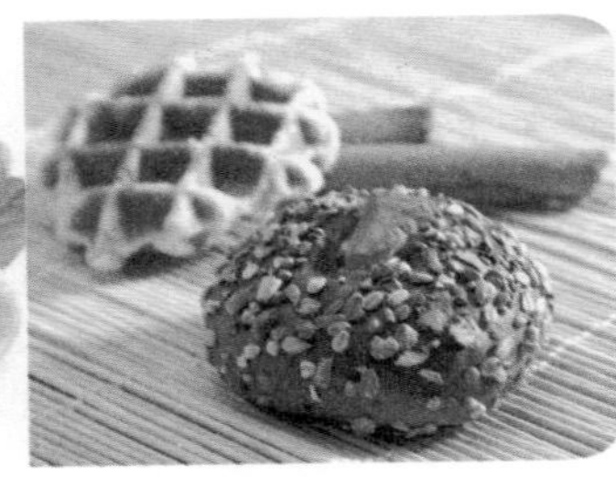
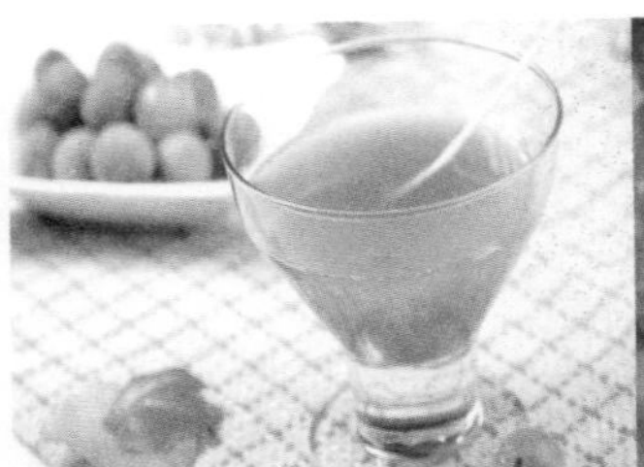
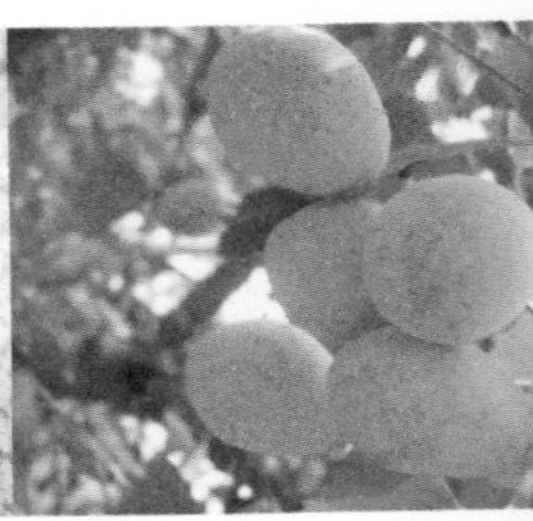

附录："果"中珍品，健康加分——坚果干果类

坚果

干果

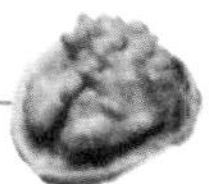

目录

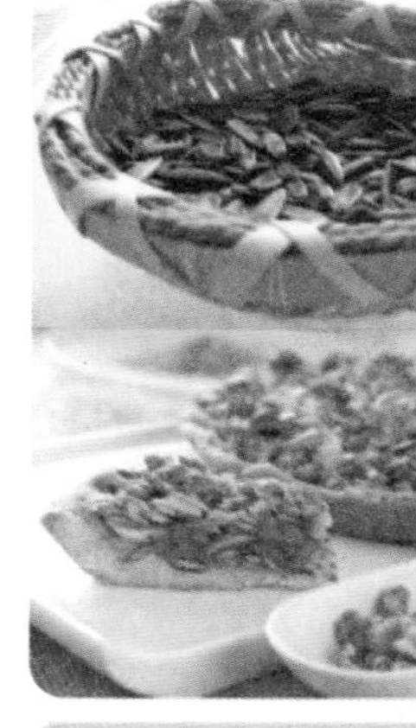

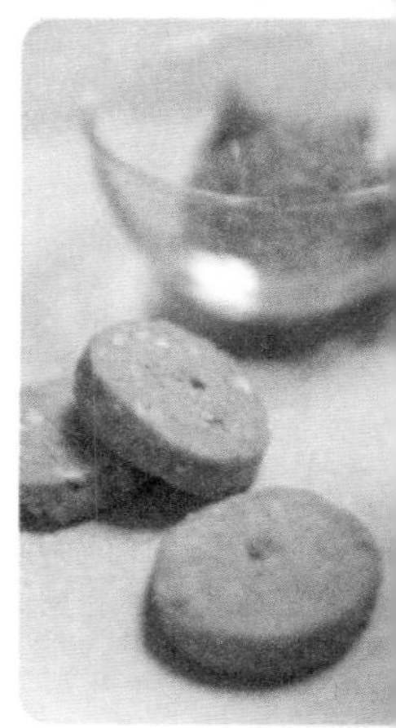

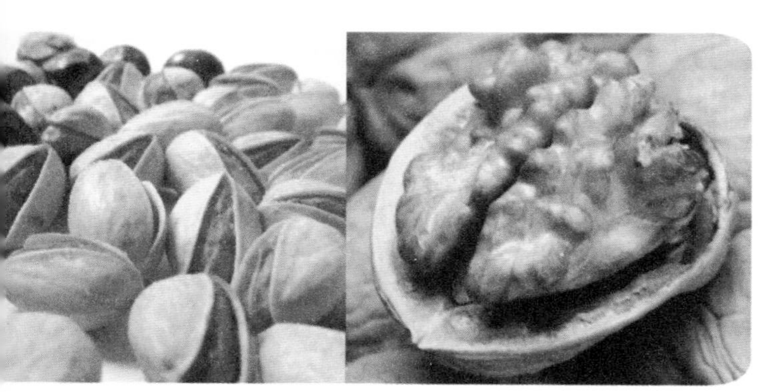

阅读导航

五谷杂粮知多少

总述五谷杂粮的特点，对五谷杂粮进行全面解读。

养生功效

精确提炼五谷杂粮的功效特点。

五谷杂粮名称

对五谷杂粮的常用名进行定位，便于我们对五谷杂粮进行了解。

五谷杂粮小档案

对五谷杂粮的别名、科属、学名进行介绍，五谷杂粮基本特性一目了然。

高清图片

全书共收录了上千幅高清美图，生动形象，具有很高的收藏价值。

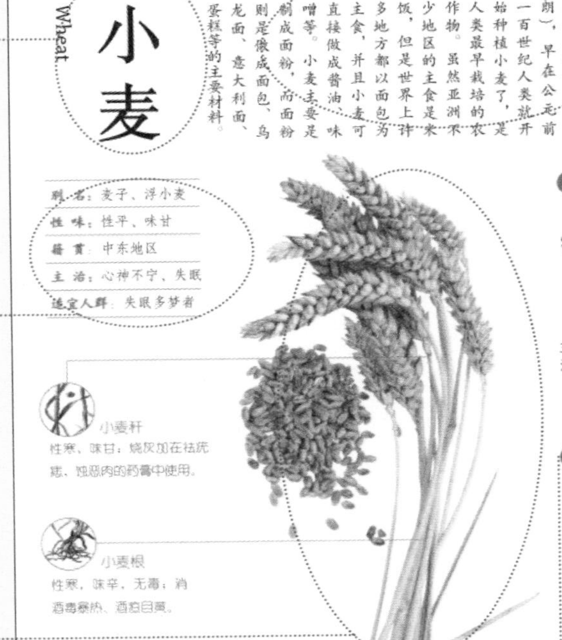

药典精要

关于五谷杂粮的药典记载。

成熟周期

对五谷杂粮的成熟周期进行详细介绍。

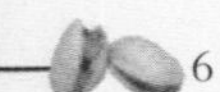

实用偏方

简单实用的经典老偏方，让小病一扫光。

第一章 谷物

实用偏方

「肺结核气管炎」：羊肉00克、小麦仁(去皮小麦)0克、生姜1块，熬成稀粥，早晚食用，用一个月。

「气虚型子宫出血」：小麦50克、鲜鸡血1碗、米酒00克、小麦加水煮粥，鸡血用酒拌匀，放入小麦粥内煮熟，每日分两次服食。

「老人五淋，身热腹满」：小麦30克，通草10克，加水90克，煎汤饮服。

「汤水伤灼，未成疮者」：将小麦炒黑，研入腻粉，油调涂之。勿犯冷水，必致烂。

营养解码

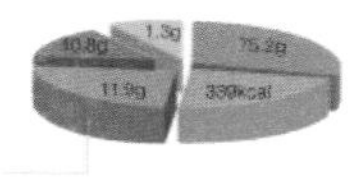

小麦中含有的蛋白质、钙和铁多于大米，而且面粉含有的维生素B1、维生素B2和维生素E，具有恢复体力、防止精神忧郁的作用。

每100克小麦的营养成分

单位 g=克 kcal=千卡

膳食专家指南

小麦一般人群均可食用，每餐100克左右为宜，尤其适宜因心血不足而失眠多梦、心悸不安、多呵欠的人。患有脚气病、末梢神经炎者也宜食小麦粉。体虚、自汗、盗汗、多汗者，也比较适宜食用。存放时间适当长些的面粉比新磨的面粉的品质好，民间有"麦吃陈，米吃新"的说法，面粉与大米搭配着吃最好。

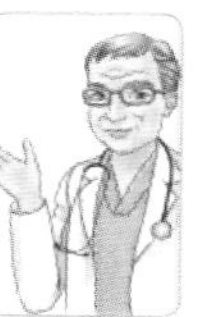

保健疗效驿站

「消除便秘」：小麦制粉时去除的胚芽和外皮被称为「麸皮」。麸皮一直被用做饲料，不过最近研究发现麸皮内含有铁、锌、铜、锰等矿物质和丰富的膳食纤维，具有消除便秘的营养效果，因而再度受到关注。

「防癌」：经常食用小麦可以降低人体血液循环中所蕴涵的雌激素含量，进而达到防治乳腺癌的目的，另外，其富含的营养具有防治大肠癌的功效。

「健肠护肝」：经常食用面粉能强健内脏与肠胃，非常适合容易下痢的人食用。另外，对于更年期的女性来说，食用未精制的小麦还有缓解更年期综合征的效果。

储存和清洗小窍门

小麦适宜放置在阴凉、通风、干燥处保存，一般放在密闭的坛子、罐子中，可以保存更长的时间。小麦清洗时要注意，不要清洗次数过多，以免造成营养成分的流失，一般来说，加入适量清水，淘洗一至

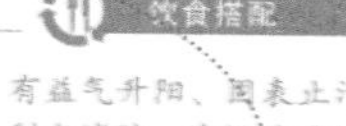

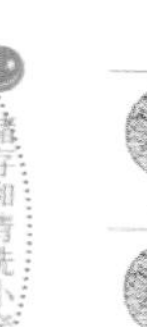

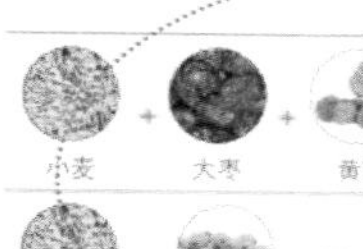

有益气升阳、固表止汗、利水消肿、盗汗的功效。

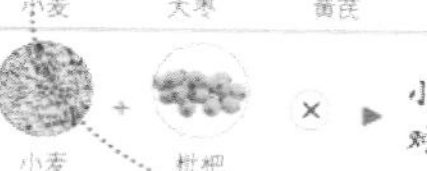

小麦忌与枇杷一同食用，会对身体产生不利的影响。

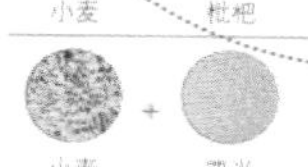

小麦忌与粟米一同食用，会对身体产生不利的影响。

27

营养解码

列出五谷杂粮富含的营养成分，为食疗滋补提供依据。

食用建议

日常食用宜忌，膳食专家为您提供科学权威的指导。

保健小常识

剖析五谷杂粮的营养成分及保健功效，为您养生保健提供帮助。

饮食搭配

五谷杂粮的搭配宜忌速学速查。

生活小窍门

详细介绍生活中储存及清洗五谷杂粮的小窍门，一学就会。

五谷杂粮的四性五味

中医的『四性』『五味』

我国古代就有"药食同源"之说，许多食物同为药物，它们之间并无绝对的分界线，古代医学家将中药的"四性"、"五味"理论运用到食物之中，认为每种食物也具有"四性"、"五味"。"四性"又称为四气，即寒、热、温、凉，"五味"即辛、甘、酸、苦、咸。

四性

又称"四气"，即寒、凉、温、热四种药性。

可以温中、散寒、助阳、补火。

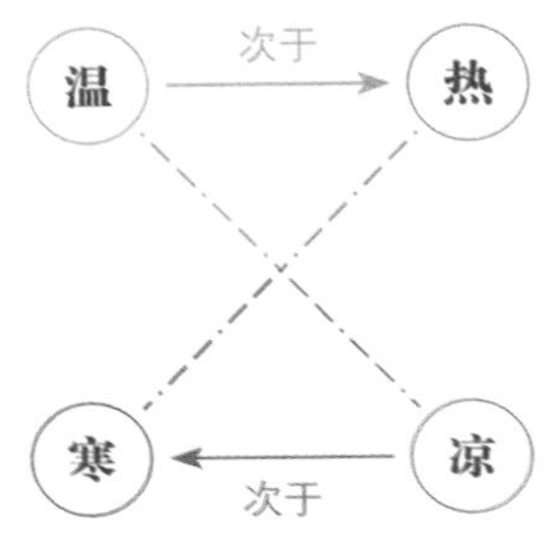

可以清热、解毒、凉血、滋阴。

五味

即辛、酸、甘、苦、咸五种药材滋味。

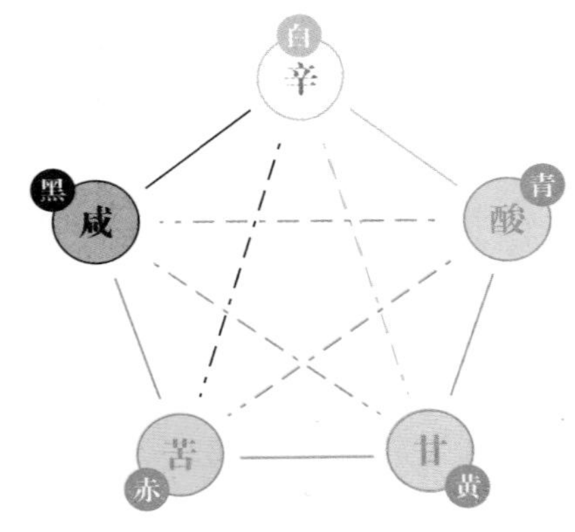

五谷杂粮的四性

饮食养生首先要讲"性"。"性"是指食物有寒、凉、温、热等不同的性质，中医称为"四性"。凉性或寒性食物适用于发热、烦躁等症。温性食物适用于感冒、发热、头痛等症。平性食物适合于一般体质和寒凉、热性病症。

四性一览表 ▶

	功效	代表谷物
温性	温性食物含有热量，糖分等营养成分较高，吃温性食物易增加体内能量，因此适合患有畏冷惧寒等症者食用。	糯米
热性	平性食物具有开胃健脾、补虚强壮的功效，还具有平衡体内寒热的作用。因此适合患有食欲不振等症者食用。	玉米
寒性	寒性食物有清热解暑、消除热症的功效，对脾、胰等脏器非常有益。因此适合患有小便色黄、口臭者食用。	绿豆
凉性	凉性食物可起到降火气、减轻热症的功效。因此适合经常口干、口腔溃疡、怕热等症者食用。	小麦

五谷杂粮的五味

食物的五味是指酸、苦、甘、辛、咸五种味道。中医认为食物的味道与药效之间有着密切的联系和对应性。甘味补虚缓急，酸味敛肺涩肠，苦味降泄燥湿，咸味软坚散结，辛味发表行散。且谷物的五味对应着人体的五脏，即肝、心、脾、肺、肾，不论是食物本身的味道，还是作料，都会对五脏起不同作用。

五味与脏器的关系 ▶

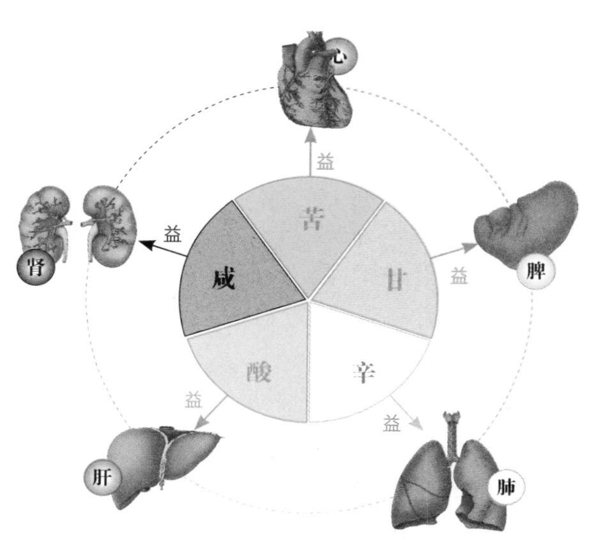

中医认为不同味道的食物有着不同的功效，同时它们分别作用于人体不同的脏腑。即酸入肝，酸味食物有增强消化功能和保护肝脏的作用。苦入心，能泄燥坚阴，具有除湿和利尿的作用。甘入脾，可以补养气血、补充热量，还具有缓解痉挛等作用。辛入肺，有发汗、理气之功效。咸入肾，具有调节人体细胞和血液渗透、保持正常代谢的功效。

五味一览表 ▶

	功效	对应器官	代表食物
苦味	苦味食物有清热、降火、解毒、除烦的功效，而且具有抗菌、抗病毒和消炎的作用，但不能过多食用苦味食物，否则容易引起消化不良。	心	杏仁
甘味	甘味食物具有滋养、补虚、止痛的功效，可健脾生肌，强健身体，但糖尿病患者要少食或不食，且食用过多甘味食物易导致发胖。	脾	红枣
辛味	辛味食物具有舒筋活血、发散风寒的功效，能促进新陈代谢和血液循环，并增强消化液的分泌，但过多食用会损耗元气，伤及津液，导致上火。	肺	开心果
酸味	酸味食物有生津养阴、收敛止汗、开胃助消化的功效，适宜胃酸不足、皮肤干燥的人食用。但不宜食用过多，否则易导致筋骨损伤。	肝	酸枣
咸味	咸味食物有润肠通便、消肿解毒、补肾强身的功效，但有些咸味食物含碘及无机盐类，若过多食用则会导致高血压、血液凝滞等症状。	肾	纳豆

不同色彩五谷营养不同

在你心中，五谷杂粮是什么颜色的？大多数人想到的第一颜色就是黄色，但其实五谷的颜色有很多种，以青、红、黄、白、黑为最多，而这五种颜色又蕴藏着怎样的秘密呢？

五色是中医药学中重要的概念，不同的颜色对应不同的脏腑器官，并起到不同的作用。且五色主要指青、红、黄、白、黑五种颜色，即青色养肝、黄色养脾、红色养心、黑色养肾、白色养肺。

红色谷物

养心

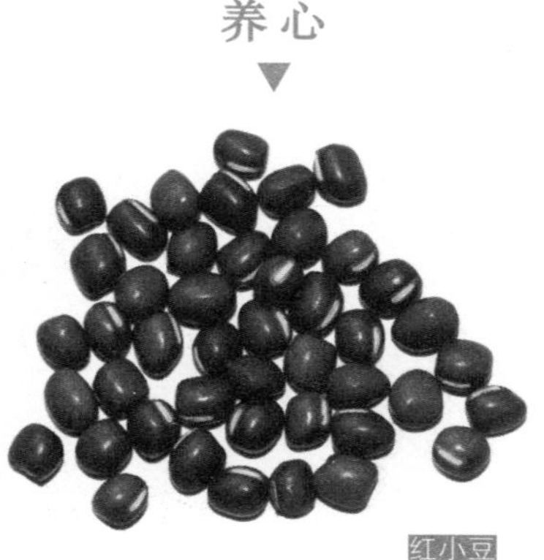

红小豆

五行学说中，红色代表火，为阳，所以红色谷物进入人体后可入心、入血，具有提高心脏之气、益气补血、活血的作用。

红色食物能给人以醒目、兴奋的感觉，可以增强食欲并能刺激神经系统的兴奋性，还能作用于心，有助于减轻疲劳。

红色谷物 红小豆、红米、红枣等。

黄色谷物

养脾

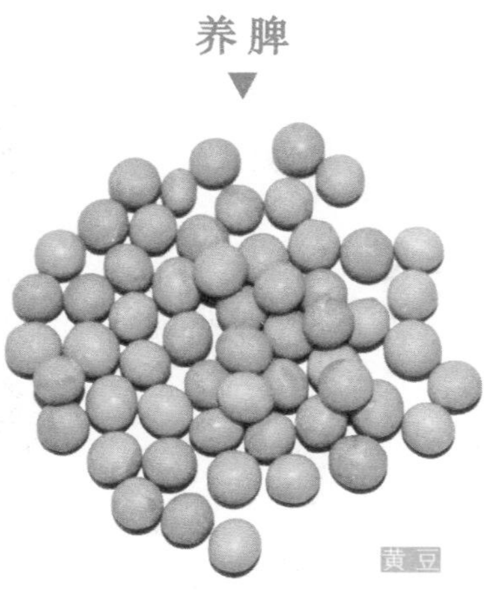

黄豆

五行学说中，黄色代表土，食用黄色谷物后，营养物质会集中在人体的中土区域，中医认为中土即为脾胃。

黄色的食物主要作用于脾，能使人心情开朗，同时可以让人精神集中。

黄色谷物 玉米、大豆、小米等。

青色谷物

养肝

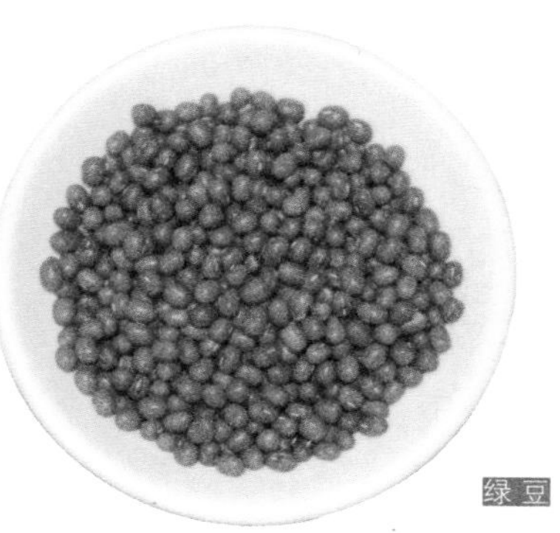
绿豆

青色入肝经，有舒肝强肝的功效，是良好的人体“排毒剂”，且五行中青克黄、即木克土。因此绿色谷物还可以调节脾、胃的消化吸收功能。

青色食物可以帮助人体舒缓肝胆压力，调节肝胆功能，而且青色食物中含有丰富的维生素、矿物质和膳食纤维，可以全面调理人体健康。

绿色谷物 绿豆、毛豆、豇豆等。

白色谷物

养肺

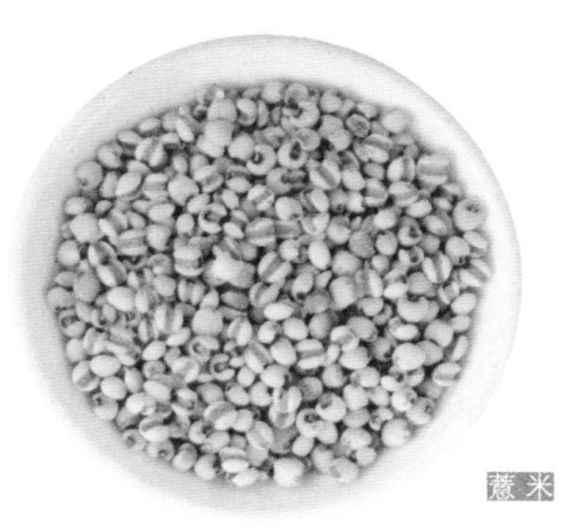
薏米

白色在五行中属金，入肺，能够益气行气，富含黄酮素且蛋白质成分较为丰富，经常食用既能消除身体的疲劳，又可促进疾病的痊愈。

白色食物具有润肺的功效，富含碳水化合物、蛋白质和维生素等营养素，可为人体提供热能，以维持生命和运动，但缺乏人体所必需的氨基酸。

白色谷物 大米、薏米、糯米等。

黑色谷物

养肾

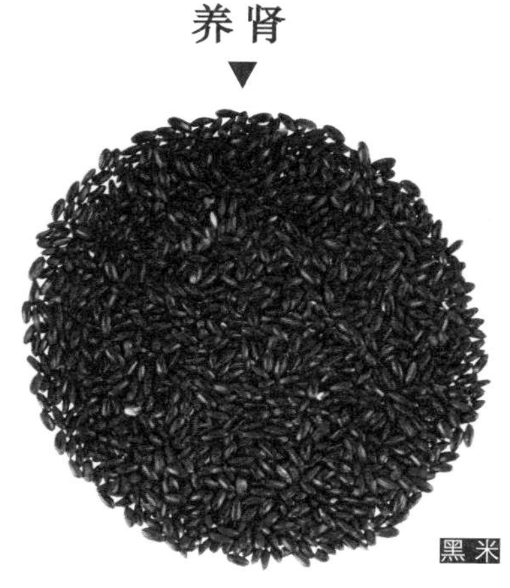
黑米

黑色谷物是指颜色呈黑色、紫色、深褐色的可食用的天然谷物。黑的五谷富含铁，五行中黑色主水、入肾，因此，常食黑色谷物可以补肾。

黑色食物大多具有补肾的功效。通常黑色食物富含氨基酸和矿物质，有补肾、养血、润肤的作用。

黑色谷物 黑豆、黑芝麻、黑米等。

不同季节的五谷杂粮

▶ 寒冷的冬季，植物的新陈代谢被控制到最低限度，养分都储存在根部及茎部。人体新陈代谢速度也降低，阳气与养分积蓄在体内。在中国，冬季被认为是养生的最佳季节。暖身，促进血行，储备元气是冬季食物养生的基础。

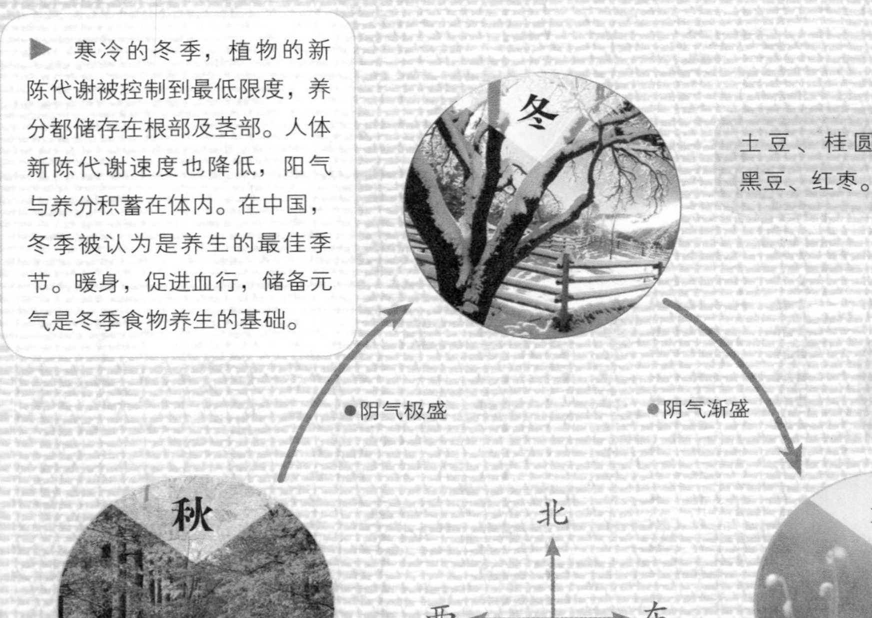

▲ 万物复苏的春季，身心机能被激活。但“肝”，也就是自律神经过于活跃，易引发身心不适等问题。需通过食用有理气养血效果的食物，恢复“肝”的正常机能。

▲ 空气干燥，植物开始枯黄的秋季，人体同样缺乏滋润，易引发干咳、哮喘、皮肤干燥等问题。因此食用具有润肤润肺、防止身体干燥的食物就十分重要。

◀ 闷热的夏季，体内易积热，喝水过多易导致水肿。身体发懒无力、无精打采、无食欲等是夏季常见的症状。选择具有清热利尿（将多余热量及水分排出体外）作用的食物是夏季食物养生的基础。

不同年龄段吃对五谷杂粮

年龄段	谷物功效	推荐谷物
青少年 12~18岁	大豆蛋白中富含人体必需的氨基酸和营养素，如将黄豆和粮食混食，蛋白质的营养价值将会成倍提升。坚果类食物多含不饱和脂肪酸，且富含磷脂等对大脑和身体发育有益的成分。青少年每天吃20克左右的坚果类食物，对生长发育具有良好的促进作用。	大豆、黑豆、核桃、芝麻、瓜子等。
中青年 19~35岁	膳食要以谷类为主，避免食用高能量、高脂肪、低碳水化合物类食物。一般成年人每天摄人250~400克谷物为宜，还要注意粗细搭配。经常食用粗粮、杂粮和全谷类食物者，每天最好食用50~100克粗粮、杂粮。且稻米、小麦不要研磨得太精，否则会导致谷类表层的营养流失。	大米、小麦、高粱、绿豆、红枣、桂圆等。
青壮年 36~44岁	粗粮类、干果类、豆类等食物对提高身体的抵抗力和免疫力都大有益处，且五谷杂粮中的膳食纤维可以促进肠胃的蠕动和消化，进而促进人体对食物的消化和吸收。同时，干果类食物中含有丰富的B族维生素，可以抵抗肌肤衰老，对帮助肌肤保持最佳的状态具有重大的功效。	荞麦、小米、玉米、腰果、芝麻、榛子等。
中年人 45~49岁	豆类和干果类食物含有丰富的钾元素，可以帮助调节血压，非常适合患高血压的人群食用。且黄豆富含植物性雌激素——异黄酮素，生理机能类似女性荷尔蒙。处于更年期的女性可以适当补充黄豆等豆制品，从而降低机体的损耗度，延缓衰老。	糙米、黄豆、豌豆、芋头、核桃、松子等。
老年人 60岁以上	五谷杂粮中具有抗氧化功能的食物有利于延缓衰老，并能有效抵御各种疾病。另外，谷物油类如玉米油、葵花油、大豆油中含有丰富的不饱和脂肪酸，对预防老年失智症和其他疾病具有良好的功效。	玉米、核桃、山药、红薯、芝麻、大豆等。

不同体质吃对五谷杂粮

体质类型	体质特征
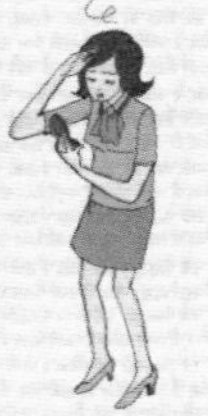 气虚型	此种体质的人易有精力不足、免疫力低下的症状，应避免过度劳累。气虚主要是由于“气”不足而引起精力不足，因此易导致疲劳、倦怠、发冷、感冒、肠胃变弱、食量减少、糖便、痢疾等，也易出现花粉症等过敏性症状，也有可能出现尿频、夜间多尿、不孕、阳痿等症。
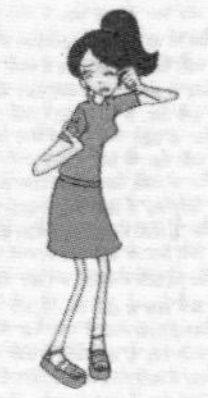 血虚型	此种体质的人气色差，易头晕。改善健康状况要以补血为主。而处于血虚状态时，会引发肌肤干燥脱皮、发痒等肌肤问题，还伴随着生白发、脱发等问题，易引发经期不调、不孕等妇科病。同时也容易导致眼睛疲劳、视力减退，还能引起心悸、心律不齐等心脏疾病。
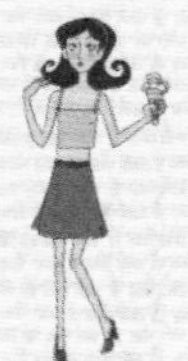 阴虚型	此种体质的人身体缺乏滋润，显得很干燥，身材偏瘦，脸颊易发热燥红。女性临近更年期时易出现阴虚、上火、面部燥红、耳鸣、睡眠多汗、月经不调等更年期综合征特有的症状。此外，因为身体缺乏滋润，也常出现皮肤干燥发痒、干咳、大便发干、眼睛干涩、口渴、微热等干燥症状，还容易患糖尿病。
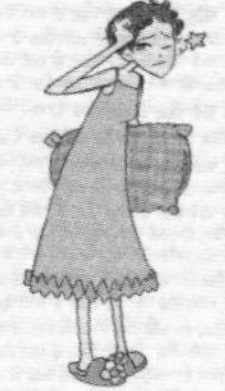 气滞型	此种体质的人“气”运行不畅，精神不安。改善健康状态应以调节自律神经平衡为主。气滞时无法很好地控制自律神经，且自律神经失调会导致精神不安、焦躁易怒、气循环不畅、沮丧失落等症状。当气循环不畅时，易出现偏头痛、舌两侧赤红等症状，身体两侧也会出现病痛。气滞者易积蓄紧张情绪，常出现放屁打嗝、失眠、高血压等症状。
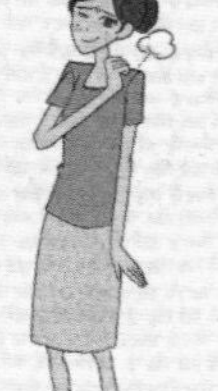 淤血型	此种体质的人血行不良，因为血液循环不畅，因此营养无法到达皮肤、关节、肢体下端，新陈代谢低下，身体易堆积废物。易出现肤色浅黑、关节痛、手脚发冷等症状。淤血者的特征为脸色或唇色发暗，易生雀斑色斑，大便发黑等，还易引起肩膀发酸、关节痛、头痛等慢性病。且淤血者易患癌症等恶性肿瘤、心肌梗死、中风及慢性肝炎、肝硬化等病。
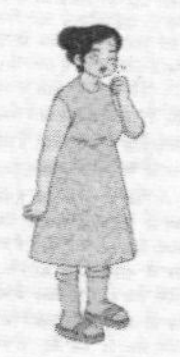 痰湿型	此种体质的人易水肿，显得虚胖。痰湿是指身体处于新陈代谢不佳、多余的水或脂肪积于体内的状态。当积于体内的废物“痰湿”排出体外，则易出现粉刺、疙瘩、出痰、白带增多、溏便、腹泻等症状。血液中胆固醇、中性脂肪、糖分较多，易患高血脂、糖尿病等病症。平常则易出现身体发重发懒、恶心、头晕等症状。

专家膳食建议	谷物食疗养生
为减轻肠胃负担，气虚体质的人不宜多食油腻、甜腻、刺激性强的食物，且进食时要细嚼慢咽。此外，气虚者大多内寒，应避免食用生冷食物，日常饮食以“温热性”食物为主，从而驱寒暖体。蔬菜不可生吃，基本上所有食材都要加热。	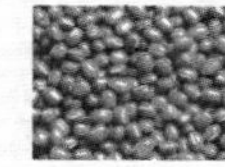 红豆 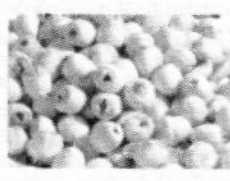 莲子  大米 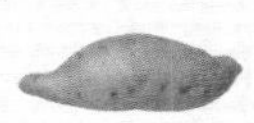 红薯
血虚体质的人一定要改掉不吃早餐 、熬夜等不良生活习惯。改善体质的第一步就是停止不恰当的减肥 ，好好吃早餐。另外，日常饮食中，血虚体质的人首先要改掉偏食的毛病，不要只吃喜欢的食物，应均衡摄取各种食物的营养。	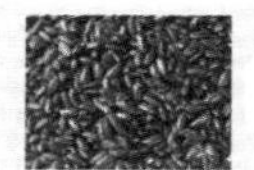 黑芝麻 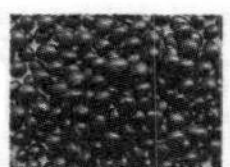 黑豆 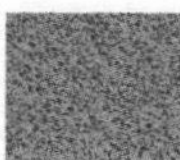 枸杞 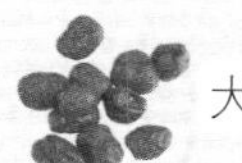 大枣
过度吸烟喝酒，身体易产生燥热，越发亏阴气。因此，阴虚者应避免夜生活，尽量在午夜 12 点前就寝。此外，要严格控制烟酒。 适度运动虽然必要，但要切记勿出汗过多。运动后应及时补充水分。日常饮食中，应少吃辛辣及热 性”食物。	 百合 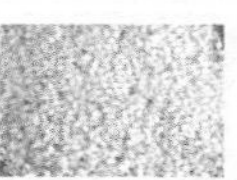 芝麻 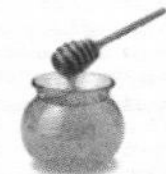 蜂蜜 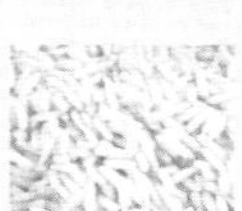 糯米
肺掌管着气的运行，因此提高肺的机能十分必要。大量酗酒会伤害到肝部，一定要尽量避免。 蔬菜、柑橘类水果及带酸味的食物，都具有提高肝功能及理气的作用，气滞型的人群应该多吃这些食物。	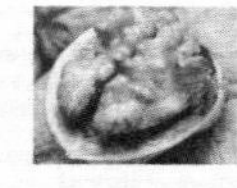 核桃  黑米 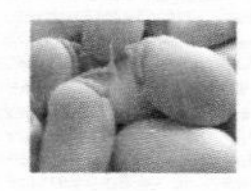 扁豆 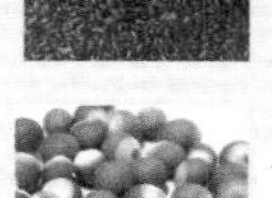 芡实
日常饮食中，淤血体质的人要以“温热性”食材进行养生，以促进血液运行，加速新陈代谢。淤血体质的人在活血的同时可适当补血。要少吃一些酸涩、寒凉的食物，且注意身体不要受寒，否则会加重体质偏向，诱发其他疾病。	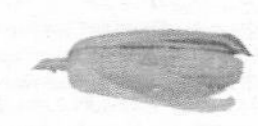 玉米 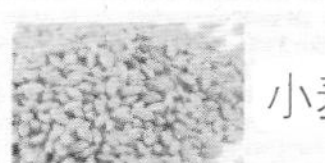 小麦 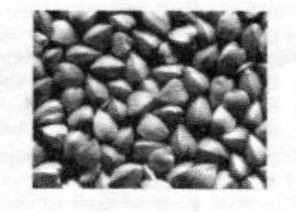 荞麦 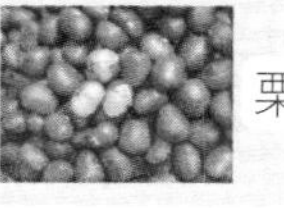 栗子
痰湿体质的人饮食上容易暴饮暴食，过多摄取油腻食物或甜食。要改善痰湿体质，一定要调整好饮食结构，少吃或者不吃零食和甜食，且少吃多餐，少吃油腻的食物，多吃些新鲜的蔬菜、水果和谷物类食物。另外还要注意不摄取过多的水分。	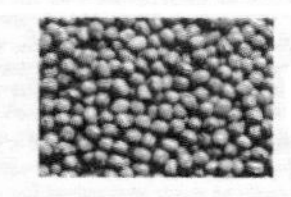 绿豆 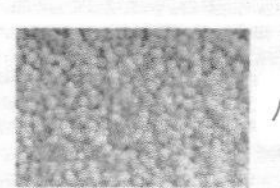 小米 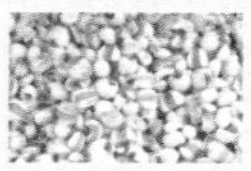 薏米 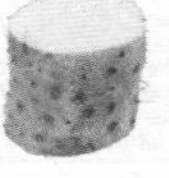 山药

五谷杂粮相宜相克速查一览

宜

大米
相宜
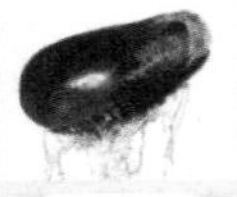
茄子

对黄疸型肝炎有辅助的疗效。

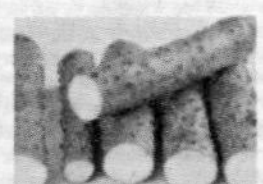
山药
相宜
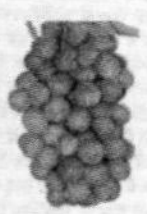
荔枝

具有止渴固涩、补心益肾的功效。

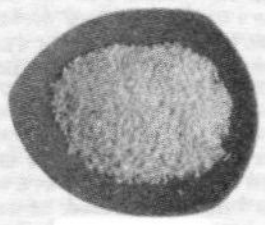
芝麻
相宜
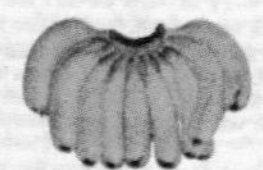
香蕉

具有安心养神、补益心脾的功效。

黑豆
相宜
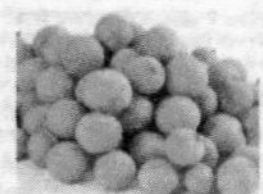
龙眼

具有安神养血、补肾养阴的功效。

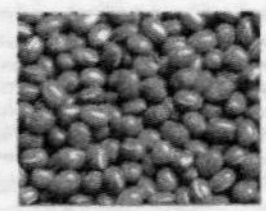
红小豆
相宜
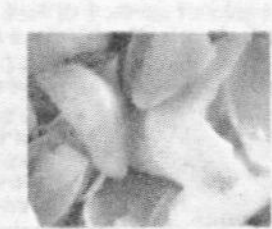
百合

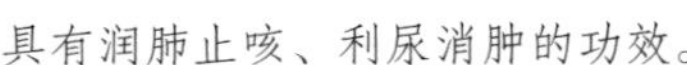
具有润肺止咳、利尿消肿的功效。

忌

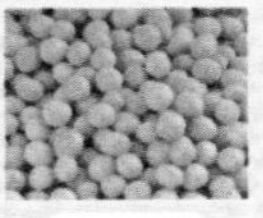
黄豆
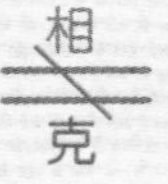
相克
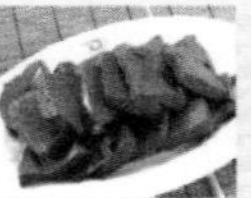
猪血

同食容易引起消化不良。

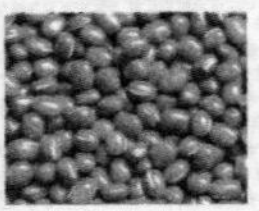
红小豆
相克

大米

同食容易引起口舌生疮。

小米
相克
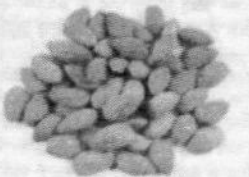
杏仁

同食容易引起恶心、呕吐等不适症状。

大米
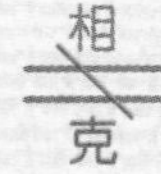
相克
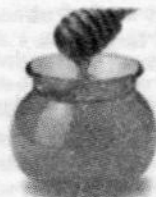
蜂蜜

同食容易引起胃疼不适，不利于身体健康。

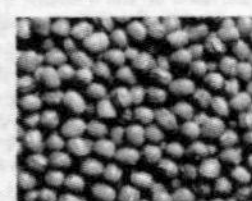
绿豆
相克
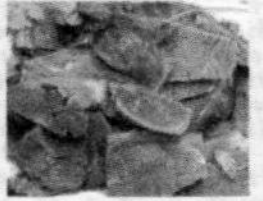
狗肉

同食容易引起中毒。

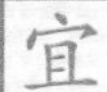

宜

相宜

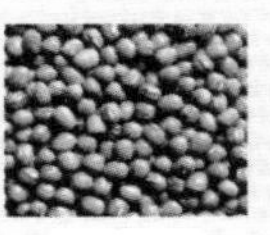

大米 绿豆

具有增进食欲，降低血脂和胆固醇的功效。

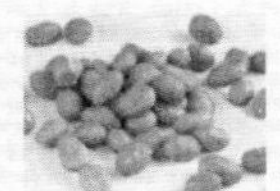

相宜

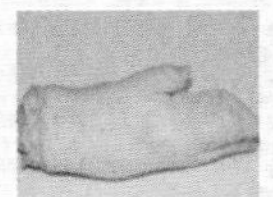

花生 猪蹄

具有补血、通乳、美容养颜的功效。

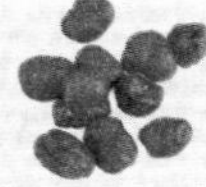

相宜

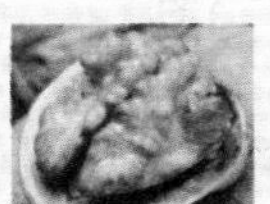

大枣 核桃

具有美容美颜的功效。

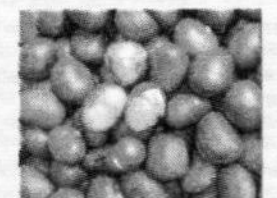

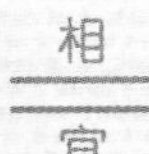

相宜

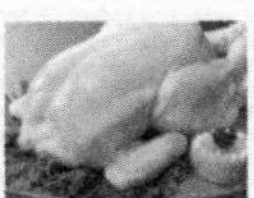

栗子 鸡肉

能增强机体的造血能力。

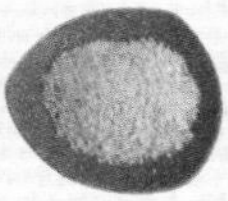

相宜

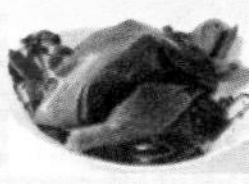

芝麻 海带

具有净化血液，降低胆固醇的功效。

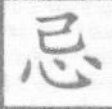

忌

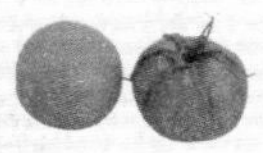

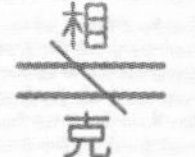

相克

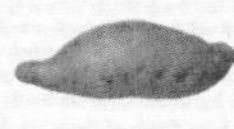

西红柿 红薯

同食容易引起恶心、呕吐、腹痛、腹泻等。

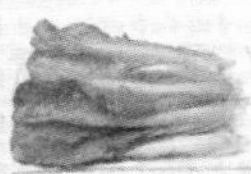

相克

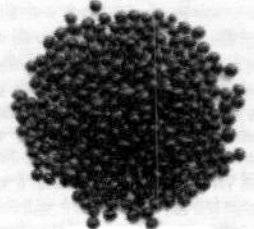

小白菜 黑豆

同食容易引起消化不良，不利于身体健康。

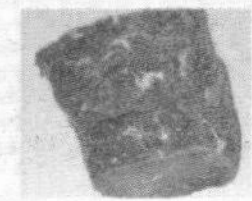

相克

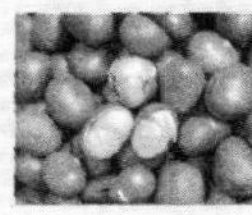

牛肉 栗子

同食会使牛肉中的蛋白质变性，引起消化不良。

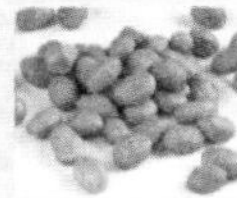

相克

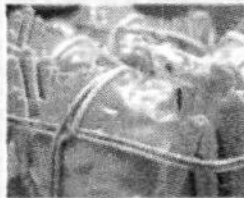

花生 螃蟹

同食容易腹泻，脾胃虚寒的人更加要注意。

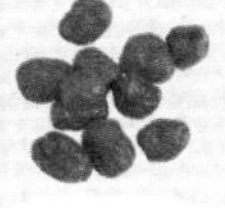

相克

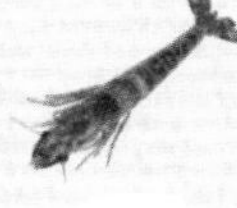

大枣 虾

同食容易引起中毒，使身体产生不良的反应。

中国居民膳食宝塔

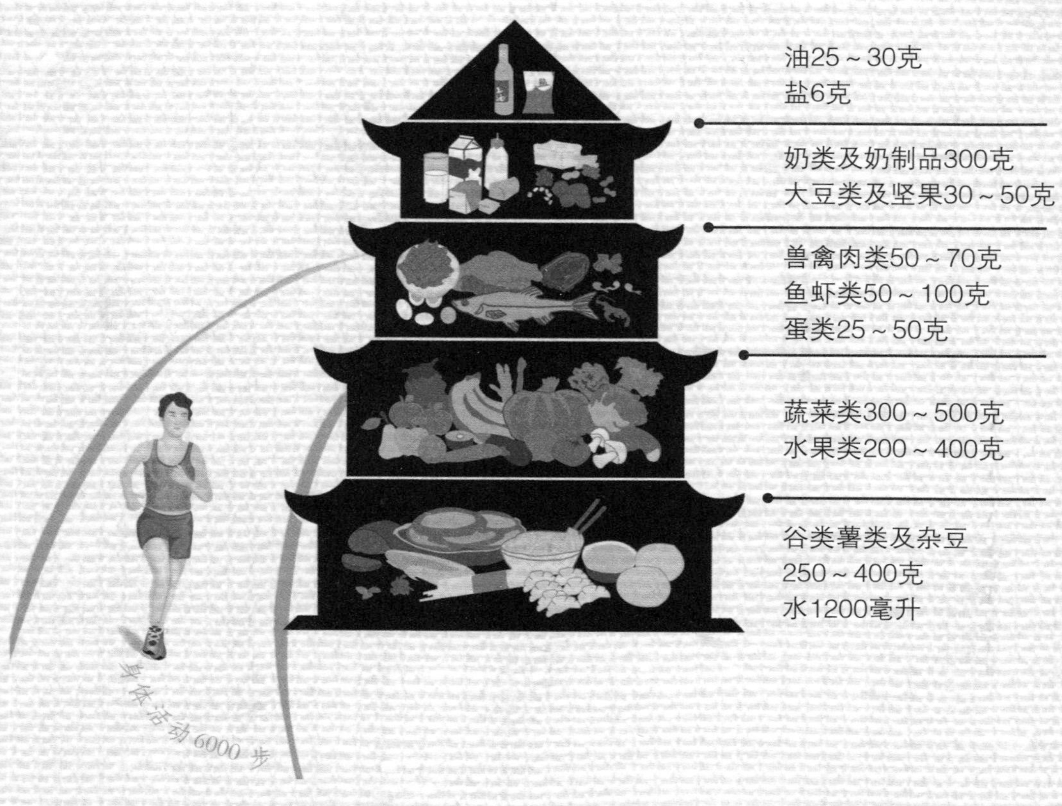

膳食宝塔建议要点

膳食宝塔建议的各类食物的摄入量一般是指食物的生重，各类食物的组成是根据全国营养调查中居民膳食的实际情况计算的，所以每一类食物的重量不是指某一种具体食物的重量，且宝塔没有建议糖的摄入量。

新膳食宝塔增加了水和身体活动的形象，强调足量饮水和增加身体活动的重要性。目前我国大多数成年人身体活动不足或缺乏体育锻炼，应改变久坐少动的不良生活方式，养成天天运动的习惯，坚持每天多做一些消耗体力的活动。建议成年人每天进行累计相当于步行6000步以上的身体活动，如果身体条件允许，最好进行30分钟中等强度的运动。

因为我国居民现在平均摄入糖的量还不多，少吃些或适当多吃些可能对健康的影响不大。但多吃糖有增加龋齿的危险，尤其是儿童、青少年不应吃太多的糖和含糖食品。食盐和酒的问题在《中国居民膳食指南》中已有明确的说明。

中国居民膳食指南

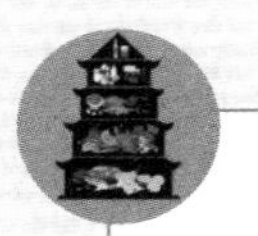

一般人群膳食指南

1. 食物多样，谷类为主，粗细搭配。
2. 多吃蔬菜水果和薯类。
3. 每天吃奶类、大豆或其制品。
4. 常吃适量的鱼、禽、蛋和瘦肉。
5. 减少烹调油用量，吃清淡少盐膳食。
6. 食不过量，天天运动，保持健康体重。
7. 三餐分配要合理，零食要适当。
8. 每天足量饮水，合理选择饮料。
9. 如饮酒应限量。
10. 吃新鲜卫生的食物。

膳食指南要点

第1条 重申要坚持以谷类为主，人们应该保证每天摄入适量的谷类食物，一般成年人每天摄入谷类食物 250 ～ 400 克为宜。另外强调要注意粗细搭配，经常吃一些粗粮、杂粮和全谷类食物。每天最好能吃 50 ～ 100 克。

第2条 建议增加薯类摄入量。薯类含有丰富的淀粉、膳食纤维以及多种维生素和矿物质。薯类对控制体重、促进和维持肠道蠕动、保持肠道正常功能，以及预防便秘具有重要作用。建议适当增加薯类摄入量，每周吃 5 次左右，每次摄入 50 ～ 100 克。薯类最好用蒸、煮、烤的方式，可以保留较多的营养素。尽量少用油炸方式，减少食物中油和盐的含量。

第3条 提倡大豆及其制品的摄入。大豆及其制品营养丰富，具有多种健康功效，尤其适合老年人和心血管病患者，建议每人每天摄入 40 克大豆或其制品。以所提供的蛋白质计算，40 克大豆分别相当于 200 克豆腐、100 克豆腐干、30 克腐竹、700 克豆腐脑、800 克豆浆。

燕麦绿豆薏米粥

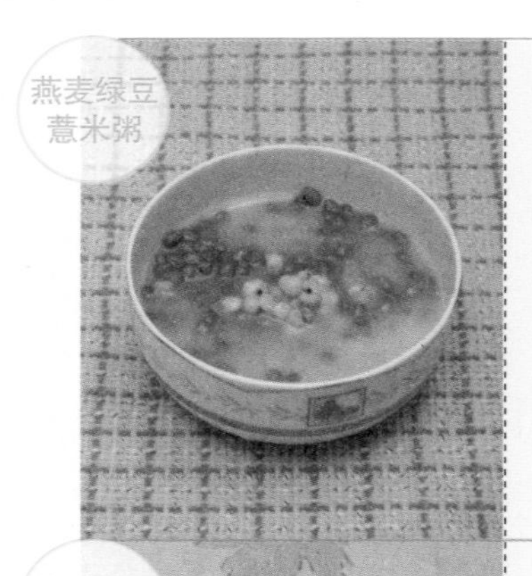

本品具有清热解毒、利咽的功效，适于肺炎高热或热退后咳嗽胸痛、痰黄口干者食用。

清热化湿

「材料」

绿豆30克、粗燕麦片30克、薏仁80克。

「做法」

1. 将薏仁、绿豆洗净，用1000毫升水泡2小时。
2. 把准备好的所有材料一起放入锅内同煮，煮沸后转小火续煮至熟烂即可食用。

芡实莲子薏米羹

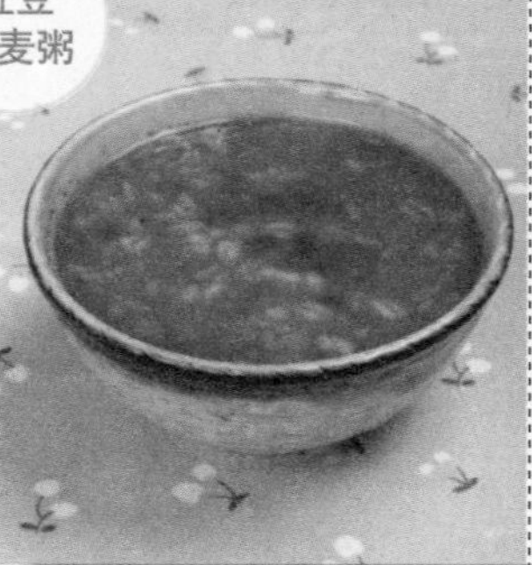

本品具有健脾养胃、宁心安神的功效，适于皮肤粗糙、毛发干枯、脾胃虚弱者食用。

养胃安神

「材料」

芡实50克、薏仁30克、莲子30克。

「做法」

1. 将芡实、莲子、薏仁洗净，浸泡2小时以上。
2. 将芡实、薏仁放入锅中，加清水，以大火煮沸后再以小火煮30分钟。
3. 将莲子放入锅中，再煮20分钟左右。起锅前，调入冰糖搅拌均匀后，煮2分钟即可起锅。

红豆燕麦粥

本品具有健脾利水、降糖减肥的功效，适于糖尿病、高血脂症、高血压病者食用。

降糖减肥

「材料」

红豆10克、燕麦片10克。

「做法」

1. 将红豆洗净入锅，加水适量，用文火煮。
2. 煮至红豆熟烂开花，下入燕麦片搅匀即成。

莲子紫米粥

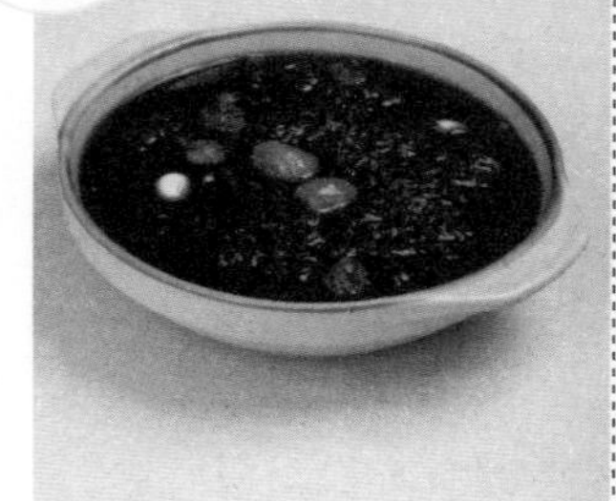

本品具有养心安神、补血健脾的功效，适于食欲缺乏、长期腹泻者食用。

补血健脾

「材料」

紫米100克、莲子10克。

「做法」

1. 莲子洗净、去心，紫米洗净后以热水泡1小时。
2. 红枣洗净，泡发，待用。
3. 砂锅洗净，倒入泡发的紫米，加大约4碗水，用中火煮沸后转小火，再放莲子、红枣、桂圆续煮40~50分钟，至粥变黏稠，再加入白糖调味即可。

止渴降压

「材料」

黄豌豆1000克、白糖500克、红枣150克。

「做法」

1．黄豌豆去皮碾碎，红枣洗净上锅煮烂制成枣汁待用。

2．锅内加水放黄豌豆渣、碱面，用小火煮成稀糊状时，加入白糖、红枣汁搅拌均匀，在另外一个锅中翻炒至稠，放入冰箱，吃时切成棱形块。

本品具有止渴、降压的功效，适于肥胖老人以及患有高血压、高血脂的老年人食用。

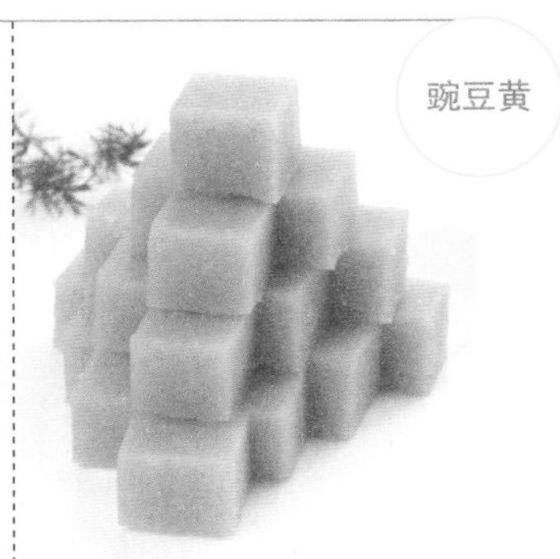

豌豆黄

健脾开胃

「材料」

南瓜500克、米粉50克、淀粉50克。

「做法」

1．将南瓜去蒂、皮、籽，切长方形片条，用盐腌制，滚上米粉、淀粉，放入豆油在锅中煎炸呈黄色时捞出，放入蒸碗中加泡菜汁，入蒸锅蒸熟即可。

2．炒锅放入豆油、辣酱、姜片、蒜片、南瓜片、黄豆，翻炒，出锅，淋入芝麻油，即可。

本品具有健脾开胃、理气的功效，适于肥胖、糖尿病患者和中老年人食用。

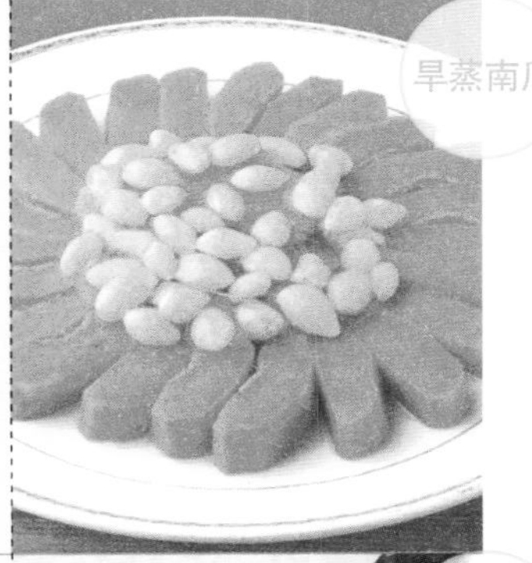

旱蒸南瓜

养心除烦

「材料」

中筋小麦面粉500克、韭菜250克、粉丝1把。

「做法」

1．将中筋面粉放盆内，加入开水2/3杯、冷水1/3杯，并加盐，揉成面团，盖上湿布饧20钟。

2．韭菜洗净、切碎，粉丝泡软、切碎，两者混合后，加盐、香油调味，做成馅。

3．将面团分小块，每块包入适量韭菜馅，捏成包子状，再按扁，放入平底锅，用油煎至两面金黄即可。

本品具有养心除烦，健脾益肾的功效，适宜失眠多梦、患有脚气、多汗者食用。

香酥韭菜盒

补虚养身

「材料」

莲子100克、南瓜1个、百合50克。

「做法」

1．南瓜切去顶部，将瓜瓤掏空，洗净。

2．莲子去芯，金丝小枣去核，与百合、银耳、枸杞一起洗净后放入南瓜盅，加适量冰糖后盖上盖子，把南瓜盅放入蒸笼屉上，蒸10～15分钟即可。

本品具有补虚养身等功效，适用于小便不利者、脾虚食少者、老年人、癌症病人等食用。

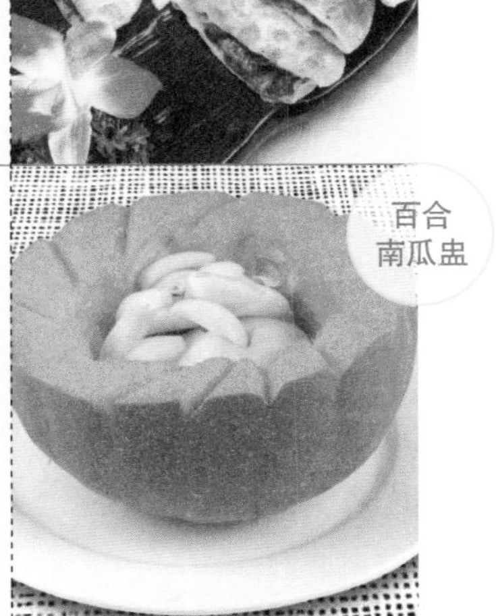

百合南瓜盅

五谷杂粮——营养对对碰

《黄帝内经》中认为五谷即“粳米、小豆、麦、大豆、黄黍”，而在《孟子·滕文公上》中又称五谷为“稻、黍、稷、麦、菽”，在佛教祭祀时又称五谷为“大麦、小麦、稻、小豆、胡麻”，再而后便是李时珍在《本草纲目》中记载谷类有33种，豆类有14种，总共47种之多。

一般五谷是指：粟、豆、黍、麦、稻，且富含营养元素。早在《黄帝内经·素问》中中国古人就提出了“五谷为养，五果为助，五畜为益，五菜为充，气味合而服之，以补精益气”的饮食调养原则，同时也说明了五谷杂粮在饮食中的主导地位。

维生素A（红腰豆）▶

富含维生素A的五谷有红腰豆、红薯、荸荠、芋头等。

具有增强免疫力、促进皮肤细胞再生的作用，可以保持皮肤弹性，减少皱纹。

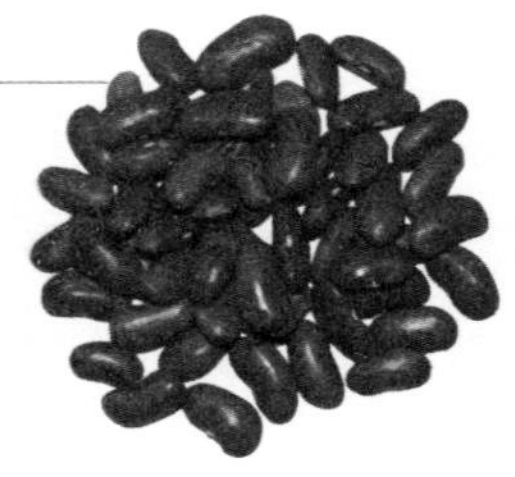

维生素B2（葵花子）◀

促进细胞、皮肤、指甲、毛发的正常生长，帮助消除口腔内唇、舌的炎症，增强视力，减轻眼睛的疲劳，和其他的物质相互作用帮助碳水化合物、脂肪、蛋白质的代谢。

富含维生素B_2的五谷有葵花子、白果、南瓜子等。

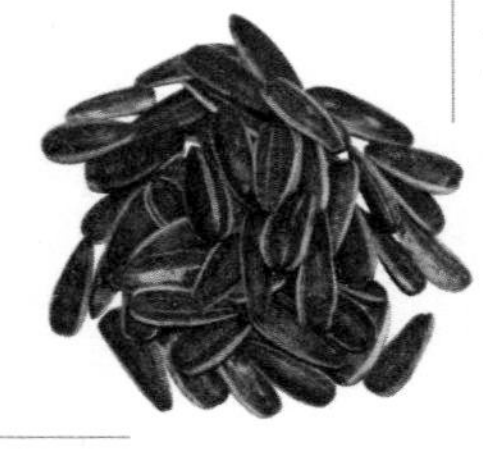

维生素C（栗子）▼

富含维生素C的五谷有杏仁、栗子、红枣、黑枣等。

增强身体抵抗能力，预防感冒，消除疲劳，降低血液中胆固醇的含量，预防血栓的形成，促进新陈代谢，保持皮肤亮白。

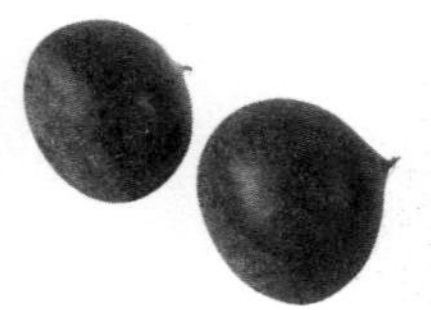

钾（腰果）▼

富含钾的五谷有黑米、腰果、葵花子、莲子等。

具有降低血压、促进身体新陈代谢的作用，能够提高血液输送氧气的能力，可预防失眠、高血压等症。

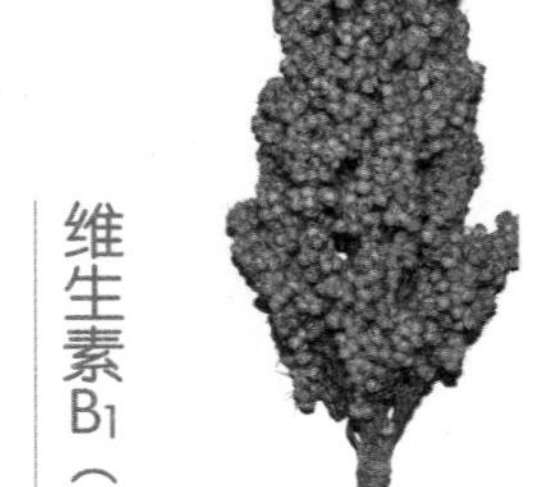

维生素B1（小麦）▼

富含维生素B_1的五谷有小麦、开心果、榛子、葵花子等。

具有促进消化的功能，特别是碳水化合物的消化。可改善精神状况，维持神经组织、肌肉、心脏的正常活动。并且还有助于治疗带状疱疹。

◀ 蛋白质（高粱）

富含蛋白质的五谷有荞麦、大米、小米、高粱等。

形成细胞和血液的主要成分，为人体提供热量，是人体所需的重要营养成分。

▲ 脂肪（花生）

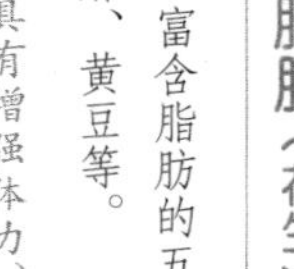

富含脂肪的五谷有花生、芝麻、黄豆等。

具有增强体力、保持体温的作用，而且还可以润肠通便。

五谷杂粮——美肤

在很多时候，越是看着普通的事物，越是暗藏玄机。在生活中最为普通的五谷杂粮就属于这样的类型。大多数的人只知道它种类繁多，营养丰富，并不知道它还具有美容养颜的良好功效。目前已有很多美容化妆品牌针对五谷杂粮这一特性，开发了不少美容佳品。其实，正确地利用谷物的不同特性及功效，合理膳食搭配就可以替代那些昂贵的保养品。我们来看一下这些普通的五谷杂粮里蕴藏的美肤秘籍，从现在起做一个“五谷美人”吧！

食材	功效	适宜人群	图	养颜小提示
大豆	大豆中含有大豆异黄酮、维生素A等营养元素，具有延迟女性细胞衰老，使皮肤保持弹性的功效。	中年、更年期妇女。	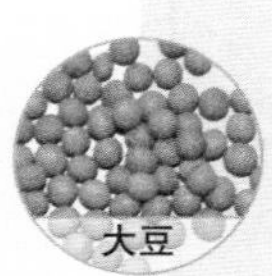 大豆	含有大豆的食物，如豆浆、豆腐等，具有保持皮肤弹性的功能。
大米	大米中含有水溶性维生素、B族维生素等营养元素，具有保湿和保持肌肤紧致的作用。	一般人群均可使用。	大米	将洗米水的沉淀物涂抹在脸上，轻轻地搓，具有去死皮的功能。
薏米	薏仁中含有钙、磷、亚油酸等营养元素，具有保持人体皮肤光泽细腻，消除粉刺、雀斑等功效。	一般人群均可使用，孕妇不可使用。	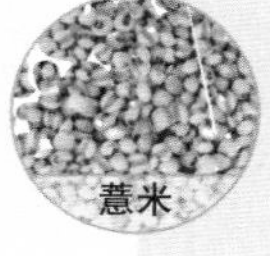 薏米	将薏仁与牛奶制作成面膜使用，具有美白滋润的功能。
绿豆	绿豆中含有淀粉酶、铁等营养元素，具有排泄体内毒素，促进机体正常代谢的功效。	一般人群均可使用。	绿豆	含有绿豆的食品，如绿豆粉、绿豆汤等，具有排毒养颜的功能。
小米	小米中含有锰、铁、维生素B_1等营养元素，具有减轻皱纹、色斑、色素沉着的功效。	一般人群均可使用，尤其适宜产妇。	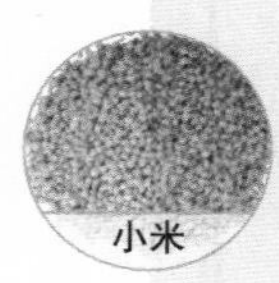 小米	含有小米的食品，如小米粥等，具有产后滋阴养血的功能。
莲子	莲子中含有钙、磷、钾等营养元素，具有养心、润肤去皱的功效。	产妇、经期妇女使用。	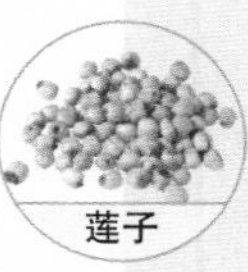 莲子	含有莲子的食品，如莲子汤等，具有滋阴补血的功能。

第一章·谷物为主，粗细搭配

——谷物类杂粮养生

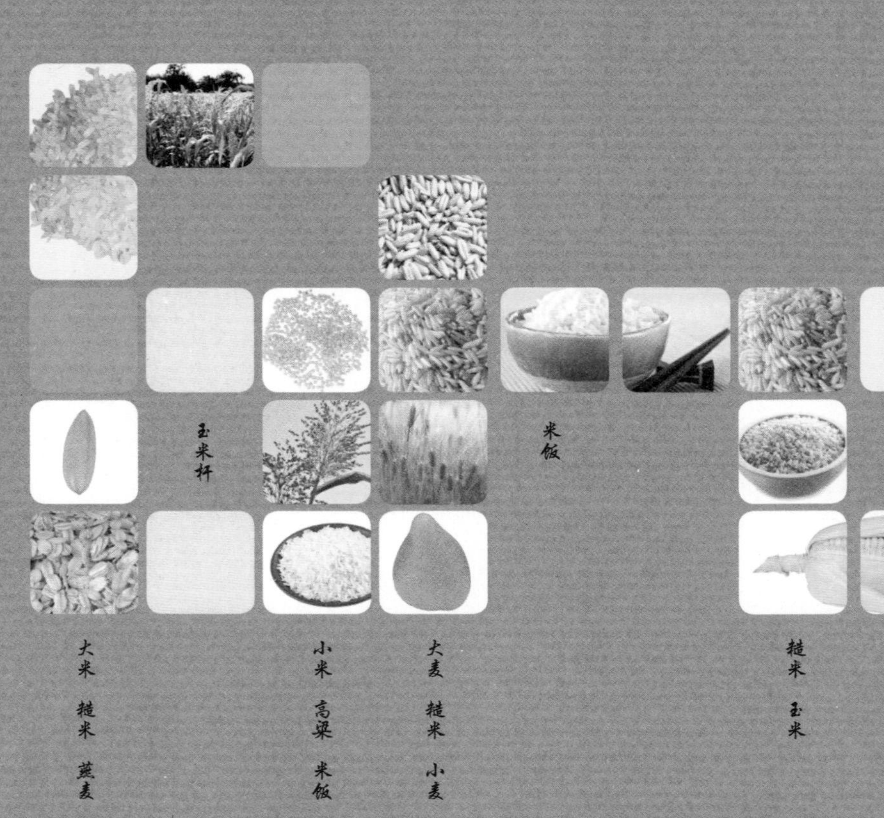

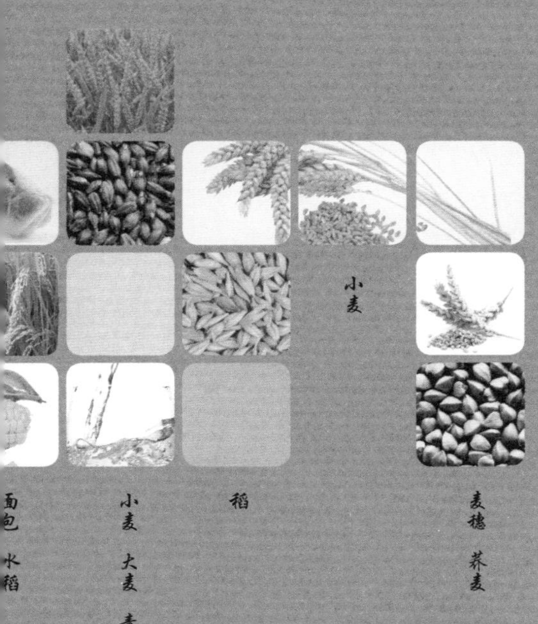

谷类包括小麦、稻米、玉米等，是人体最主要的热量来源。谷类作为中国人的传统主食，从古至今一直是老百姓餐桌上不可缺少的食物之一，在我国的膳食中占有重要的地位，被当做传统的主食。

本章选取中国广泛栽培或使用的谷物，以图解的形式介绍这些谷物的产地分布、实用偏方、药典精要、膳食搭配，贮存、挑选、烹饪与清洗的技巧等生活常识，并以传统美食和新式美食作为强烈对比，逐一介绍关于谷类的新做法、新美食、新功效。

小麦 Wheat

养心健脾 益除烦肾

小麦的原产地在波斯（现在的伊朗），早在公元前一百世纪人类就开始种植小麦了，是人类最早栽培的农作物。虽然亚洲不少地区的主食是米饭，但是世界上许多地方都以面包为主食，并且小麦可直接做成酱油、味噌等。小麦主要是制成面粉，而面粉则是做成面包、乌龙面、意大利面、蛋糕等的主要材料。

别　名：麦子、浮小麦

性　味：性平、味甘

籍　贯：中东地区

主　治：心神不宁、失眠

适宜人群：失眠多梦者

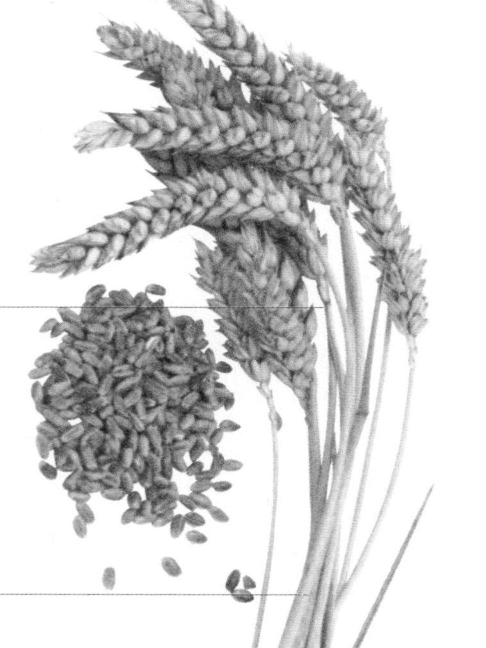

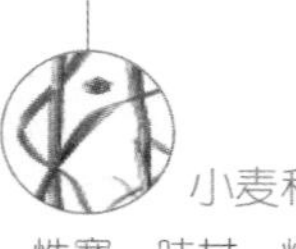

小麦秆

性寒，味甘；烧灰加在祛疣痣，蚀恶肉的药膏中使用。

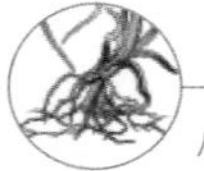

小麦根

性寒，味辛，无毒；消酒毒暴热、酒疸目黄。

产地分布

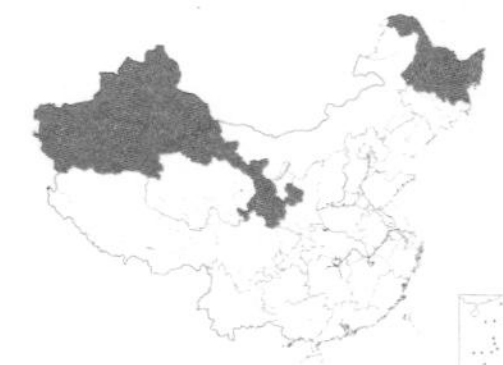

主产地：主要分布在黑龙江、新疆、甘肃等地区。

成熟周期

1 2 3 4 ❺ ❻

7 ❽ ❾ 10 11 12

成熟期：5~6月　8~9月

药典精要

李时珍说，北方人种麦漫撒，南方人则是撮撒。所以北方的麦子皮薄面多，南方的麦子则相反。有人说，在收获的麦中掺蚕沙，可防虫蛀，或在立秋之前，将苍耳碾碎与小麦同晾晒。小麦性恶湿，所以如果小麦生长期内雨水多，则产量低。

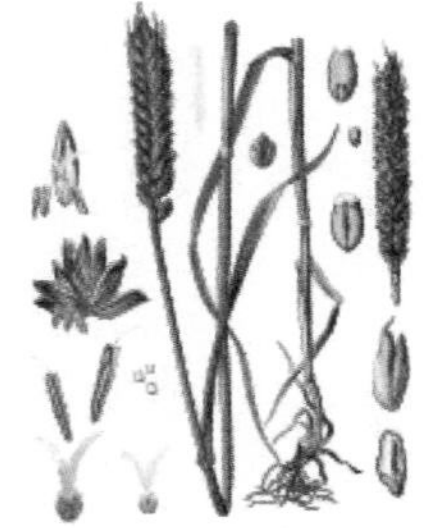

挑选妙招　小麦粉正常的色泽为白中略带浅黄色，无酸、霉等异味，取少量入口品尝应无牙碜的感觉。不正常的小麦粉为灰白色或青灰色。散装小麦粉选购时用手握紧成团，久而不散的小麦粉水分含量较高，不易储存。要挑选新鲜面粉时，最好在商品流动率较高的商店购买。

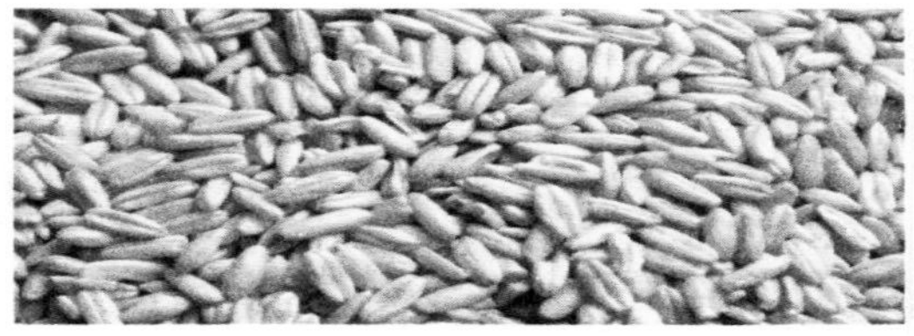

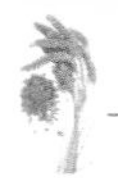

实用偏方

「肺结核气管炎」：羊肉500克、小麦仁(去皮小麦)50克、生姜1块，熬成稀粥，早晚食用，用一个月。

「气虚型子宫出血」：小麦150克、鲜鸡血1碗、米酒100克、小麦加水煮粥，鸡血用酒拌匀，放入小麦粥内煮熟，每日分两次服食。

「老人五淋，身热腹满」：小麦30克，通草10克，加水90克，煎汤饮服。

「汤水伤灼、未成疮者」：将小麦炒黑，研入腻粉，油调涂之。勿犯冷水，必致烂。

营养解码

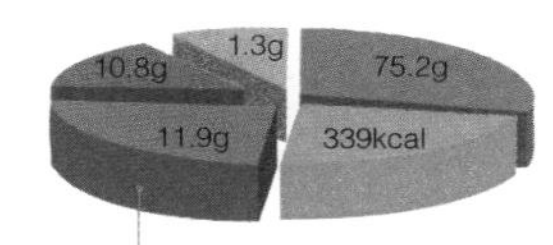

每100克小麦的营养成分

单位：g=克 kcal=千卡

小麦中含有的蛋白质、钙和铁多于米，而且面粉含有的维生素B1、维生素B2和维生素E，具有恢复体力、防止精神恍惚的作用。

膳食专家指南

小麦一般人群均可食用，每餐100克左右为宜，尤其适宜因心血不足而失眠多梦、多呵欠、心悸不安的人。患有脚气病、末梢神经炎者也宜食小麦粉。适宜体虚、自汗、盗汗、多汗者，食用。存放时间适当长些的面粉比新磨的面粉的品质好，民间有“麦吃陈，米吃新”的说法，面粉与大米搭配着吃最好。

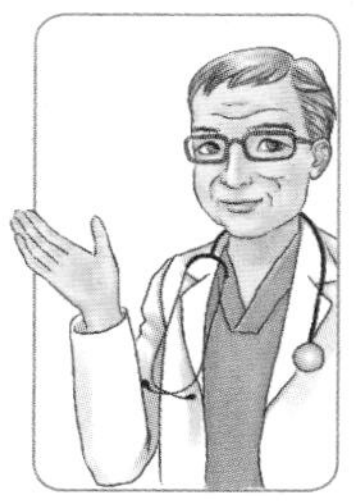

保健疗效驿站

「消除便秘」：小麦制粉时去除的胚芽和外皮被称为『麸皮』。麸皮一直被用做饲料，不过最近研究发现麸皮内含有铁、锌、铜、锰等矿物质和丰富的膳食纤维，具有消除便秘的营养效果，因而再度受到关注。

「防癌」：经常食用小麦可以降低人体血液循环中所蕴涵的雌激素含量，进而达到防治乳腺癌的目的，另外，其富含的营养具有防治大肠癌的功效。

「健肠护肝」：经常食用面粉能强健内脏与肠胃，非常适合容易下痢的人食用。另外，对于更年期的女性来说，食用未精制的小麦还有缓解更年期综合征的效果。

储存和清洗小窍门

小麦适宜放置在阴凉、通风、干燥处保存，一般放在密闭的坛子、罐子中，可以保存更长的时间。小麦清洗时要注意，不要清洗次数过多，以免造成营养成分的流失，一般来说，加入适量清水，淘洗一至两次，无悬浮杂质即可。

饮食搭配

小麦 + 大枣 + 黄芪 √ ▶ 有益气升阳、固表止汗、利水消肿、盗汗的功效。

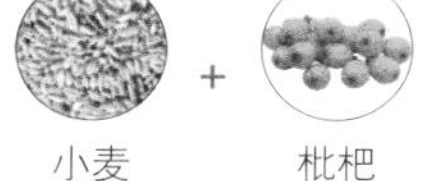

× ▶ 小麦忌与枇杷一同食用，会对身体产生不利的影响。

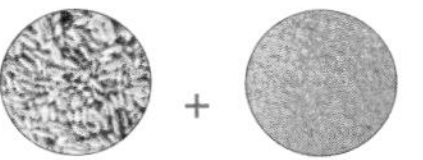

× ▶ 小麦忌与粟米一同食用，会对身体产生不利的影响。

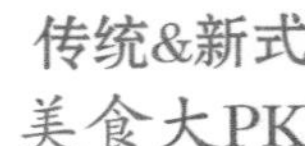

小麦百合炖猪心

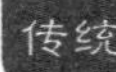

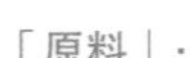

「原料」：

A
- 小麦20克
- 猪心1个
- 猪肉100克

B
- 百合25克
- 生姜适量
- 食盐适量

「制法」：

1. 小麦、百合洗净，稍浸泡；猪心洗净，不用切。
2. 将小麦、百合、猪心、猪肉与生姜放进锅里，加冷水1000毫升，炖3小时左右。
3. 出锅时加入适量食盐即可。

香酥韭菜盒

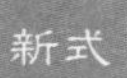

「原料」：

A
- 中筋面粉500克
- 韭菜250克
- 粉丝1把

B
- 盐适量
- 香油适量

「制法」：

1. 将中筋面粉放盆内，加入开水2/3杯、冷水1/3杯，并加少许盐，揉成面团，盖上湿布饧20分钟。
2. 韭菜洗净、切碎，粉丝泡软、切碎，两者混合后，加少许盐和香油调味，做成馅。
3. 将面团分小块，每块包入适量韭菜馅，捏成包子状，再按扁，放入平底锅，用少量油煎至两面金黄即可盛出食用。

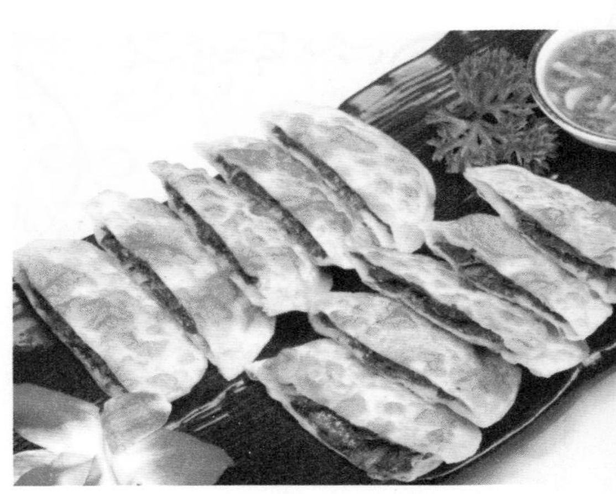

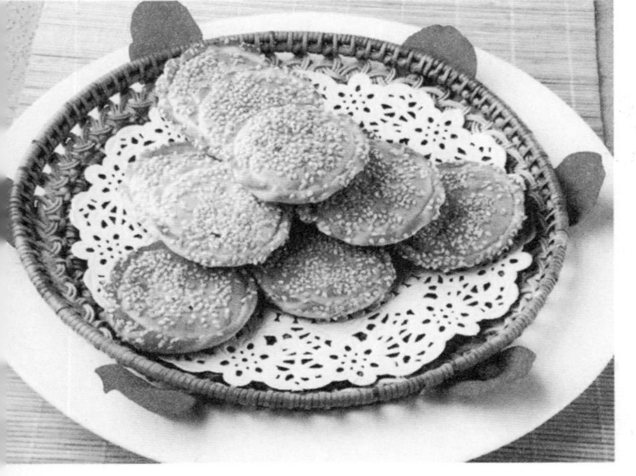

脆香芝麻饼

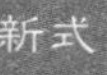

「原料」：

A
- 小麦面粉600克
- 酵母15克

B
- 芝麻100克
- 盐10克
- 花椒2克
- 小茴香1克
- 芝麻酱6克
- 碱1克
- 花生油50克

「制法」：

1. 将面粉放入盆内，加入酵母和水，拌和均匀，调成面团发酵，将花椒、小茴香用锅炒香、碾碎，加入芝麻酱、盐、花生油搅匀，备用。
2. 放入食碱，揉匀，分块，擀开成长方形，抹芝麻酱，卷成筒形，按扁，刷糖色，蘸芝麻，即成烧饼生坯，入烤箱即可。

大麦

Barley

疏肝理气

和胃健脾

大麦属禾本科植物，是世界第五大种植谷物，也是我国古老的粮种之一，已有几千年的种植历史。我国的大麦现多产于淮河流域及其以北地区。大麦具有高蛋白、高膳食纤维、高维生素、低脂肪、低糖的『三高二低』特点，因此是现代人理想的保健食物。

别　名：牟麦、赤膊麦

性　味：性平、味甘

籍　贯：中东地区

主　治：和胃、利水

适宜人群：消化不良者

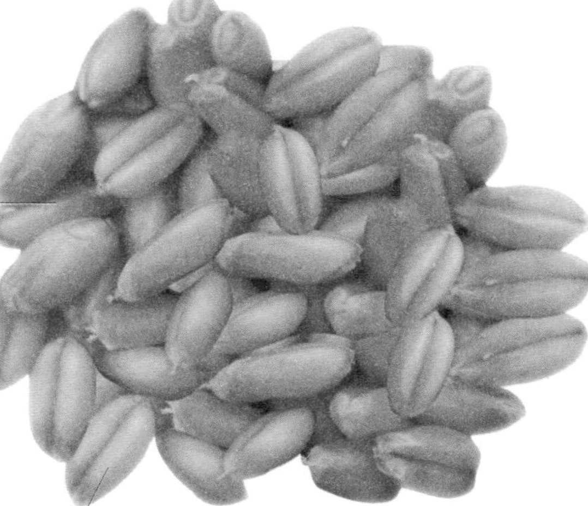

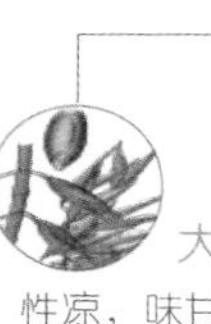

大麦芽

性凉，味甘、咸；可用于酿造啤酒，用作饲料，做糌粑等。

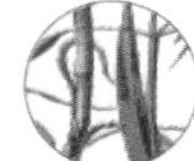

大麦秸

性温，味甘、苦，无毒；治小便不通，因含有多糖成分，具有一定的抗癌作用。

产地分布

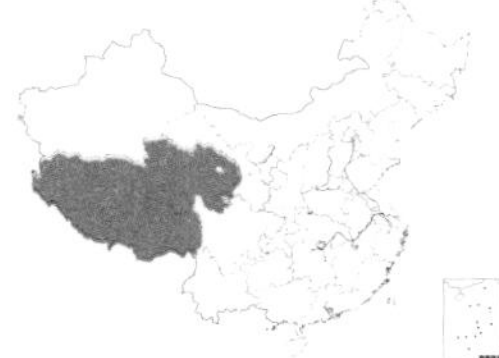

主产地：主要分布在长江流域、黄河流域和青藏高原等地区。

成熟周期

1 2 3 ④ ⑤ 6

7 8 9 10 11 12

成熟期：4~5月

储存和清洗小窍门

大麦适宜放在阴凉、通风、干燥处保存，一般放在密闭的坛子、罐子中可以保存更长的时间。清洗大麦时要注意，清洗次数不要过多，以免破坏其表皮结构，造成营养成分的大量流失，淘洗1～2次，无悬浮杂质即可。

药典精要

李时珍说：大麦、麦，注解不一，宽胸下气，凉血，消食开胃。陶弘景说：稞麦一名牟麦，像麦，只是皮薄些。郭义恭的《广志》上说：大麦有黑麦；有麦，出自凉州，像大麦，有赤麦，赤色而肥。有黏性的大麦，叫糯麦，可以用来酿酒。孟诜说：暴食会脚弱，是大麦降气的原因。

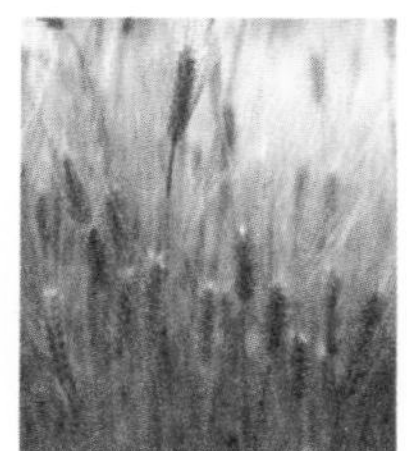

挑选妙招 大麦具有淡淡的坚果香味，挑选大麦以颗粒饱满、完整、无杂质、无虫蛀，色泽呈现黄褐色为宜。如果要挑选新鲜的大麦面粉，最好在商品流动率较高的商店和正规的超市购买，以确保大麦面粉的品质和质量。大麦最好贮存在有盖的密闭容器中，放在通风、干燥的地方，防止虫蛀或潮湿。

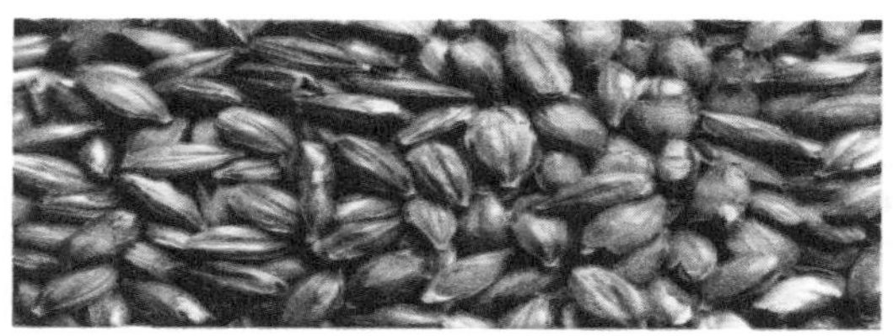

实用偏方

「小儿疳症，脾胃虚弱」：将大麦米浸泡轧碎，煮粥加红糖适量。每日分两次服食。

「治疗乳痈」：大麦芽10克、山慈菇3克，共研为细末，用浓茶水调敷患处。

「女性回乳」：大麦芽60~120克，水煎服，一日2次，连续7日。

「治疗黄疸」：鲜麦苗一把、滑石粉15克，水煎去渣服，一日2次，连续7日。

「消化不良，饱闷腹胀」：大麦芽、神曲各15克，水煎服，连续7日。

营养解码

■蛋白质 ■膳食纤维 ■热量 ■脂肪 ■碳水化合物

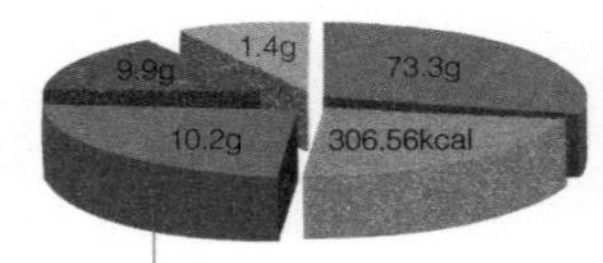

每100克大麦的营养成分

单位：[g=克 kcal=千卡]

大麦素有“心脏病良药”的美称，能降低血液中胆固醇的含量，预防动脉硬化、预防老年心血管疾病等。

膳食专家指南

大麦一般人群均可食用，尤其适宜胃气虚弱、消化不良者食用，对于肝病、食欲不振、伤食后胃满腹胀者、妇女回乳时乳房胀痛者可以考虑食用大麦芽。另外，用大麦芽回乳必须注意：用量过小或萌芽过短者，均会影响疗效。未长出芽之大麦，服后不但无回乳的功效，反而会增加乳汁，因此一定要重视用量和挑选。

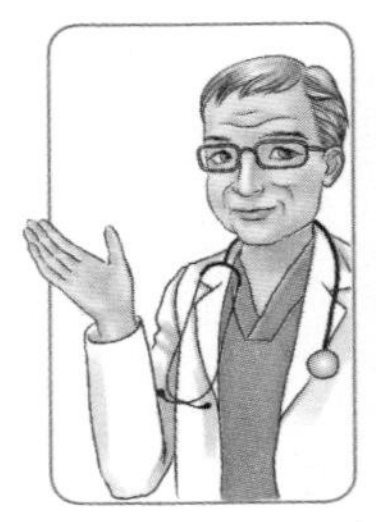

保健疗效驿站

「面黄肌瘦，食欲不振」：大麦具有健脾益胃的神奇功效，因此非常适合因脾胃虚弱而面黄肌瘦、浑身无力的人群食用。它具有明显的改善食欲、增强体质的功效。患有胃十二指肠溃疡、慢性胃炎的人可以适量食用。

「延缓衰老，滋益五脏」：大麦具有解除五脏之热、暖胃开津、养精血、抗乏力、防衰老的功效，是老百姓居家养生的健康食物。

「美容减肥」：大麦制成的大麦茶深受人们的喜爱，它具有消温解毒、健脾减肥、清热解暑、去腥膻、去油腻、助消化、美容养颜、乌发的功效。

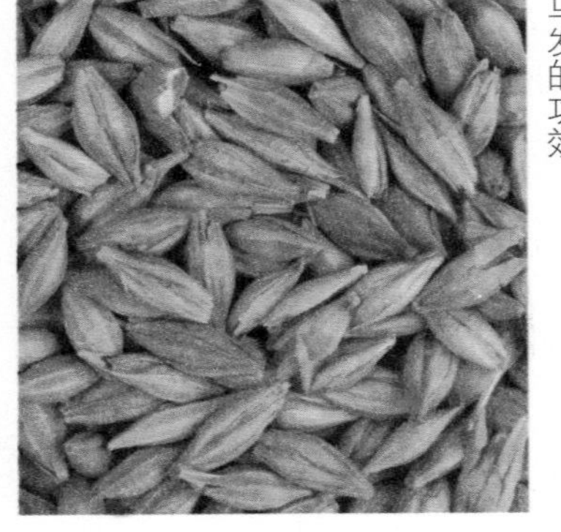

养生大麦茶饮

大麦茶的茶味甘美清香，营养丰富，风味独特，具有清热解毒、减肥瘦身、缓解便秘、美容养颜等诸多功效。大麦茶不含茶碱、咖啡因、单宁等，不刺激神经，不影响睡眠，不污染牙齿。用温热新鲜的大麦茶洗脸，可以使皮肤更加白皙。久坐的白领一族饮用大麦茶还可以调理肠胃功能，增强食欲、助消化。

饮食搭配

大麦 + 大米 ✓ ▶ 具有健脾养胃、益精强志的功效。

大麦 + 姜汁 + 蜂蜜 ✓ ▶ 具有解除小便淋涩疼痛、黄腻的功效。

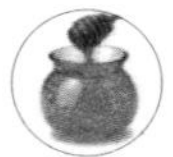

大麦 + 牛奶 × ▶ 会破坏人体对维生素A的吸收和利用。

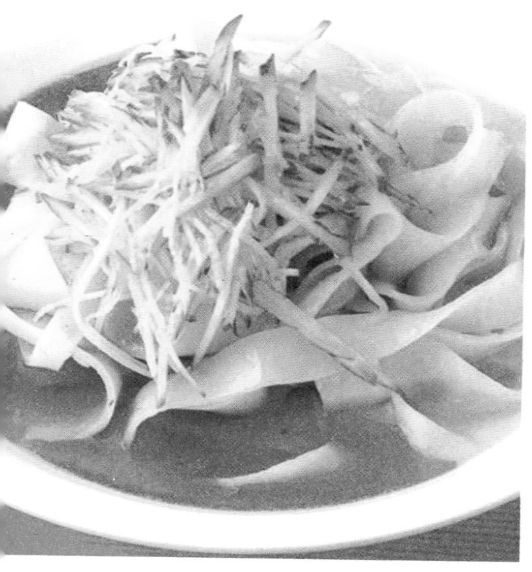

麻辣爽口大麦面 传统

「原料」：

A
大麦面500克
黄瓜100克

B
辣椒油适量
香油适量
糖适量
酱油、醋适量
葱、姜、蒜适量
花椒适量

「制法」：

1. 葱、姜、蒜切末，黄瓜切丝。
2. 将大麦面下锅煮至九成熟。为保证面条筋道，可在开锅冒泡时放一小碗水，重复三次即可。
3. 开火炒佐料,把酱油、盐、辣椒末、糖、葱、姜、蒜、醋一起放到锅里炒，炒出香味即可。
4. 将佐料和黄瓜丝放在面条上即可食用。

美味麦麸吐司 新式

「原料」：

A
高筋粉210克
大麦面粉80克
麦麸30克
奶粉20克

B
酵母适量
盐适量
糖适量
鸡蛋适量
黄油适量

「制法」：

1. 除黄油外，所有材料放入面包机和面20分钟，再加入黄油，接着和面20分钟。
2. 和好面后，将面团分成3等份，排气滚圆，盖上薄膜松弛15分钟。
3. 将面团分别擀开成宽度和土司模型等宽的长方形。
4. 翻面后卷成圆筒形，进行最后发酵，放入烤箱，烤箱180℃预热后，底层上下火烤制40分钟左右即可。

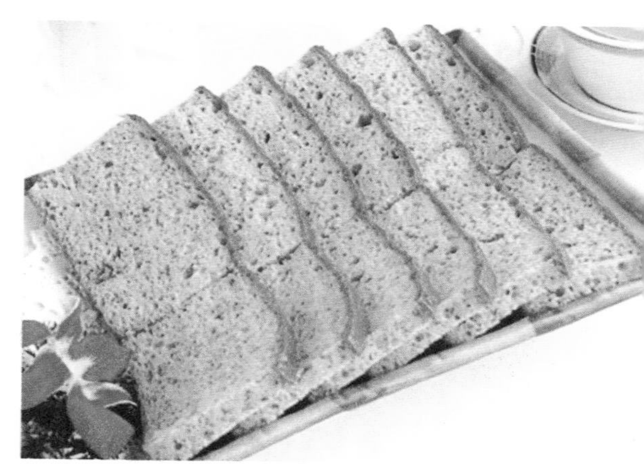

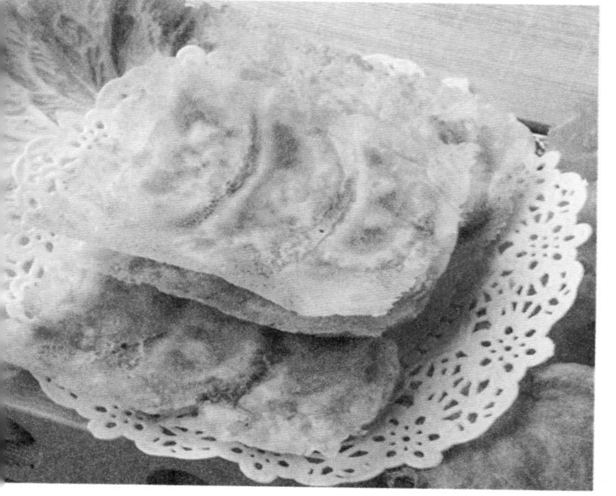

香酥煎包 新式

「原料」：

A
大麦面粉500克
猪肉250克
大葱125克
酵面200克

B
酱油适量
香油适量
白菜适量
碱面适量
食盐、姜适量

「制法」：

1. 将大麦面粉与酵面兑好加水和面后，揪成40个小块，逐个擀成小圆片。
2. 把猪肉剁碎，放入酱油、盐，将切碎的姜、大葱一起放入肉里拌好，加入剁碎的白菜和香油，拌匀成馅。
3. 包入馅做成饺子形状，放入煎锅煎熟即可。

荞麦 Buckwheat

消积减肥 降低血糖

荞麦的营养价值比普通的大米、面粉要高，一直是深受老百姓喜爱的粮食之一，因其含有丰富的营养和特殊的健康成分而颇受推崇，并且受到糖尿病患者的广泛青睐。荞麦分为甜荞麦和苦荞麦。荞麦医用价值较高，能够有效预防各种心脑血管疾病，降低胆固醇，是日常养生保健的佳品。

别　名：花麦、三角麦

性　味：性凉、味甘

籍　贯：中国北方

主　治：健脾除湿、消积降气

适宜人群：糖尿病、癌症患者

产地分布

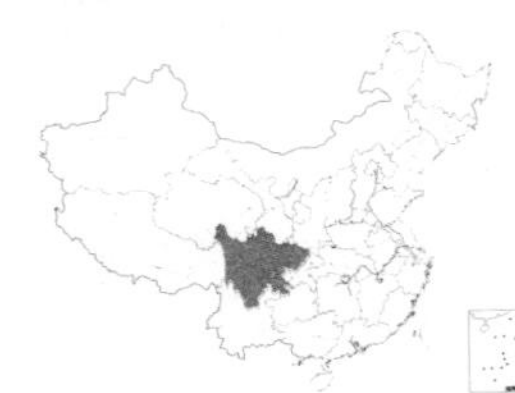

主产地：主要分布在四川等地区。

荞麦茎叶

性凉，味甘；可降压，止血，防治中风，肺出血。

荞麦种

性凉，味甘；可健胃收敛，止虚汗，消炎。

成熟周期

1 2 3 4 5 6

7 8 9 10 11 12

成熟期：8~9月

药典精要

李时珍说：荞麦南北方都有种植，在立秋前后播种，八九月份收割。它生性怕霜，苗高达一二尺，红茎绿叶，像乌桕叶，开小白花，繁密点点，果实累累像羊蹄。果实有三棱，老则为乌黑色。荞麦最能降气宽肠，所以能治疗白浊、泻痢、腹痛、上气等病。

挑选妙招➡ 荞麦的形状一般为卵形，黄或青褐色，表皮光滑。挑选时，以颗粒饱满、完整、无虫蛀、干燥、大小均匀的为佳品。如果要挑选荞麦面，则以面粉细腻、光滑的为好，而面粉无异味、无潮湿为佳。

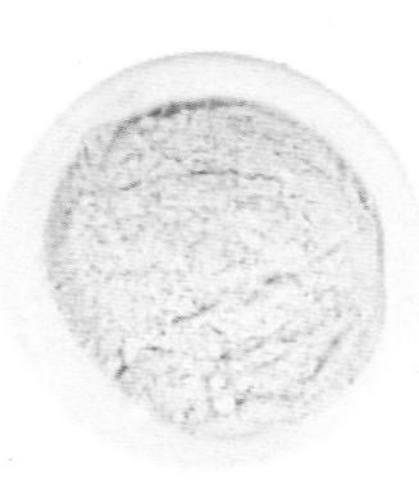

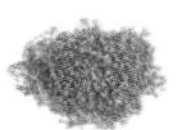

实用偏方

「水肿气喘」：生大戟5克、荞麦面10克，加水作饼，烘熟后研末，空腹用茶服下。以大小便通畅为度。

「痈疽肿毒」：荞麦面、硫黄各100克，同研末，加水做成饼，晒干收存，每次取一饼磨水敷疮。

「汤火伤灼」：荞麦面炒黄研末，用水调敷伤处。

「痘疮溃烂」：用荞麦粉反复敷涂。

「肠胃不和，腹痛腹泻」：荞麦研细末（荞麦面）10克，炒香，加水煮成稀糊服食。

营养解码

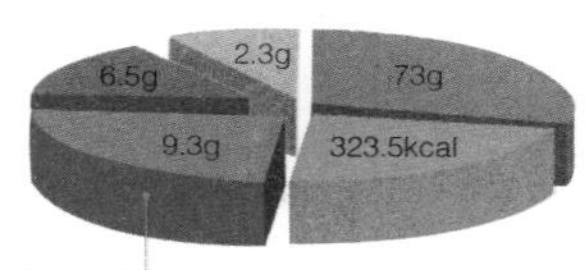

每100克荞麦的营养成分

单位：g=克 kcal=千卡

荞麦中的赖氨酸和精氨酸的含量都要优于米面，还含有平衡性良好的植物蛋白质，这种蛋白质在体内不易转化成脂肪，经常食用对预防肥胖症非常有益。

膳食专家指南

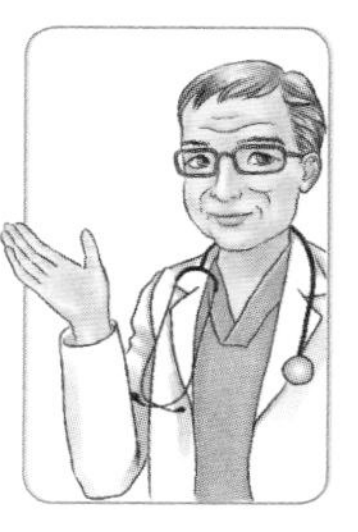

荞麦一般人群均可食用，每餐50克左右为宜。尤其适宜肠胃不好、食欲欠佳、便秘的人食用，但脾胃虚寒的人不宜食用。荞麦有“消炎粮食”的美称，因此具有抗菌消炎、止咳平喘、化痰祛痰的良好功效，面生暗疮、酒糟鼻的人可以食用荞麦进行辅助治疗。荞麦和其他米面搭配食用，营养成分更加均衡。

保健疗效驿站

「防治高血压、冠心病」：荞麦粉中含大量的黄酮类化合物，尤其富含芦丁，芦丁能维持毛细血管的抵抗力，降低其通透性及脆性，促进细胞增生和防止血细胞的凝集，还有降血脂、扩张冠状动脉、增强冠状动脉血流量等作用。

「防治心血管疾病」：荞麦粉中含有一些微量元素，如镁、铁、铜、钾等对心血管具有保护作用的因子。

「防治糖尿病」：荞麦中所含的铬元素能促进胰岛素在人体内发挥作用，从而降低血糖。

「抗癌」：荞麦中含有大量的镁，镁一方面能抑制癌症的发展，一方面有助于血管舒张，维持心肌正常功能，并能加强肠道蠕动，增加胆汁，促进机体排除废物。

「防癌」：荞麦中的大量纤维能刺激肠蠕动增加，加速粪便排泄，可以降低肠道内致癌物质的浓度，从而减少结肠癌和直肠癌的发病率。

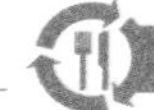

饮食搭配

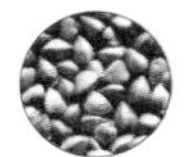

荞麦 + 萝卜 √ ▶ 对于消化不良、胃肠积滞和胀气具有良好的功效。

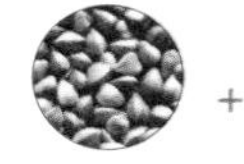

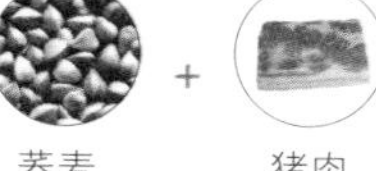

荞麦 + 牛奶 √ ▶ 可提供优质蛋白，使得人体对蛋白质的吸收更好。

荞麦 + 猪肉 × ▶ 容易引起消化不良等反应，对身体产生不利的影响。

储存和清洗小窍门

荞麦适宜放置在阴凉、通风、干燥处保存，放在密闭的坛子或桶中较好，这样能够保存更长的时间。荞麦清洗时要放在干净的盆里，轻轻搅动，去除杂质即可。注意清洗次数不要过多，以免造成营养成分流失。

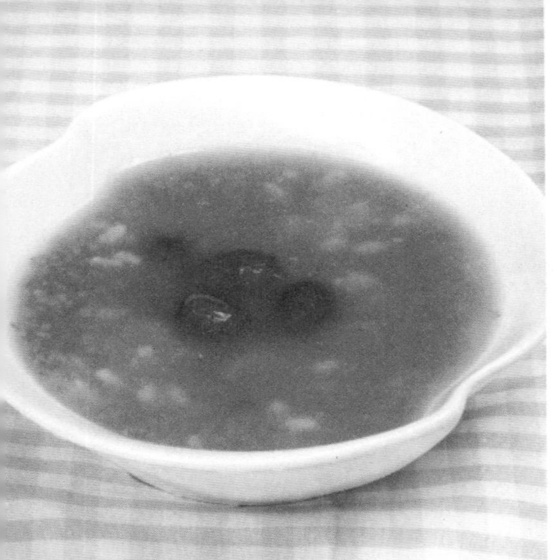

荞麦桂圆红枣粥 传统

「原料」：

A
荞麦100克
桂圆50克
红枣30克

B
白糖30克
水适量

「制法」：

1．荞麦洗净，泡发，桂圆去壳备用，红枣洗净，盛碗泡发。

2．将砂锅洗净，锅中放水烧开，放入荞麦、桂圆、红枣，先用大火煮开，转小火煲40分钟。

3．起锅前调入白糖，也可用砂糖替代，搅拌均匀即可食用。

日式冷荞麦面 新式

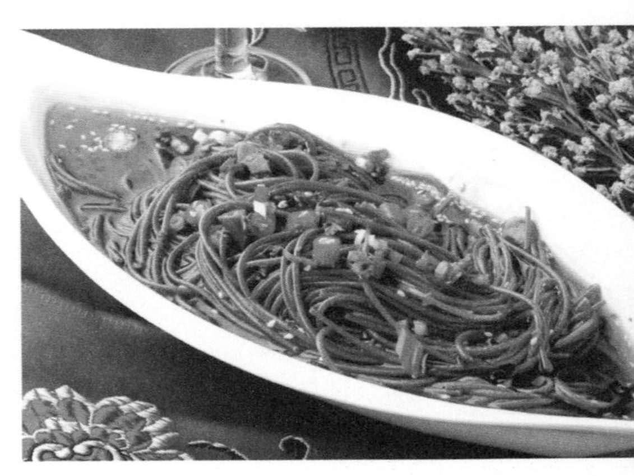

「原料」：

A
荞麦面100克
黄瓜丝50克
海苔丝50克

B
麻酱适量
香菜适量
辣椒油适量
蒜适量
盐适量
芥末油适量

「制法」：

1．荞麦面煮熟控水。

2．凉水冲洗沥干水分。

3．黄瓜切丝。

4．麻酱加凉白开水调成糊。

5．荞麦面放入碗中，加黄瓜丝、香菜、麻酱、辣椒油、蒜、盐、海苔丝、芥末油等拌匀,调味料可以按自己的口味搭配。

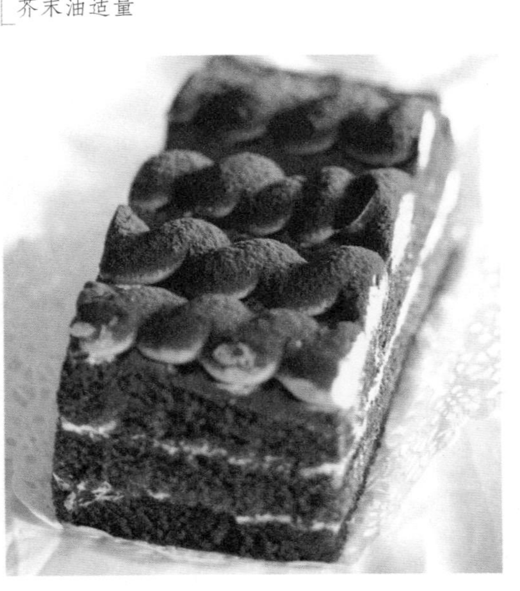

法式荞麦蛋糕 新式

「原料」：

A
小麦粉500克
荞麦粉200克
小米粉300克
鸡蛋1000克

B
植物油适量
白糖适量
香兰素适量
精盐适量
蛋糕油适量

「制法」：

1．将蛋液、白糖放入打蛋机搅至白糖溶化，放蛋糕油搅拌3分钟，加水搅拌6分钟，加入香兰素搅拌6分钟。

2．小麦粉加入蛋糊中，搅拌均匀，蛋糕模刷植物油，注入蛋糕糊，成形后立即入炉。

3．放入烤箱，将温度控制在200℃，烤8分钟，在表面刷植物油即可。

燕麦 Oats

和胃益肝　养颜美容

燕麦至今已有两千多年的种植历史，种植遍及各山区、高原和北部高寒凉地带。其药用价值和保健作用，早已被古今中外的医学家所公认。燕麦能有效地降低人体中的胆固醇，经常食用，对中老年人的心脑血管疾病会有一定的预防作用。燕麦还含有丰富的维生素E，既可美容减肥，又能补充营养。

别　名：雀麦、野麦、玉麦

性　味：性平、味甘

籍　贯：中国

主　治：糖尿病、水肿、便秘

适宜人群：便秘、高血压者

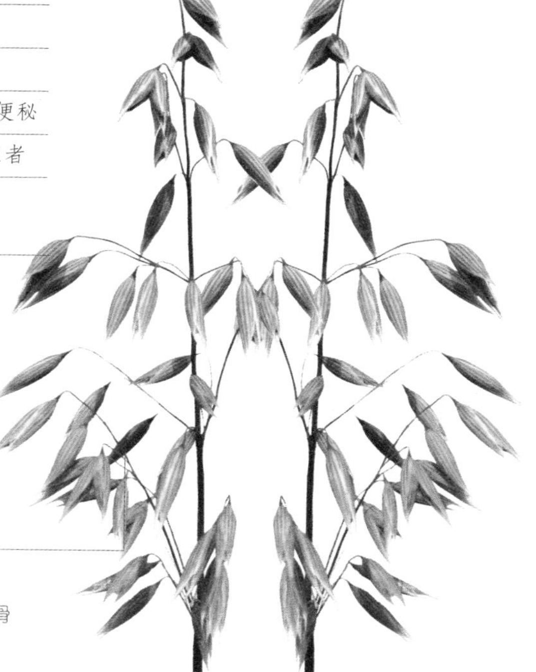

燕麦叶

性平，味甘，无毒；降气宽肠。可消积滞，消热肿风痛。

燕麦果实

性平，味甘，无毒；可充饥滑肠，润肤。

产地分布

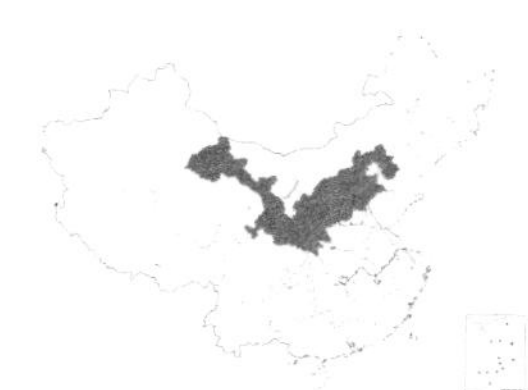

主产地：主要分布在河北、山西、甘肃、陕西、等地区。

成熟周期

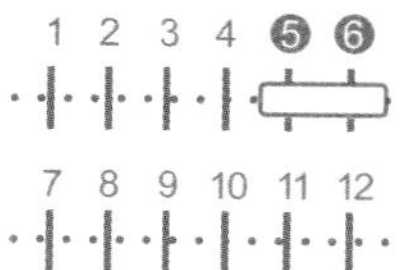

成熟期：5~6月

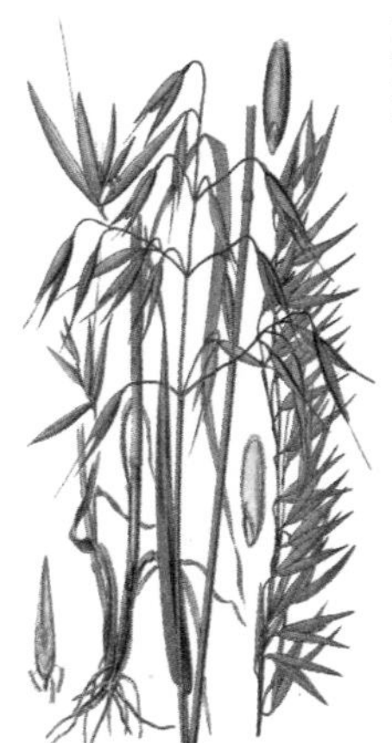

药典精要

苏恭说：燕麦草到处都有，生长在废墟野林中。它的苗叶像小麦但较弱，实像麦但更细。周定王说：燕麦穗非常细，每穗又分小叉十多个，籽也非常细小。将其春去皮，做面蒸食，或做成饼吃，都可救济荒年。

挑选妙招　选购燕麦片时，尽量不要选择甜味很浓的，因为这意味着其中50%以上是糖粉；也不要选择口感细腻黏度不足的产品，因为这说明其中燕麦片含量不高，糊精之类成分含量高；并且也不要选择添加奶精、植脂末的产品，因为这种成分对健康不利。应选择能看得见燕麦片特有形状的产品，即便是速食产品，也应当看到已经散碎的燕麦片。

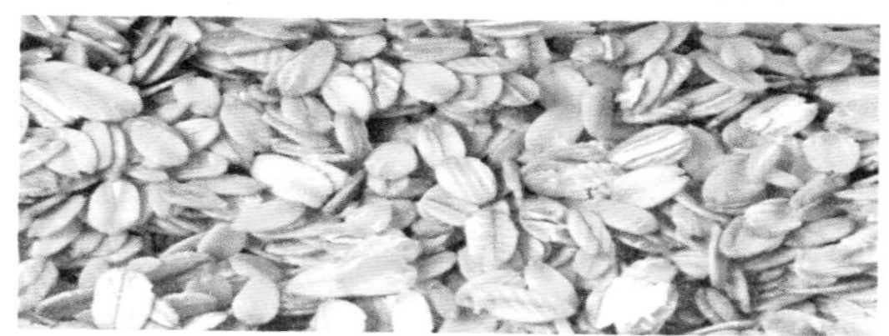

实用偏方

「皮肤瘙痒」：用半杯燕麦片、1/4杯牛奶、2汤匙蜂蜜混合在一起，调成干糊状，洗澡时当做沐浴露来用。

「去痘或粉刺」：用燕麦和鲜牛奶混合成糊状，涂在脸上10~15分钟后，然后先用温水清洗，再用冷水清洗。

「体虚自汗，盗汗」：燕麦50克，研磨成粉状，蒸食，每天分2次服用。

「减肥降脂」：燕麦50克，加清水搅拌、煮至熟软。也可以用牛奶250毫升与燕麦片煮粥，每天1次，早餐服用。

营养解码

■蛋白质 ■膳食纤维 ■热量
■脂肪 ■碳水化合物

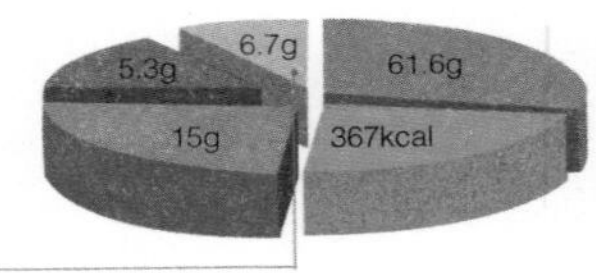

每100克燕麦的营养成分

单位：g=克 kcal=千卡

燕麦中富含亚油酸，它是人体必需的脂肪酸，能够有效降低血脂、软化血管、降低血压、促进微循环，可预防或减少心血管疾病的发病率。

膳食专家指南

燕麦一般人群均可食用，尤其适宜慢性病、脂肪肝、糖尿病、水肿、习惯性便秘、高血压、高血脂、动脉硬化患者食用，产妇、婴幼儿、老年人以及空勤、海勤人员也适合食用。需要注意的是肠道敏感的人不宜吃太多，以免引起胀气、胃痛或腹泻等情况。

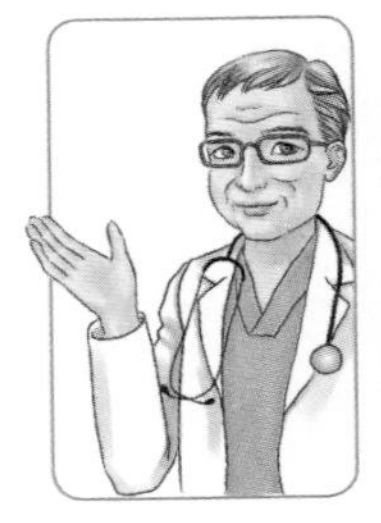

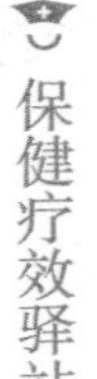

保健疗效驿站

「预防糖尿病」：长期食用燕麦片，可起到对糖尿病和肥胖病的控制作用。燕麦中的膳食纤维长时间停留在胃里，延缓淀粉的消化吸收，进而延缓餐后血糖上升的速度，使胰岛素有足够的时间被合理利用，从而起到调节血糖、预防糖尿病的作用。

「美容瘦身」：燕麦含有高黏稠度的可溶性纤维，能延缓胃的排空，增加饱腹感，控制食欲，达到瘦身的效果。燕麦富含的维生素E、铜、锌、硒、镁，能清除人体内多余的自由基，对皮肤有益。丰富的膳食纤维能滑肠通便，有效地排出毒素，从而起到养颜的作用。

贮存和清洗窍门

燕麦一般用塑料袋或者密封袋子装好、封紧口，放在有盖的罐子或者其他容器中，置于阴凉、通风、干燥处保存。如果是加工好的燕麦片，可以参考袋装上的保存方法进行贮存。燕麦清洗一般用清水轻轻搅动淘洗至没有杂质即可。

饮食搭配

燕麦 + 南瓜：具有健脾补虚、降糖止渴的疗效。

燕麦 + 薏米 + 绿豆：有润肠通便、排毒养颜的功效。

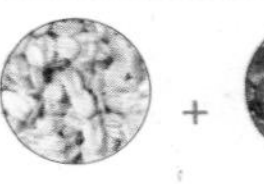

燕麦 + 大枣：具有补中益气、养血安神的功效。

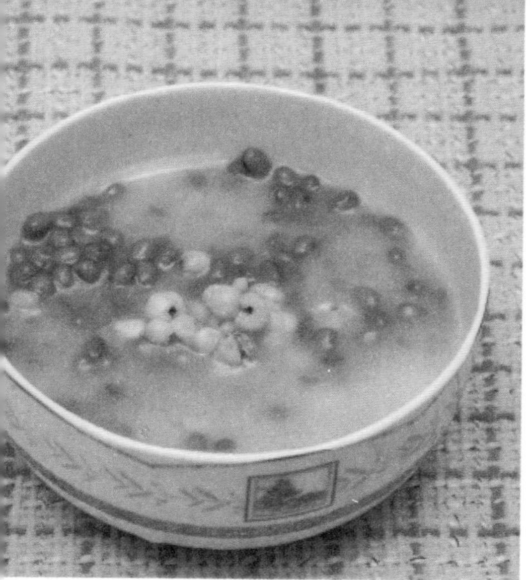

燕麦绿豆薏米粥 传统

「原料」：

A
绿豆30克
粗燕麦片30克
薏米80克

B
葡萄干适量
腰果适量
纯杏仁粉适量
芝麻粒适量
砂糖适量

「制法」：

1．将薏米、绿豆洗净，用1000毫升水泡2小时。

2．把葡萄干、腰果、纯杏仁粉、芝麻粒、薏米、绿豆、粗燕麦片一起放入锅内同煮，煮沸后转小火续煮至熟烂，放凉即可食用。可按个人口味放入适量砂糖。

美味麦麸吐司 新式

「原料」：

A
高筋面粉190克
普通面粉80克
燕麦30克

B
酵母适量
白糖适量
盐适量
奶粉适量
黄油适量

「制法」：

1. 将除黄油外的原料放入面包机，开启甜面包程序，面团成形后，放入20克黄油。

2. 将揉好的面团放入面盆，蒙上一层保鲜膜，再包上一层湿毛巾，外面再包上塑料袋，放入烤箱，调至发酵功能，温度选择40℃，时间30分钟，把面团里的气体挤压出来。

3. 发酵好的面包坯子刷上蛋液，撒上燕麦片，放在烤盘上，用180℃温度烤30分钟。

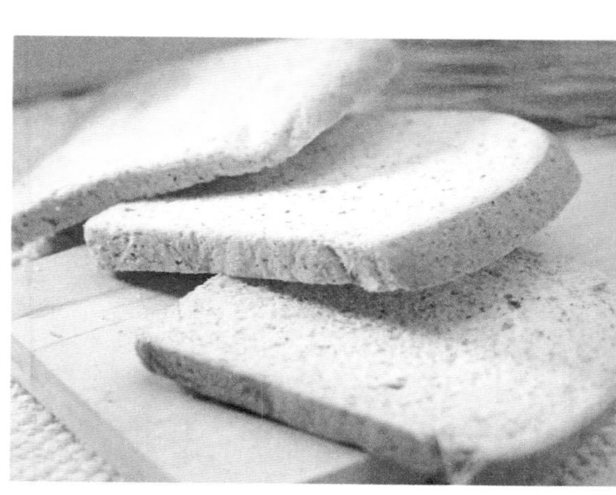

香酥燕麦南瓜饼 新式

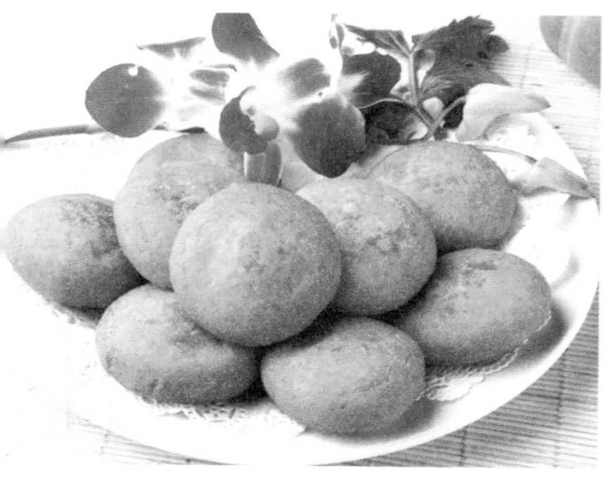

「原料」：

A
南瓜250克
糯米粉250克
燕麦粉100克

B
奶粉适量
白砂糖适量
豆沙馅适量
油适量

「制法」：

1. 南瓜去皮切片，上笼蒸酥，加糯米粉、燕麦粉、奶粉、白砂糖搅拌均匀，将其揉成南瓜饼坯。

2. 将豆沙搓成圆的馅心，取南瓜饼坯搓包上馅并且压制呈圆饼状。

3. 锅中加油，待油温升至120℃时,把南瓜饼放入浸炸，至南瓜饼膨胀即可。

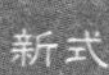
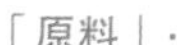

大米

Rice

健脾养胃　润燥除烦

大米是稻子的子实脱壳而成的，它是中国人的主食之一。大米中各种营养素的含量其实并不高，但因其食用量很大，故而具有很高的营养功效，是补充营养的基础食物。大米作为提供B族维生素的主要食物，具有预防脚气病、消除口腔炎症的重要作用。米粥还具有补脾、和胃、清肺的功效。

别　名：稻米、粳米

性　味：性平、味甘

籍　贯：中国

主　治：小便不畅、烦渴

适宜人群：脾胃虚弱者

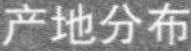

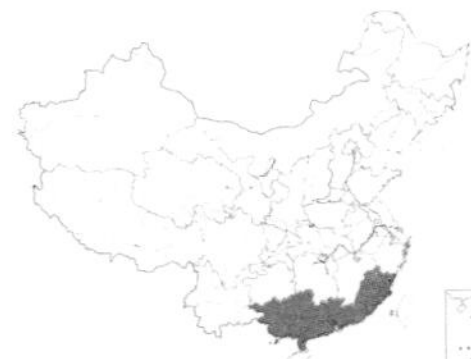

主产地：主要分布在广东、广西、福建、湖南等地区。

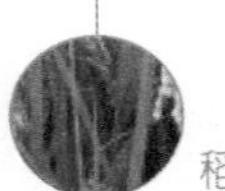

稻叶

性平，味甘，无毒；可养胃和脾，除湿止泻。

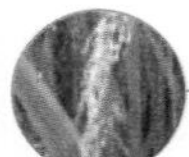

稻子

性温，味甘，无毒；主温中益气。

成熟周期

1 2 3 4 5 6

7 8 9 10 11 12

成熟期：6~9月

药典精要

李时珍说：粳稻六七月收的为早粳，只可用来充饥，八九月收的为迟粳，十月收的为晚粳。北方气候寒冷，粳性多凉，八九月收的即可入药。南方气候炎热，粳性多温，只有十月晚稻性凉的才可入药。

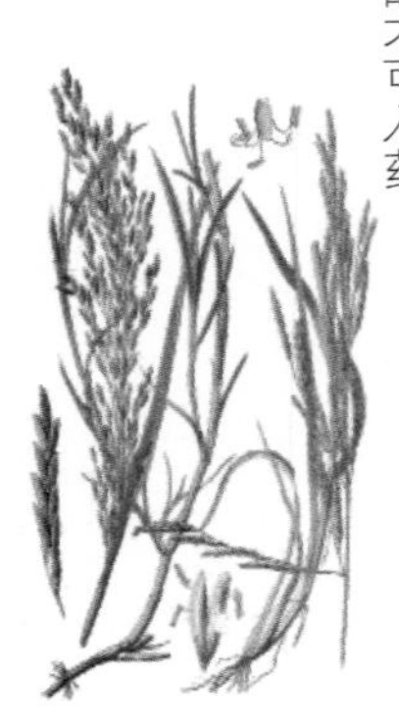

挑选妙招 优质大米颗粒整齐，富有光泽，比较干燥，无米虫，无沙粒，米灰极少，碎米极少，闻之有一股清香味，无霉变味。质量差的大米，颜色发暗，碎米多，米灰重，潮湿而有霉味。如需购买，可到商品流动较快的超市购买。

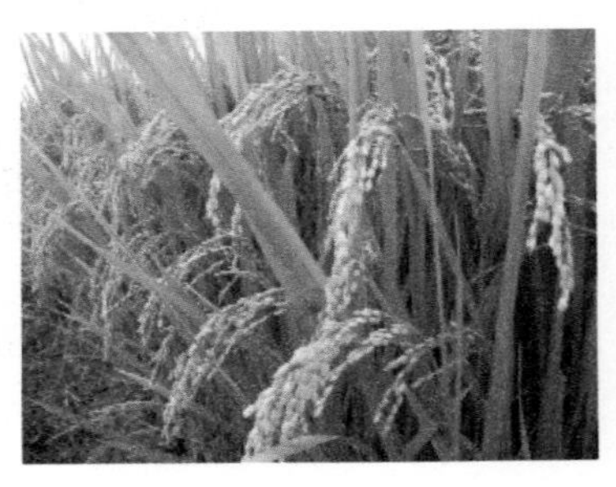

实用偏方

「风寒咳嗽」：生姜10克、葱白10克、大米50克，将生姜切末，葱白切末备用；大米煮粥，粥熟以后加入生姜和葱白，略煮即可食用。

「祛痰润燥」：大米50克、杏仁20个，大米快煮熟时加杏仁继续煮，熟后加白糖或食盐。

「肝肾不足引起视昏」：榛子仁30克、枸杞子35克、大米50～100克，将榛子仁捣碎，与枸杞子同煎取汁，后放入米煮为粥，空腹食用。

营养解码

■蛋白质 ■膳食纤维 ■热量
■脂肪 ■碳水化合物

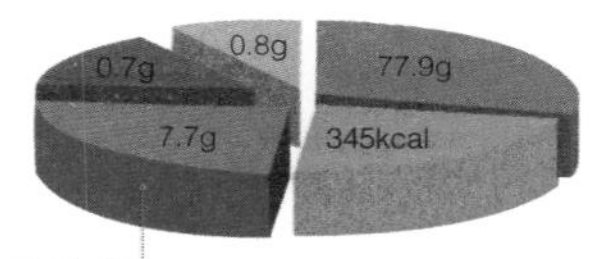

每100克大米的营养成分

单位：[g=克 kcal=千卡]

大米蛋白质中，含赖氨酸高的碱溶性谷蛋白占80%，赖氨酸含量高于其他谷物，氨基酸组成配比合理，比较接近世界卫生组织认定的蛋白质氨基酸最佳配比模式。

膳食专家指南

一般人群均可食用，是老弱妇孺皆宜的食物，病后脾胃虚弱或烦热口渴的病人更为适宜。大米多用来煮粥、蒸米饭，以这种形式进食最容易被消化和吸收，也能加强和改善胃的功能，有益于营养的利用。在煮米粥时，切记不要加碱，否则会对大米中的维生素造成破坏。

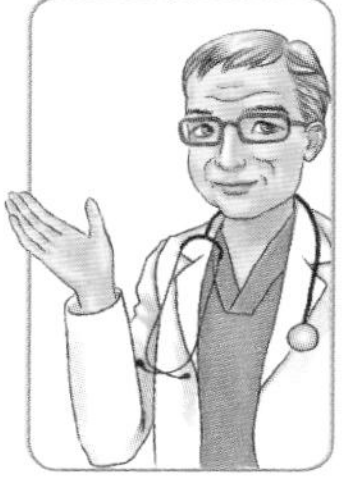

保健疗效驿站

「调养身体」：大米中各种营养素的含量虽不高，但因其食用量大，因此也具有很高的营养功效，是补充营养素的基础食物。病后体虚、年老体弱者食用，可以调养身体。

「益气养阴」：米汤含有大量的烟酸、维生素B_1、维生素B_2和磷、铁等无机盐，有益气、养阴、润燥的功能，但在饮用米汤时要注意，不能过烫，否则会伤害到胃黏膜，但也不要太凉，否则会影响功效。

「健胃养脾」：大米是提供B族维生素的主要来源，具有预防脚气病、消除口腔炎症的重要作用，而且米粥还具有补脾、和胃、清肺的功效，对生病或病后肠胃功能较弱者，尤其是口渴、烦热之人很适宜。

「促进消化」：米汤还含有一定量的碳水化合物和脂肪等营养素，有益于婴儿的发育和健康，同时能刺激胃液的分泌，有助于消化，并对脂肪的吸收有促进作用。

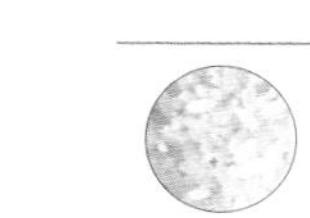

贮存窍门

大米陈化速度与贮存时间成正比，贮存时间愈长，陈化愈严重。水分大，温度高，加工精度差，糠粉多，大米陈化速度就快。

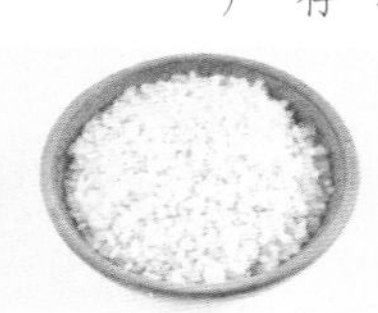

饮食搭配

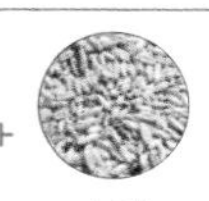
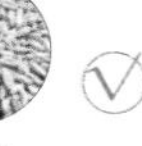

大米 + 红枣 + 小麦 ▶ 具有健脑益智、舒缓烦躁、润肤美容的功效。

大米 + 绿豆 ▶ 具有清热解暑、排毒养颜、润喉止渴的功效。

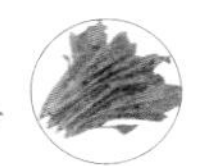

大米 + 菠菜 ▶ 具有补血和血、润肠润燥、补中益气的功效。

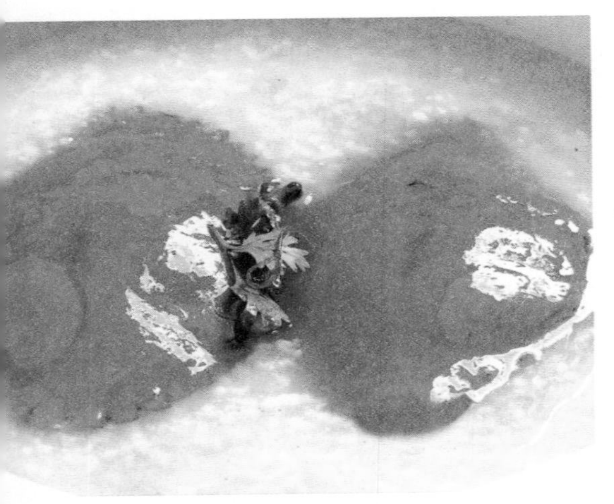

私房鲜蟹粥 传统

「原料」:

A
粳米半碗
蟹2只

B
鸡精适量
酱油适量
料酒适量

「制法」:

1．粳米入水浸泡1小时；蟹处理干净，斩去四腿。

2．将处理好的蟹放入碗中，淋上料酒、酱油，上屉蒸熟，取出脱壳。

3．粳米和水倒入锅中，煮到五成熟时加入鸡精，搅拌均匀后继续煮，煮至粳米烂熟，即可关火。

4．将汤盛出，摆入蟹肉，即可上桌。

香鲜美味寿司 新式

「原料」:

A
紫菜6张
寿司米100克
火腿条6条
腌萝卜条6条
黄瓜条6条
鸡蛋1个

B
醋适量
盐适量
油适量

「制法」:

1．寿司米洗净，加水，用电饭煲煮成熟饭，取出拌入调味料。

2．烧热油3汤匙，倒入蛋液，煎成蛋皮，平均切成6条，紫菜铺平放在寿司席上，放入米饭，用勺抹平，放上黄瓜条、腌萝卜条、火腿条、蛋，将紫菜卷起，再用寿司席卷好，切件供食。

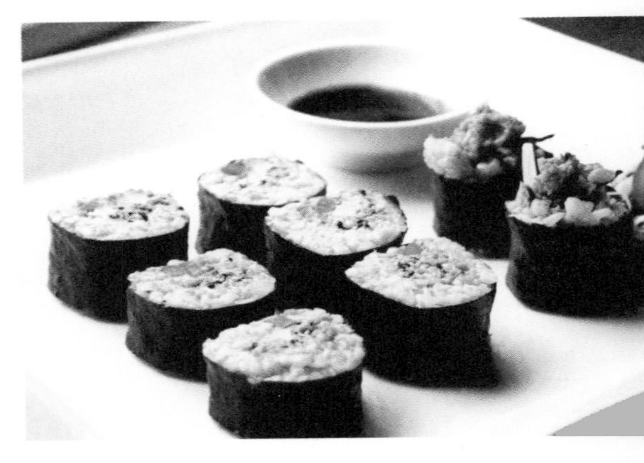

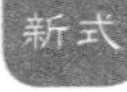

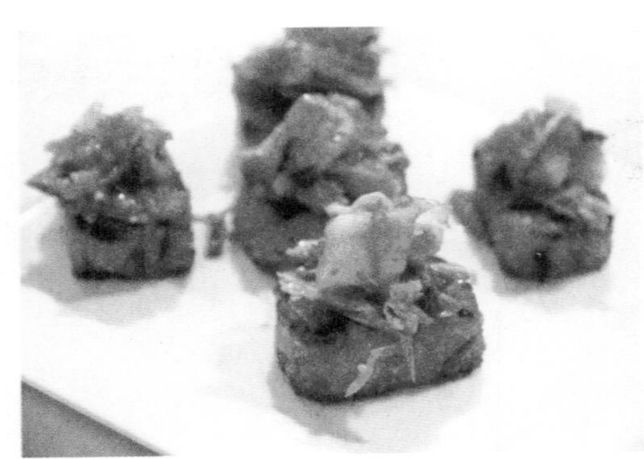

黄金香酥米饼 新式

「原料」:

A
米饭100克
猪肉80克
香菇1个

B
大葱适量
盐适量
胡椒粉适量
香油适量
食用油适量

「制法」:

1．将米用电饭煲煮成熟饭，将米饭抓散，猪肉剁成蓉，香菇切碎，大葱切末，加盐、胡椒粉、香油拌匀。

2．米饭和猪肉馅混合均匀，40克左右为一剂，揉成球再压成小方块饼状。

3．锅放油烧热，下猪肉米饼坯子煎熟即可。

小米 Millet

滋阴除热

养血解毒

小米是一年生草本植物，属禾本科，为粟脱壳制成的粮食，我国北方通称谷子，去壳后称为小米，它性喜温暖，适应性强。小米粒小，颜色淡黄或深黄，质地较硬，制成品有甜香味。小米熬粥营养丰富，有『代参汤』之美称。我国北方许多妇女在生育后，都用小米加红糖来调养身体。因为小米具有滋阴养血的功能，可以使产妇虚寒的体质得到调养，帮助她们恢复体力。

别　名：	粟谷、粟米、硬粟、籼粟、谷子
性　味：	性凉、味甘、无毒
籍　贯：	中国北方
主　治：	寒热、利尿、胃热消渴、漆疮、筋骨挛急
适宜人群：	体虚者、消化不良者、口角生疮者

产地分布

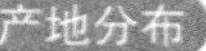

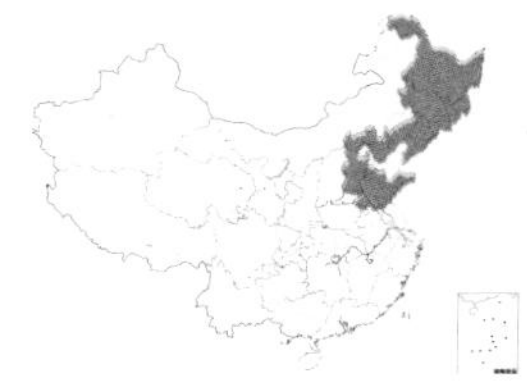

主产地：主要分布在山东、东北、西北等地区。

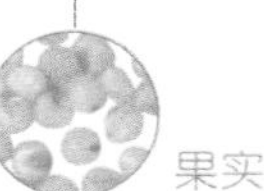

果实

"粟有五彩"，有白、黄、红、橙、黑、紫几种颜色的小米，也有黏性小米。

小米泔汁

性凉，味甘、咸；可和中益肾，除渴解热，杀虫解毒。

成熟周期

1 2 3 4 5 6

7 8 9 10 11 12

成熟期：9~10月

药典精要

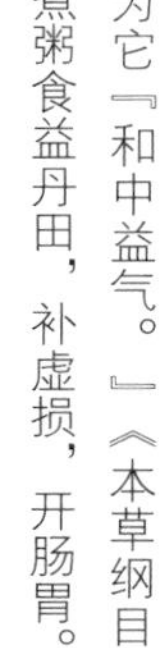

李时珍说：粟（小米）即粱。穗大而毛长颗粒大的是粱；穗小而毛短颗粒小的就是粟。它们的苗都像茅。粟的成熟分早、晚，大多早熟的皮薄米多，晚熟的皮厚米少。《滇南本草》称其『主滋阴，养肾气，健脾胃，暖中。』《日用本草》认为它『和中益气。』《本草纲目》说：『煮粥食益丹田，补虚损，开肠胃。』

挑选妙招　一般小米呈鲜艳的自然黄色，光泽圆润，用手轻捏时手上不会染上黄色。若用姜黄或地板黄等色素染过，则在用手轻捏时会在手上染上黄色。也可把少量小米放入水中，若水变黄则该小米染过色。优质小米闻起来有清香味，无其他异味。而严重变质的小米，手捻易成粉状，碎米多，闻起来微有霉变味、酸臭味、腐败味或其他不正常的气味。

实用偏方

「贫血」：小米100克、龙眼肉30克，两者煮熟后加入红糖，空腹食用，一日2次即可。

「糖尿病」：小米100克、南瓜500克，两者煮熟后加入冰糖即可食用。一日2次即可。

「血虚」：小米100克、花生适量，两者洗净共同熬浓粥，每天服用2次即可。

「心火旺、高血压」：小米200克、莲子10克，两者洗净共同熬浓粥服用即可。

「改善睡眠」：小米200克、山萸肉30克，两者洗净共同熬浓粥服用，连续服用7天。

营养解码

■蛋白质 ■膳食纤维 ■热量 ■脂肪 ■碳水化合物

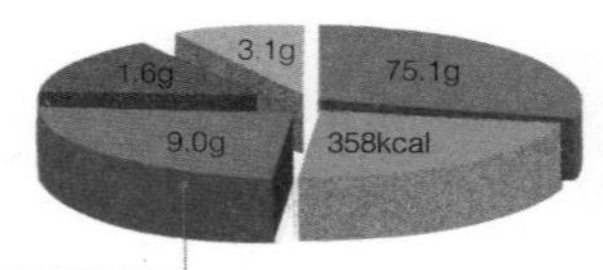

每100克小米的营养成分

单位：[g=克 kcal=千卡]

蛋白质含量在不同品种的小米中差别很大，一般介于5%~20%之间。小米中蛋白质的质量常优于小麦，但是其赖氨酸含量较低。

膳食专家指南

小米营养丰富，一般人群均可食用。小米是老人、病人、产妇宜用的滋补品，但气滞者应忌用，且身体虚寒、小便清长者要少食。小米中的氨基酸缺乏赖氨酸，而大豆中的氨基酸富含赖氨酸，可以补充小米的不足。小米可蒸饭、煮粥，磨成粉后可单独或与其他面粉掺和制作饼、窝头、丝糕、发糕等，糯性小米也可酿酒、酿醋、制糖等。

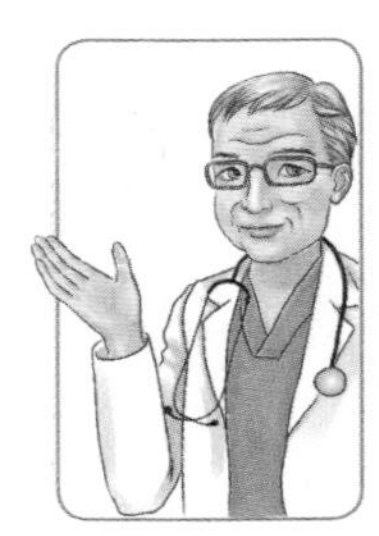

保健疗效驿站

「滋阴壮阳」：小米中所含的锰、硒、维生素B_2，有利于生成谷胱甘肽，改善性功能，从而维持性欲、精子数量、性能力、生殖功能的健康正常。能防止女性会阴瘙痒、阴唇皮炎和白带过多。妊娠期妇女吃小米可以补充维生素B_2，避免胎儿骨骼畸形。

「防止反胃、呕吐」：小米富含维生素B_1、维生素B_{12}，具有防止消化不良及口角生疮的功效，还有防止反胃、呕吐的作用。

「祛斑防皱」：常食小米可美容养颜，小米具有减轻皱纹、色斑、色素沉着的功效。

「防止胎儿畸形」：小米中所含的碘，是合成甲状腺激素必不可少的元素，妊娠期妇女摄取足够的碘可维持甲状腺功能正常，避免胎儿痴呆、智力低下、骨骼发育延缓，或成为侏儒症患者。

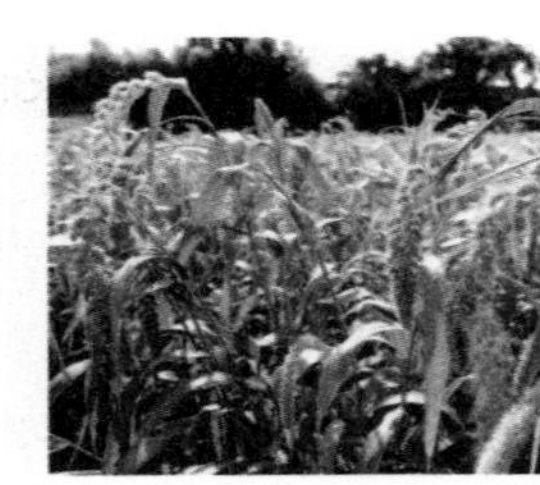

饮食搭配

小米 + 山药 ✓ 具有健脾通便、消渴生津的功效。

小米 + 核桃 ✓ 具有健脑益肾、缓解疲劳、养颜补虚的功效。

小米 + 杏仁 × 同食容易造成呕吐、腹泻等情况发生。

贮存窍门

储藏前应去除糠杂，通常将小米放在阴凉、干燥、通风较好的地方保存。如储藏前小米所含水分过大，不宜曝晒，可阴干。如发现其吸湿脱糠、发热，要及时出风过筛，除糠降温，以防霉变。小米易遭蛾类幼虫等危害，发现后可将上部生虫部分排出单独处理。在容器内放一袋鲜花椒可防虫。

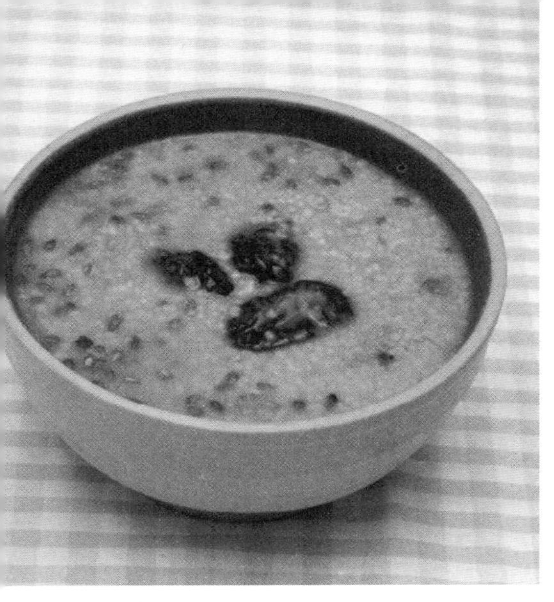

红枣柏子小米粥 传统

「原料」：

A
- 小米100克
- 柏子仁15克
- 红枣10颗

B
- 白糖适量
- 水适量

「制法」：

1．将红枣、柏子仁、小米洗净，再将红枣、小米分别放入碗内，泡发，备用。

2．将砂锅洗净置于火上，将红枣、柏子仁放入砂锅内，加清水煮熟后转小火。

3．加入小米，共煮成粥，至黏稠时，加入白糖，搅拌均匀即可。

脆香小米酥饼 新式

「原料」：

A
- 小米200克
- 面粉30克
- 鸡蛋1个

B
- 盐适量
- 油适量
- 水适量

「制法」：

1．将小米洗净，用沸水烫一下，倒掉水，再加沸水煮成稠粥；将米粥盛出，放在盘里，摊开冷却；鸡蛋打散搅匀备用。

2．在凉粥中加入蛋浆、面粉、盐，搅拌均匀，捏成圆形小饼。

3．将平锅放火上，油放入锅内烧热，把捏好的圆形小米饼放在油中，煎至两面金黄即可装盘。

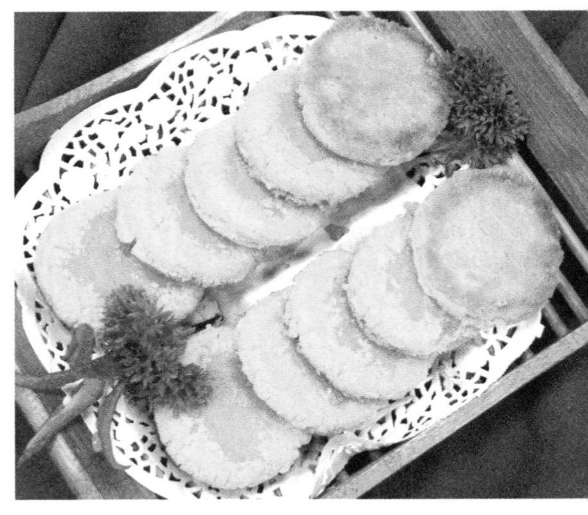

小米奶香蛋糕 新式

「原料」：

A
- 小米面300克
- 鸡蛋3个

B
- 面粉适量
- 牛奶适量
- 白砂糖适量

「制法」：

1．将蛋黄和蛋清分开，蛋黄中放入3勺白砂糖，搅拌均匀。

2．蛋黄中放入牛奶，搅拌均匀，直至糖溶化为止。

3．加入小米面和适量的面粉，蛋清加入蛋黄糊，搅拌均匀。

4．烘焙模具里涂油，将搅拌好的糊倒进模具，烤20分钟。

高粱

Chinese sorghum

温中和胃 健脾补气

高粱是禾本科高粱属，一年生草本植物，秆实心，中心有髓。分枝叶片似玉米，厚而窄，被蜡粉，平滑，中脉呈白色。谷粒可供食用、酿酒（高粱酒）或制饴糖。高粱的秆可制糖浆或生食。高粱穗可用来制笤帚或炊帚，嫩叶阴干青贮，或晒干后可作饲料，颖果能入药，能燥湿祛痰，宁心安神，具有较高的药用价值。

别 名：	蜀黍、木稷、荻粱、乌禾
性 味：	性温、味甘
籍 贯：	中国
主 治：	消化不良、脾胃虚弱、大便溏稀
适宜人群：	适宜脾胃气虚者、小儿消化不良者

产地分布

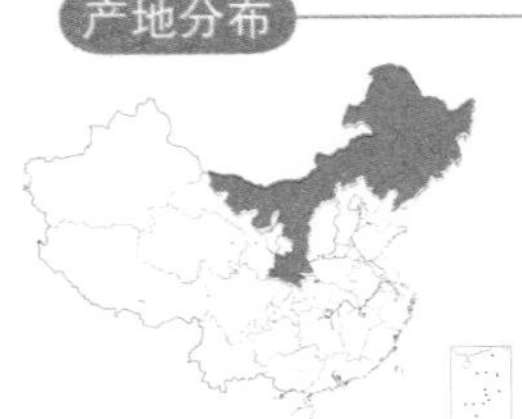

主产地：主要分布在辽宁、吉林、黑龙江、内蒙古、陕西等地区。

成熟周期

1 2 3 4 5 6

7 8 9 10 11 12

成熟期：9~10月

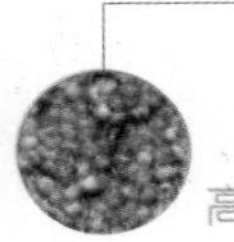

高粱果实

性温，味甘、涩，无毒；主温中，涩肠胃，止霍乱。

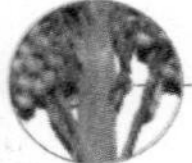

高粱根

性温，味甘、苦，无毒；煮成汁服用，利小便，止咳喘。

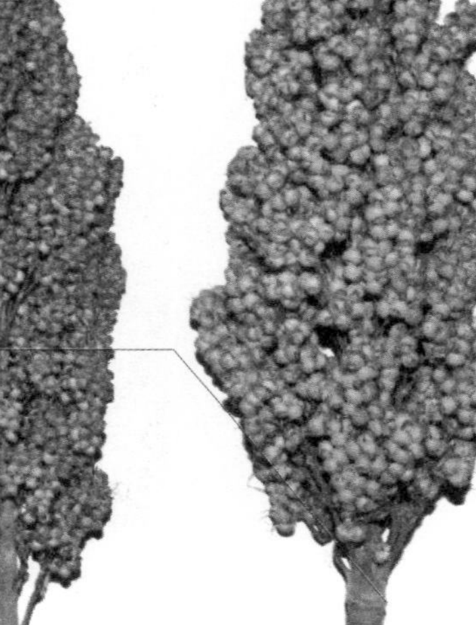

贮存和清洗小窍门

高粱适宜放置在阴凉、通风、干燥处保存，一般放在密闭的坛子、罐子中比较好，可以保存更长的时间。清洗高粱时要注意，淘洗1～2次，无悬浮杂质即可。切忌清洗次数过多，以免造成营养成分的大量流失。

药典精要

李时珍说：蜀黍春季播种，秋季收获。茎秆高一丈多，像芦苇但中间是实心的。叶也像芦苇，黍穗大如扫帚，颗粒大如花椒，为红黑色。米质地坚实，为黄赤色。蜀黍有两种，有黏性的可以和糯米酿酒作饵，没有黏性的可以做糕煮粥。

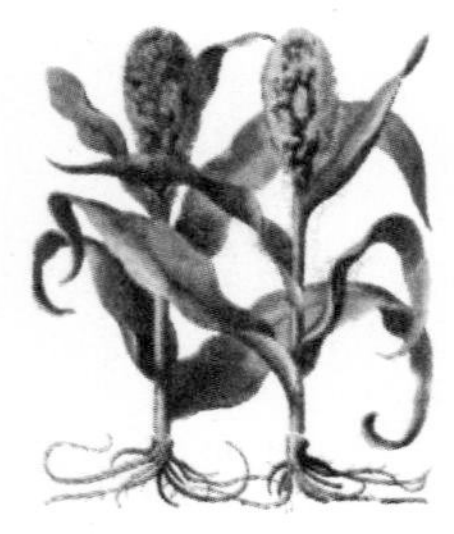

挑选妙招 优质的高粱米呈现乳白色，颗粒饱满且完整，富有光泽，大小均匀一致，无虫害、无杂质的为好。优质的高粱米具有高粱的固有气味，没有其他异味、霉味等。取少量高粱米咀嚼，优质高粱米的滋味微甜，劣质的高粱米则会有涩味、苦味、辛辣味等其他味道。如需优质的高粱米，可到大型超市进行购买。

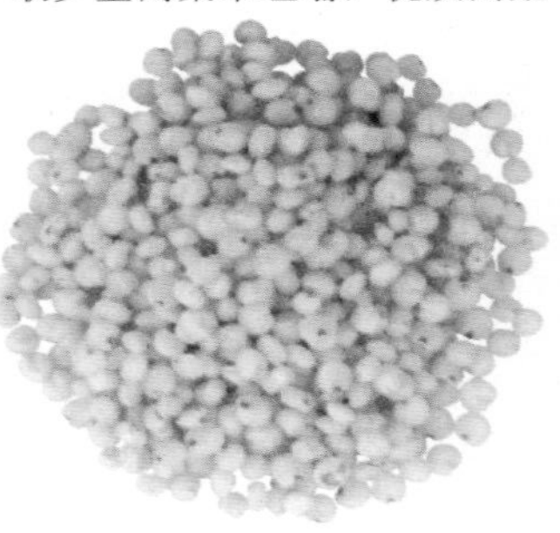

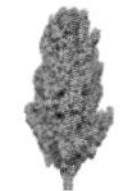

实用偏方

「急性细菌性痢疾」：苦参18克，高粱根30克，水煎分3次服用。

「小儿腹泻、大便溏稀」：红高粱50克，大枣10枚。大枣把核炒焦，高粱炒黄，共研细末，2岁小孩每次服10克，3~6岁小孩，每次服15克，一日服2次。

「消化不良」：高粱米50克，冰糖适量，将高粱煮粥，快熟时加入冰糖煮化，温服即可。

「脾虚湿盛」：高粱30克、薏米及车前子各15克，加水煎服。

营养解码

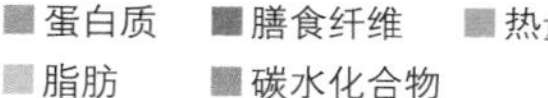

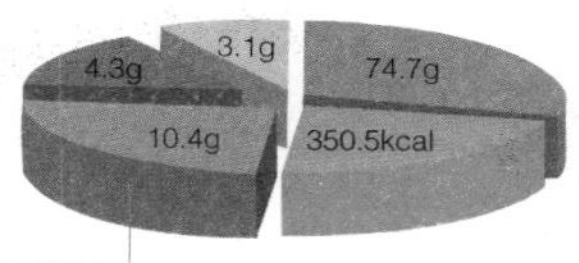

每100克高粱的营养成分

单位：g=克　kcal=千卡

高粱蛋白质中赖氨酸含量低，且烟酸含量也不如玉米，但却能为人体所吸收。因此高粱适宜和其他谷物搭配食用，以起到均衡营养的作用。

膳食专家指南

高粱米因具有较好的保健功效，适宜脾胃气虚、大便溏稀、肺结核等患者食用，对小儿消化不良也有很好的疗效。但是糖尿病患者应禁食高粱，因高粱有收敛固脱的作用会使糖尿病患者病情加重，所以该病患者需禁食高粱米。大便燥结以及便秘者应少食或不食高粱。食用高粱米时一定要注意煮烂，否则对胃肠消化不好。

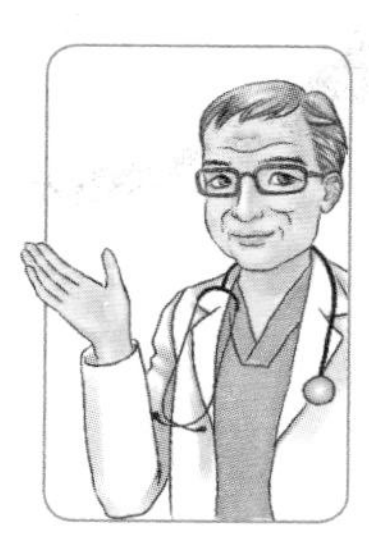

保健疗效驿站

「和胃健脾，充饥养身」：高粱米具有消积温中、固涩肠胃、防治霍乱等功效，最好将高粱米和其他谷物混合搭配着吃，这样可以均衡不同种类的氨基酸，增加营养功效。

「预防癞皮病」：高粱蛋白质中赖氨酸含量较低，属于半完全蛋白质。高粱中的烟酸含量也不如玉米高，但却能为人体所吸收，因此，经常食用高粱米可以预防『癞皮病』的发生。

「收敛固脱」：高粱中的单宁含量随着种皮颜色的加深而增多，单宁有收敛固脱的作用，因此，患有慢性腹泻的病人常食高粱米粥，能取得明显的食疗效果。

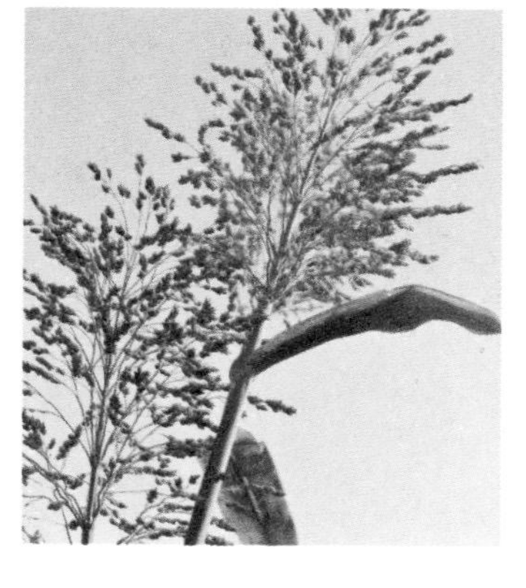

饮食搭配

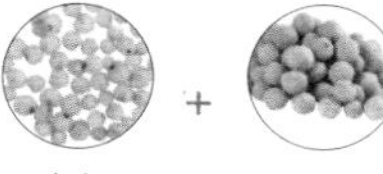

高粱 + 红糖 + 糯米 ✓ ▶ 具有除湿止痢、健脾养胃的功效。

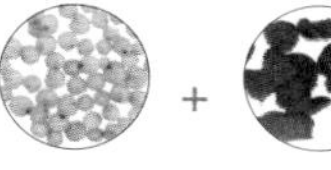

高粱 + 桂圆 ✓ ▶ 具有清热润肺、滋养皮肤、助消化的作用。

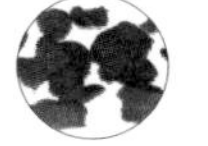

高粱 + 附子 ✕ ▶ 会产生恶心、呕吐等不良反应，不利于身体健康。

高粱制酒典故

中国制酒历史源远流长，品种繁多，名酒荟萃，享誉中外。传说，发明酒的人，名叫杜康。他当长工时，有一次偶然把高粱米饭放在树洞中，时间久了，发酵成了酒。所以开始名叫『久』，后来才有『酒』字，增加『酒』的历史典故。如今的茅台酒、汾酒等名酒，大都是以高粱为原料的。

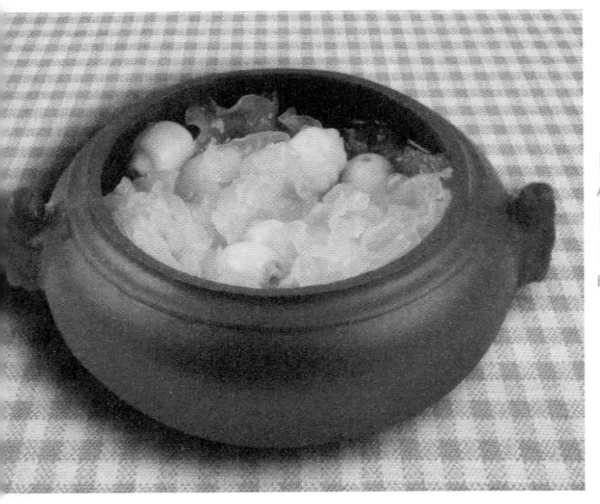

高粱莲子米粥 传统

「原料」：

A
高粱米 90克
莲子 60克

B
红枣适量
银耳适量

「制法」：

1. 将高粱米清洗干净，浸泡4小时左右，银耳泡发洗净，莲子洗净，红枣泡发洗净去核备用。
2. 水开后，将泡好的高粱米下锅煮至熟透。
3. 将煮熟的高粱米与银耳、红枣、莲子等一起煮粥直到熟烂，即可食用。

脆香高粱饼 新式

「原料」：

A
小麦面粉100克
高粱粉80克
鸡蛋1个

B
葵花子仁适量
奶油适量

「制法」：

1. 将面粉和奶油混合在一起，打入鸡蛋液备用。
2. 加入高粱面和葵花子仁，搅拌均匀，加少许水，和成面团备用。
3. 将面团做成圆饼形坯子，放入烤箱烘烤20分钟，即可食用。

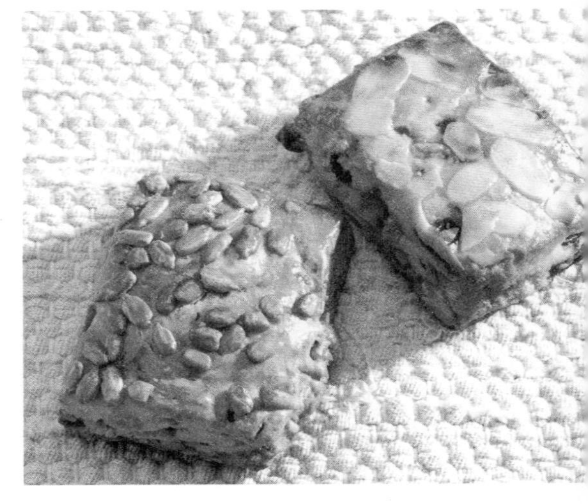

奶香高粱面包 新式

「原料」：

A
高粱粉250克
高筋面粉500克
鸡蛋1个
牛奶300克

B
奶粉适量
酵母适量
黄油适量

「制法」：

1. 将除黄油外的材料全部混合，备用。将面团揉光滑后再加入黄油继续揉到不粘手为止。
2. 将面团分成每个50克的坯子，搓圆发酵30分钟左右。
3. 将发酵好的面包放到烤箱中层，以170℃温度烘烤20分钟左右，出炉后表面刷蜂蜜或是牛奶即可。

薏米

Coix Seed

健脾化湿

补肺抗癌

薏米又称薏苡仁、苡米、薏仁，是禾本科草本植物薏苡的种子，是常用的中药，又是普遍、常吃的食物。在我国大部分地区均有种植。薏米含有丰富的蛋白质、氨基酸，可促进新陈代谢。同时，它还富含能促进三大营养素新陈代谢的B族维生素，不会使胆固醇含量增高，可安心食用。

别　名：	薏仁、薏苡仁、六谷米、苡米、苡仁
性　味：	性凉、味甘
籍　贯：	亚洲东南部热带、亚热带地区
主　治：	腹泻、血痢、无名毒疮、丹毒、盗汗、多汗
适宜人群：	脚气病、水肿、关节炎患者及胃癌患者

产地分布

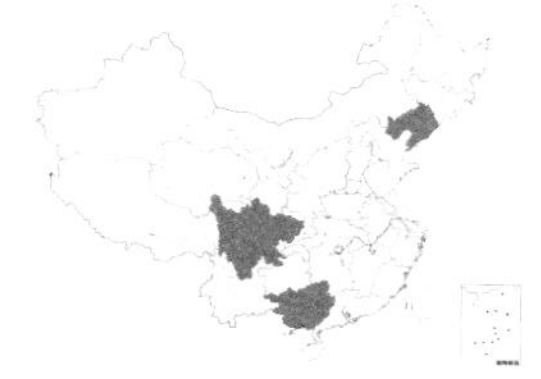

主产地：主要产区分布在辽宁、四川、广西等地区。

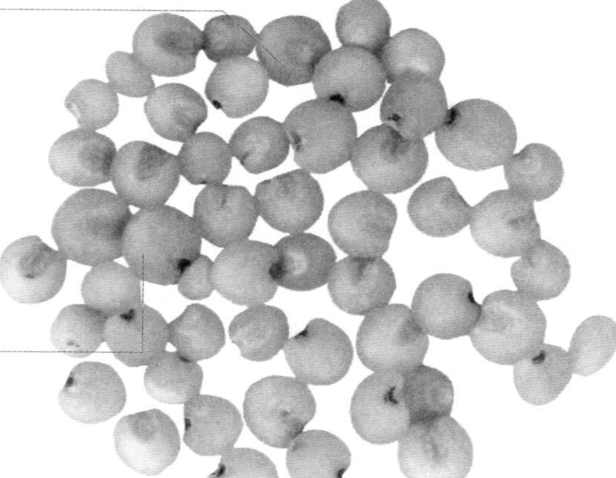

薏米

性微寒，味甘，无毒；主治筋急拘挛、不能屈伸，风湿久痹，可降气。

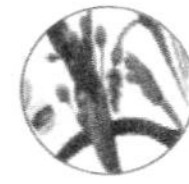

薏米叶

性温，味甘，无毒；煎水饮，味道清香，益中空膈。

成熟周期

1 2 3 4 5 6

7 8 9 10 11 12

成熟期：9~10月

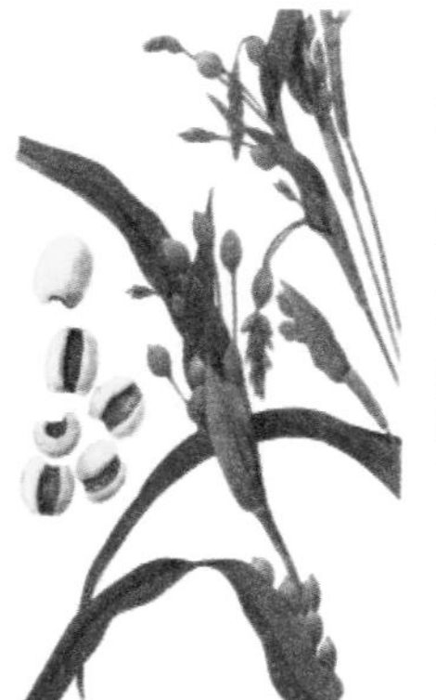

药典精要

李时珍说：薏苡二三月间老根生苗，叶子像初生的芭茅。五六月间抽出茎秆，开花结实。薏苡有两种，一种粘牙，实尖而壳薄，是薏苡。其米白色像糯米，可以用来煮粥、做饭及磨成面食用，也可以和米一起酿酒。

挑选妙招 挑选薏米时，要选择粒大完整、结实，杂质及粉屑少，且带有清新气息者，有黑点的则为次品。优质的薏米没有霉味等其他异味。取少量薏米品尝，优质的薏米滋味微甜，劣质的薏米则会有涩味、苦味、辛辣味等其他味道。

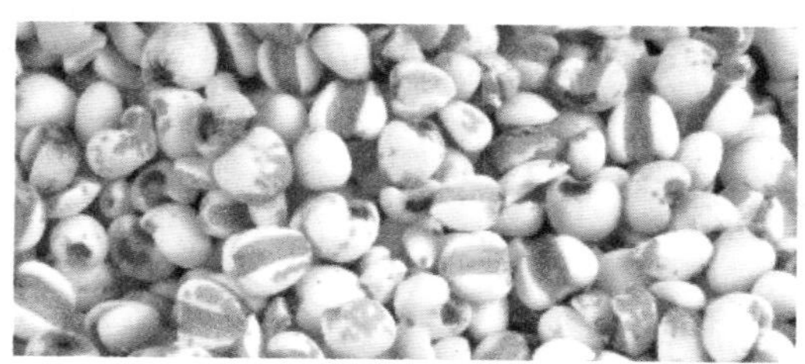

实用偏方

「抑制肿瘤」：薏米、菱角、半枝莲各30克，加水煎汤，日服2次，连服数周。

「水肿喘急」：郁李仁60克，研细，用水滤取药汁；薏米200克，用郁李仁汁煮粥，分两次食用。

「肺痿咳吐脓血」：薏米、山药各60克，捣为粗末，加水煮至烂熟，再将柿饼25克切碎，调入溶化，随意食用。

「风湿脾痛、筋脉拘挛」：薏米、粳米各30克，共煮粥，空腹食用，一日1次。

「脚气病」：薏米20克、红豆20克、黄豆20克，熬成汤汁，泡脚。

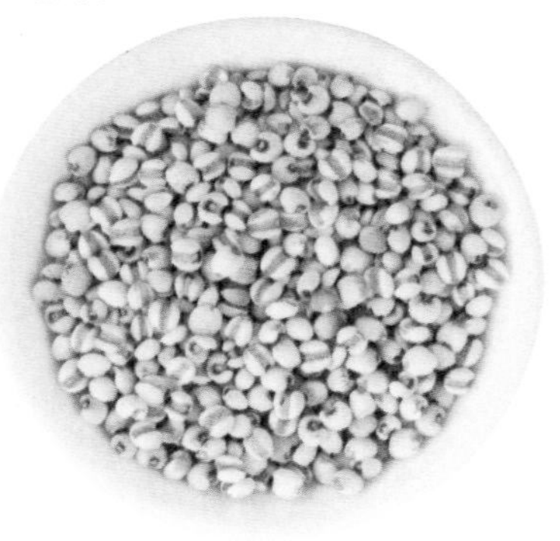

营养解码

■蛋白质 ■膳食纤维 ■热量
■脂肪 ■碳水化合物

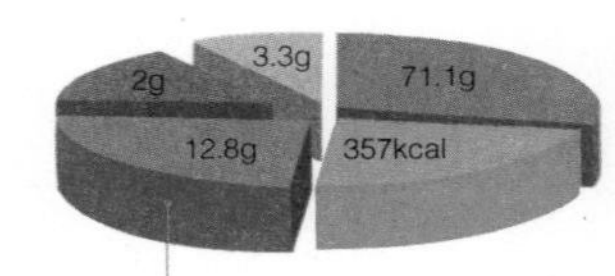

每100克薏米的营养成分

单位：g=克 kcal=千卡

薏米富含优质的蛋白质，具有消除斑点、白皙肌肤、抗衰老的作用，若长期食用薏米，还可以达到滋润肌肤的功效。

膳食专家指南

薏米一般人群均可食用，尤其适宜各种癌症患者和患有关节炎、急慢性肾炎、水肿、癌性腹水、面浮肢肿的人食用。薏米还具有显著的美容功效，也适宜爱美人士食用，如有粉刺、雀斑者均可食用。但由于薏米化湿滑利的功效显著，因此遗精、遗尿患者以及孕妇不宜食用，并且汗少、便秘者也不宜食用。

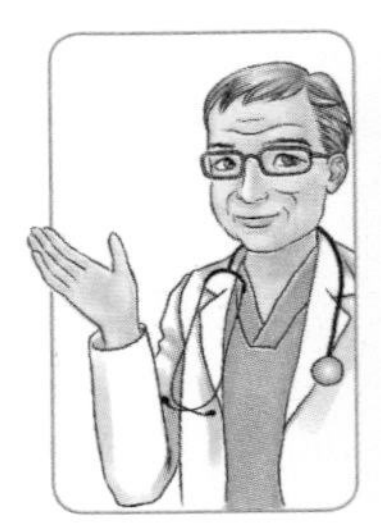

保健疗效驿站

「镇痛消炎」：薏米含有丰富的蛋白质及各种氨基酸，能促进体内水分代谢，具有消炎、镇痛作用，因此能缓解梅雨季节易患的风湿症和关节炎。

「润肤祛斑」：薏米还含有薏苡素，可以抑制横纹肌生长，经常食用可以使人体皮肤保持光泽细腻，消除粉刺、雀斑、妊娠斑、老年斑等，是天然的养颜去皱佳品。

「防癌抗癌」：薏米中蕴涵的薏苡仁酯，对人体不仅有滋补的效果，而且还有一定的抗癌作用，能有效抑制艾氏腹水癌细胞，对胃癌及子宫颈癌有很好的防治效果。

薏米美容小妙方

薏仁粉、鸡蛋、蜂蜜，将它们以一定的比例混合，加入适当的水，搅拌均匀，可以直接将材料均匀涂抹于面部，然后盖上面膜纸，大约敷上十五至二十分钟后用水清洗。也可以用水、纯牛奶、酸奶等材料调和。

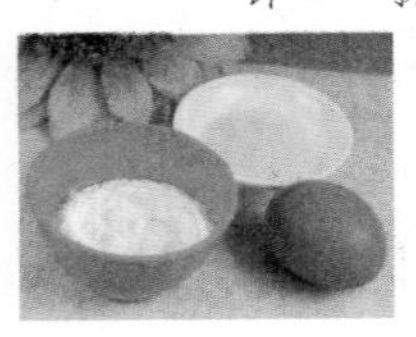

饮食搭配

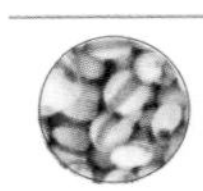

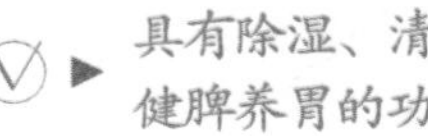

薏米 + 百合 + 山药 → 具有除湿、清热解毒、健脾养胃的功效。

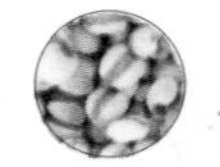
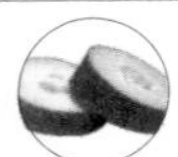

薏米 + 冬瓜 → 具有清热润肺、降脂降糖的良好功效。

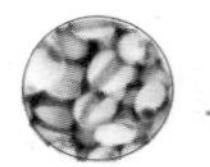

薏米 + 扁豆 → 具有健脾祛湿、通利小便、清热解毒的功效。

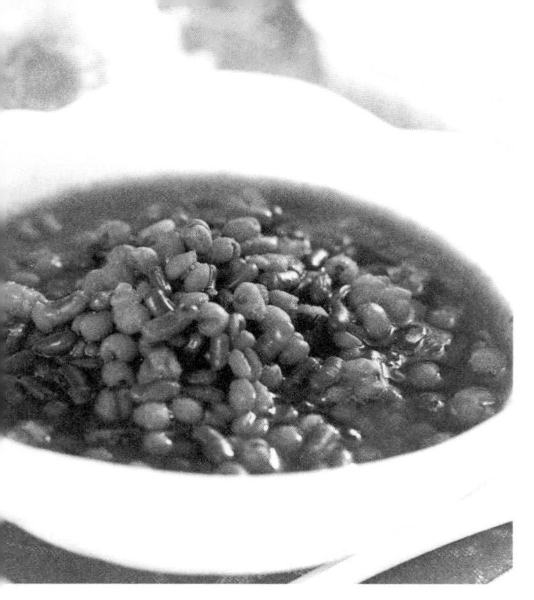

赤豆薏米粥 传统

「原料」：

A
赤豆100克
薏米100克

B
白糖适量
水适量

「制法」：

1．将赤豆和薏米分别洗净，同放在清水中浸泡半天。

2．将赤豆和薏米放入锅中；放入清水500毫升，用文火煮烂。

3．可按照个人喜好，加入适量白糖，将白糖与粥搅拌均匀即可食用。

薏米莲子排骨汤

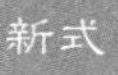

「原料」：

A
排骨100克
薏米100克
莲子50克

B
盐适量
姜片适量
鸡精适量

「制法」：

1．排骨事先焯水，去除杂物；薏米洗净浸泡两小时以上；莲子用水清洗稍微泡下备用。

2．将以上材料一起放入炖盅里，加上一小块姜片，隔水炖1.5小时。

3．加入少许盐、鸡精即可食用。

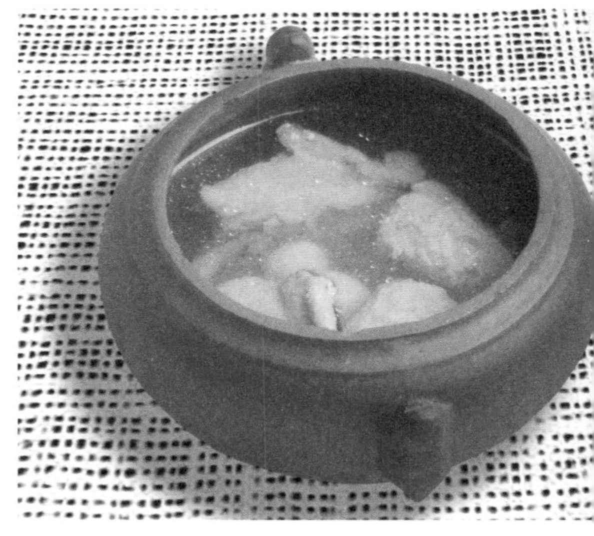

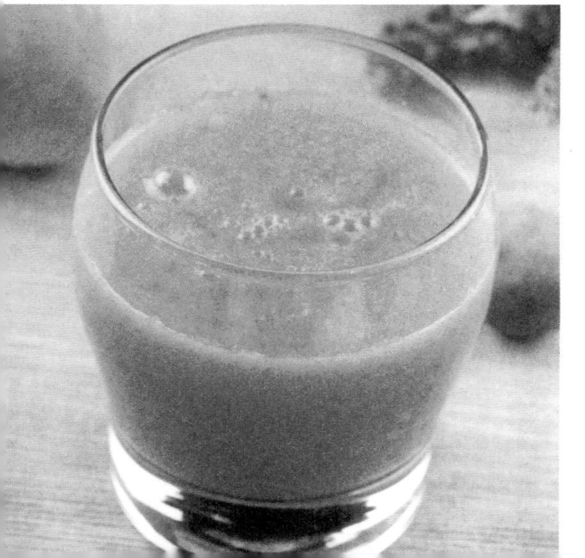

芒果薏米捞

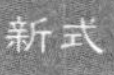

「原料」：

A
芒果2个
薏米100克

B
冰糖适量
水适量

「制法」：

1．薏米用水浸泡30分钟，沥干备用。

2．将3杯水放入煲中煮沸，放入薏米，煲熟。

3．芒果去皮，取肉，放入搅拌机，加入1杯水，打成芒果蓉，备用。

4．将2杯水注入煲中，猛火煮滚，改用慢火，放入煮好的薏米和芒果蓉，加入冰糖即可食用。

糯米

Glutinous rice

和中益气 暖胃止泻

糯米为禾本科植物糯稻的种仁，在中国南方称为糯米，而北方则称其为江米，是人们普遍食用的粮食之一。由其制作成的风味小吃深受人们的欢迎。糯米制成的酒，还可用于滋补健身和治病，饮用后有壮气提神、美容益寿、舒筋活血的功效。

别　名：粘稻、江米、术米、元米

性　味：性温、味甘

籍　贯：中国

主　治：脾胃虚弱、气虚自汗、腹泻

适宜人群：腹泻者、脾胃虚寒者

产地分布

主产地：主要分布在长江以南及东北地区等。

成熟周期

成熟期：7~9月

糯米秆

性热，味辛、甘，无毒；主治黄疸。

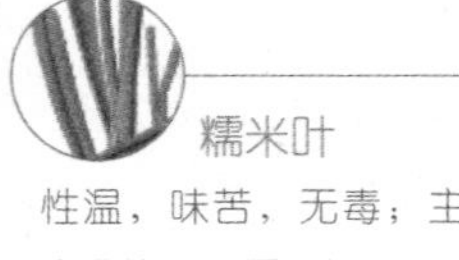

糯米叶

性温，味苦，无毒；主治多热，大便干结。

储存和清洗窍门

糯米适宜放置在阴凉、通风、干燥处保存，一般放在密闭的坛子、罐子中比较好，可以保存更长的时间。清洗糯米时要注意，淘洗1～2次，无悬浮杂质即可，切忌清洗次数过多，以免造成营养成分的大量流失。

药典精要

李时珍说：糯稻，南方水田多有种植。其性黏，可以酿酒，可以做糍粑，可以蒸糕，可煮粥，也可炒着吃。它的种类也有很多，谷壳有红、白两种颜色，有的有毛，有的无毛。米也有红、白两种颜色。红糯米酿酒，酒多糟少；白糯米粒白如霜，长三四分。

挑选妙招 糯米以米粒较大、颗粒均匀、颜色白皙、有米香、无杂质的为好。若米粒发黑、有杂质则为次品。优质的糯米没有其他异味。取少量糯米品尝，糯米滋味微甜，劣质的糯米则会有涩味、苦味等其他味道。有需要时最好到商品流动率较大的超市进行购买。

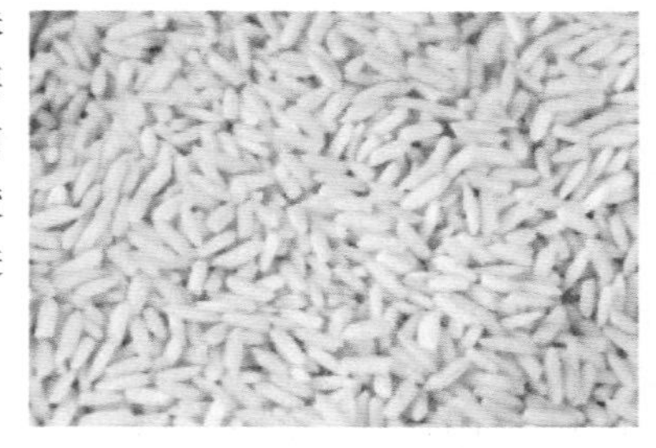

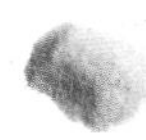

实用偏方

「气虚自汗」：糯米、小麦麸等量，同炒，研细末，每次服用9克，米汤送服，或煮猪肉共食。

「百日咳」：陈年（2～5年）糯稻根60克，水煎去渣，加入冰糖3克服食。

「产后或病后体虚」：糯米酒适量、鸡肉200～500克，蒸熟食用。

「心悸失眠」：糯米250克、党参10克、红枣60克，党参、红枣煮30分钟后捞去党参，糯米蒸熟后淋上汤汁和白糖。

营养解码

蛋白质　膳食纤维　热量
脂肪　碳水化合物

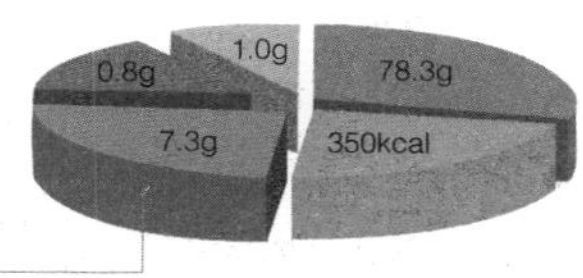

每100克糯米的营养成分

单位：g=克　kcal=千卡

糯米中富含蛋白质，为温补强壮品。具有滋补气血、健脾暖胃、止汗止渴等作用。适用于脾胃虚寒所致的反胃和气虚引起的汗虚、气短无力等症。

膳食专家指南

糯米一般人群都能食用，但其性黏滞，难以消化，不宜一次食用过多，尤其老人、小孩或病人更应慎用。糯米年糕无论甜或咸，其碳水化合物和钠的含量都很高，体重过重、患有糖尿病或其他慢性病如肾脏病、高血脂的人要谨慎食用。

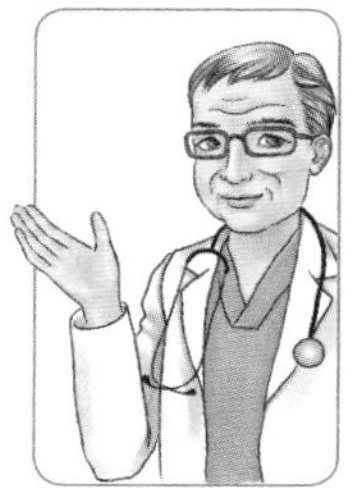

保健疗效驿站

「滋补脾胃」：糯米为禾本科植物糯稻的种仁，是一种温和的补品，它含有钙、磷、铁、蛋白质、脂肪、糖类等，有补益中气、暖脾胃、止腹泻的作用，对脾胃气虚、腹泻、体质虚弱者最为适宜，主要适用于脾胃虚寒所致的反胃、食欲下降、泄泻和气虚引起的汗虚、气短无力、妊娠腹坠胀等症。

「提神益寿」：用糯米、杜仲、黄芪、杞子、当归等酿成『杜仲糯米酒』，饮用后有壮气提神、舒筋活血、美容益寿的功效。

「预防疾病」：糯米不但可配药物酿酒，而且可以和果品同酿，如『刺梨糯米酒』，常饮能预防心血管疾病和癌症。

「止泻益气」：糯米富含B族维生素，能温暖脾胃、补益中气，对脾胃虚寒、食欲不佳、腹胀腹泻可起到一定的缓解作用。

饮食搭配

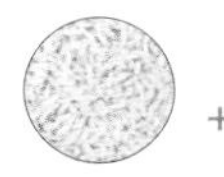

糯米 + 莲子：具有解暑清热、开胃健脾的功效。

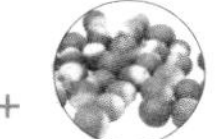

糯米 + 红枣 + 芡实：具有滋补元气，促进血液循环的良好功效。

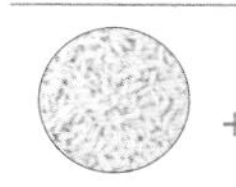

糯米 + 鸭肉：具有益肾壮阳、止咳化痰等功效。

著名的项山糯米

毛泽东在《寻乌调查》中曾写到『三标的货，项山的糯』，项山糯是糯中精品，米香质软、滑润带黏。它曾是清代贡品，农民喜用此糯制作年糕、美酒等，特别是用其酿制的米酒香甜醇厚，当地酒厂用项山糯米生产的糯米酒曾名噪一时。

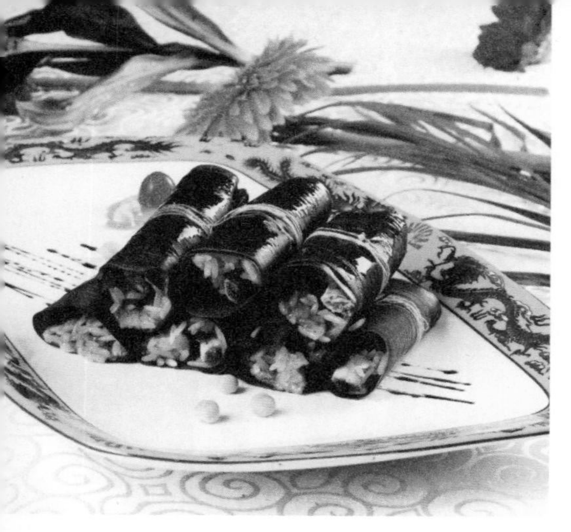

粽香糯米排骨 传统

「原料」：

A
糯米300克
排骨100克
赤豆50克

B
粽叶适量
生抽适量
水适量

「制法」：

1．糯米洗净，用水泡上半小时。
2．赤豆和排骨洗净，排骨用生抽腌半小时备用。
3．将糯米、排骨、赤豆拌匀装在盘子里。
4．高压锅开火上汽后蒸30分钟，包上粽叶装盘即可。

果味江米饼 新式

「原料」：

A
糯米粉200克
细玉米面50克
芝麻50克

B
水果罐头
白糖适量

「制法」：

1．将糯米面、细玉米面、适量白糖和成面团。
2．将面团做成圆饼坯子后在两面蘸点芝麻，入平锅两面煎熟即可。
3．在糯米芝麻饼上放水果罐头即可。

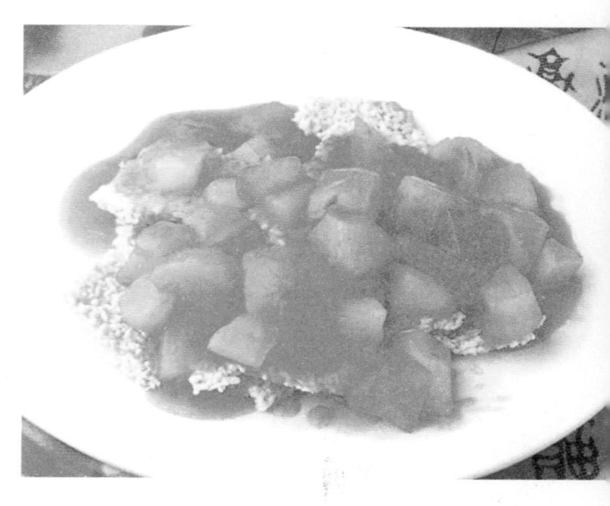

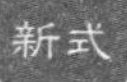

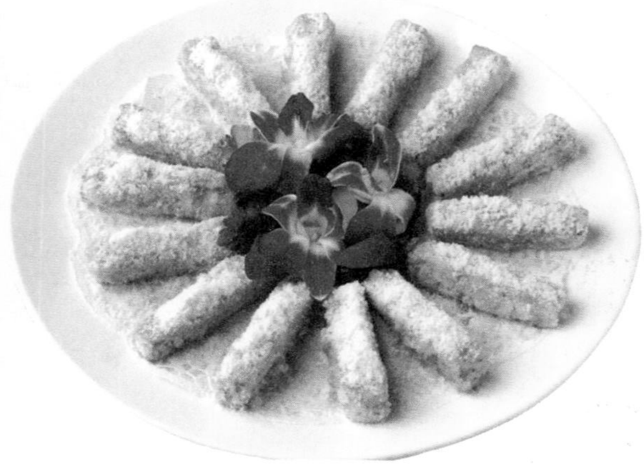

甜香江米条 新式

「原料」：

A
糯米粉500克

B
麦芽糖适量
水适量

「制法」：

1．将麦芽糖倒入水中混合，倒入锅中烧开。
2．糖水沸腾后，倒入糯米粉，搅拌均匀。
3．将面团擀成厚片，切成约1厘米宽的长条，分别搓成小圆棍再切成小段。
4．凉油下锅，炸至面条呈金黄色即可食用。

玉米

Corn

健脾开胃

益肺宁心

玉米是禾本科草本植物，十分耐干旱，即使贫瘠的土地也可种植，因此世界各地均视其为救荒的农作物而广为培育，是世界总产量最高的粮食作物。玉米中富含蛋白质，虽然缺少赖氨酸、色氨酸，但是蛋白质的含量却优于小麦和大米。因此，具有增强体力、强化肝脏功能的作用。

别　名：苞谷、棒子、玉蜀黍

性　味：性平，味甘、淡

籍　贯：墨西哥

主　治：水肿、胆囊炎、高血压、糖尿病

适宜人群：脂肪肝、便秘、营养不良者

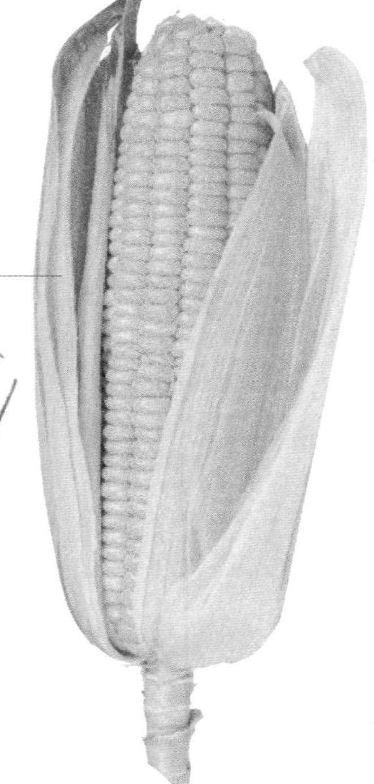

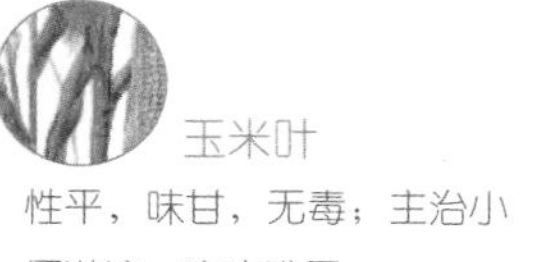

玉米叶

性平，味甘，无毒；主治小便淋漓，疼痛难忍。

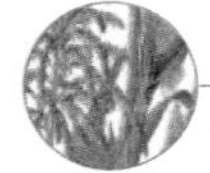

玉米须

性平，味甘，无毒；可消肿止血。

产地分布

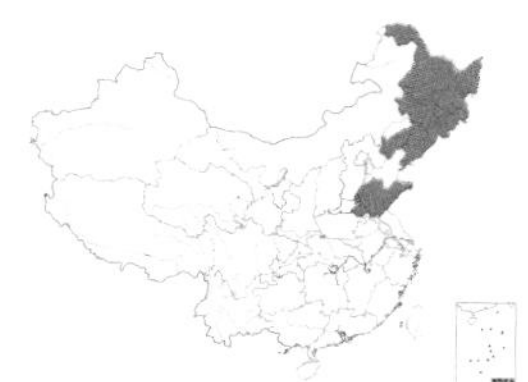

主产地：主要分布在北方和山东等地区。

成熟周期

1 2 3 4 5 6

7 8 9 10 11 12

成熟期：7~9月

药典精要

李时珍说：玉蜀黍始种于西部地区。它的苗和叶都像蜀黍，但粗壮、矮些，也像薏苡。它的苗高三四尺，六七月份开花成穗，像秕麦。苗心长出一个小苞，形状如同棕鱼，苞上生有白须缕缕，成熟后苞裂开，可见颗粒聚集在一块。颗粒大小像粽子，为黄白色，可以用油炸炒着吃。炒爆成白花，就像炒糯谷的样子。

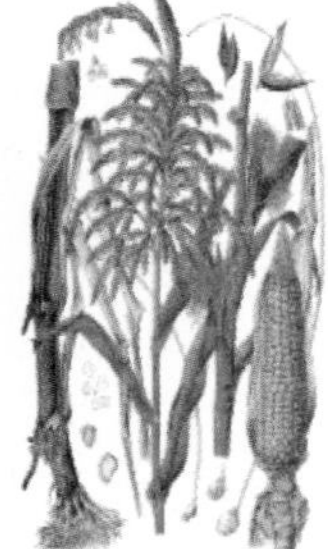

挑选妙招 购买生的玉米时，尽量选择新鲜的玉米，少选择冷冻的玉米。嫩的玉米水分很多，老的玉米淀粉多，可以根据个人口味挑选。玉米面没有等级之分，只有粗细之别。优质的玉米面呈淡黄色，无酸、霉等异味，选购散装玉米面时用手握紧成团，久而不散的玉米面含水分较多，不易储存。想购买新鲜的玉米面时，最好选择商品流动率较大的商店购买。

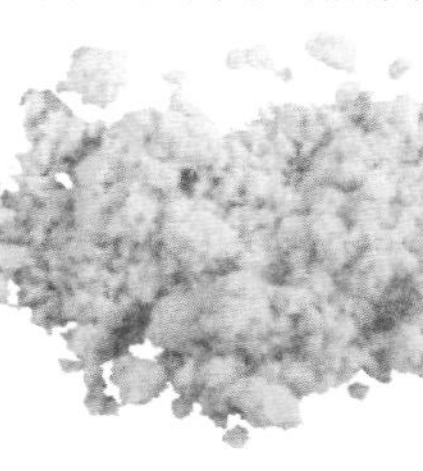

实用偏方

「鼻血」：玉米须30克、栀子9克，水煎服，每日1剂，分早晚两次服用。

「水肿」：玉米须30克、陈皮9克，每日1剂，分早晚两次服用。

「湿热，小便不利」：玉米须25克、瓠瓜15克、西瓜皮15克、冬瓜皮8克，三者共煮，分2~3次服用。

「咳嗽」：玉米30克、玉米须15克，加水适量，煎汤代茶饮。

「食欲不振」：玉米30克、刺梨15克，加水煎汤服用。

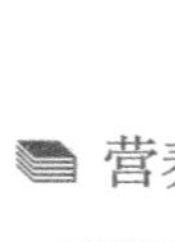

营养解码

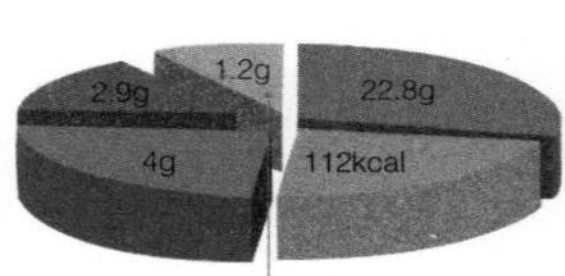

每100克玉米的营养成分

单位：g=克 kcal=千卡

玉米富含多种不饱和脂肪酸，是一种胆固醇吸收的抑制剂，对降低血浆胆固醇和预防冠心病有一定作用。

膳食专家指南

一般人群皆可食用，尤适宜脾胃气虚、气血不足、营养不良的人食用，适宜习惯性便秘之人食用，适宜慢性肾炎水肿者食用。且玉米中富含维生素B_6和烟酸等成分，具有刺激肠胃蠕动，加速排泄的特性，适宜便秘、肠炎、肠癌等患者食用。特别需要注意的是玉米发霉后能产生致癌物，所以发霉玉米绝对不能食用。

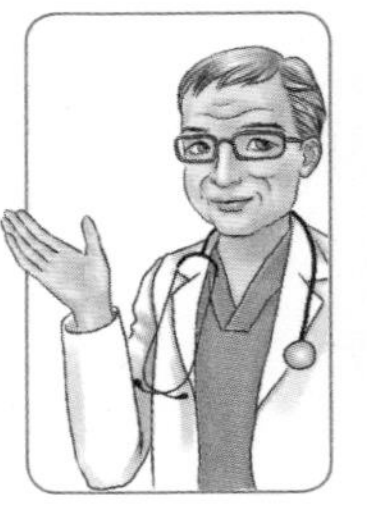

保健疗效驿站

「增强体力」：玉米中富含蛋白质，虽然未含有蛋白质所必需的全部氨基酸，缺少了赖氨酸、色氨酸，但是蛋白质的含量却优于小麦和大米。因此，具有增强体力、强化肝脏功能的作用。

「预防疾病」：玉米含有微量的镁、锌和铁。镁是维持肌肉和神经正常运作所不可欠缺的营养素，铁能预防贫血，锌则能防治味觉障碍。玉米中也富含B族维生素，具有消除疲劳、强化肝功能、预防便秘、治疗胃溃疡和胆结石的功效。

「强健骨骼」：玉米之所以拥有特殊风味，是因为其含有一种属于无机物的硅酸，这种硅酸对强健骨骼、降低胆固醇有一定的效果。

贮存窍门

新鲜的玉米如果一次吃不完，可以放在保鲜袋里，然后放在冰箱的冷冻室内保存，拿出来不需要解冻，直接放入水中煮食即可。熟玉米可以放在保鲜袋或者保鲜盒里再放入冰箱进行保存。

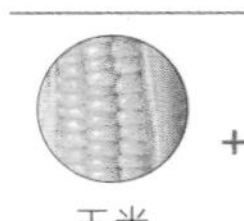

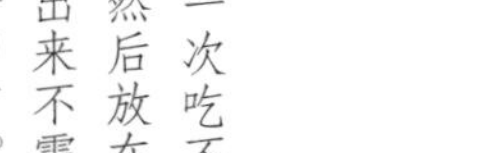

饮食搭配

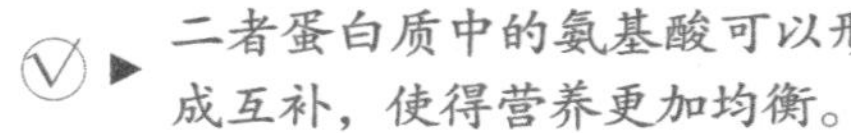

玉米 + 黄豆 ✓ 二者蛋白质中的氨基酸可以形成互补，使得营养更加均衡。

玉米 + 木瓜 ✓ 具有利胆降压、助消化、抗癌、防衰老的良好功效。

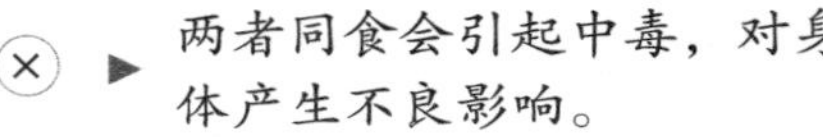

玉米 + 田螺 ✕ 两者同食会引起中毒，对身体产生不良影响。

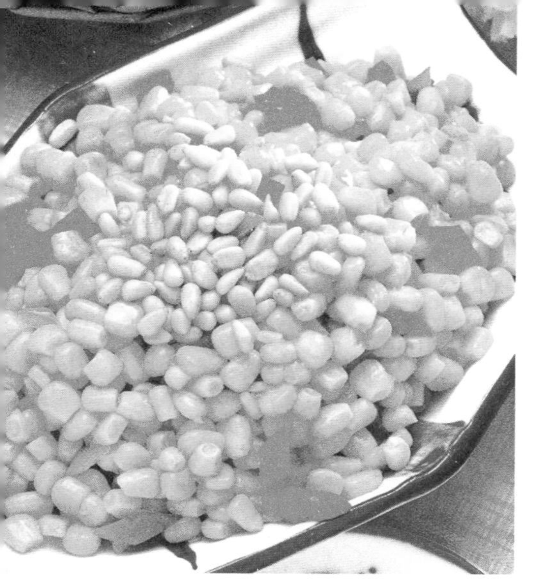

松仁玉米 传统

「原料」：

A
- 玉米粒200克
- 松仁20克
- 青椒15克
- 红椒15克

B
- 盐适量
- 鸡精适量
- 水适量

「制法」：

1. 将青椒、红椒洗净，切成粒状。
2. 热锅后，放入松仁炒香后即可盛出，注意不要在锅内停留太久。
3. 锅中加油烧热，加入青椒、红椒稍炒后，加入玉米粒，炒至入味，再加炒香的松仁和鸡精、盐等即可。

补气玉米排骨汤 新式

「原料」：

A
- 玉米适量
- 排骨250克

B
- 党参适量
- 黄芪适量
- 盐适量

「制法」：

1. 玉米洗净，剁成小块，排骨以沸水氽烫过后备用。
2. 将所有材料和药材一起放入锅内，以大火煮开后，再以小火炖煮40分钟，起锅前以少许盐调味即可。

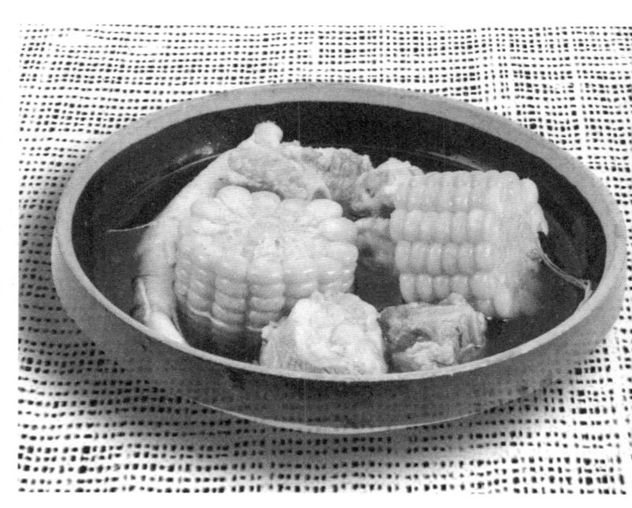

玉米饼 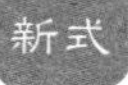

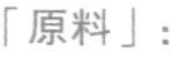

「原料」：

A
- 玉米粉500克
- 麦芽糖150克

B
- 砂糖适量
- 水适量
- 油适量

「制法」：

1. 将麦芽糖倒入水中混合，再倒入锅中烧开。
2. 糖水沸腾后，倒入玉米粉，搅拌均匀。
3. 将面团擀成厚片。
4. 凉油下锅，炸至面饼呈金黄色即可食用。

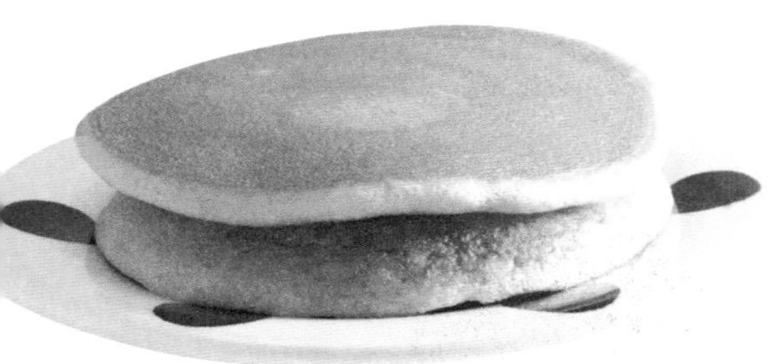

紫米

Purple rice

滋阴补肾 健脾益气

紫米是糯米中较为珍贵的一个品种，俗称『紫珍珠』。它与普通大米的区别是它的种皮有一薄层紫色物质。紫米质地细腻，紫色素溶于水，熬成的粥晶莹、透亮，食用紫米对人体有补血益气的作用。紫米特别适合孕产妇和康复病人保健食用，具有非常好的食疗效果。

别 名：	紫红糯米、血糯米
性 味：	性温、味甘
籍 贯：	中国
主 治：	体虚衰弱、贫血、动脉硬化
适宜人群：	脾胃虚弱者、缺血性贫血患者

产地分布

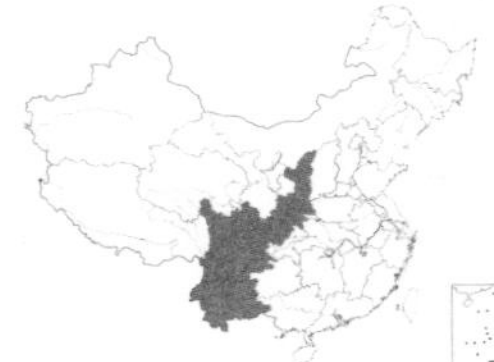

主产地：主要分布在四川、云南、陕西等地区。

紫米叶

性温，味甘，无毒；主治气血不调。

紫米根

性温，味甘，无毒；主治脾胃虚弱。

成熟周期

1 2 3 4 5 6

7 8 9 10 11 12

成熟期：7~9月

墨江紫米精品

墨江县地处北回归线，在北回归线上种植的墨江紫米历史悠久，品质甚佳，药用价值非常高。以紫米为原材料制成的紫米甜酒煮鸡蛋和红糖紫米粥是产妇的最佳滋补食品，具有补血益气、健脑明目的食疗功效。而墨江紫米以粒大饱满、黏性强，蒸制后能使断米复续，质地醇厚而得名为『接骨米』。

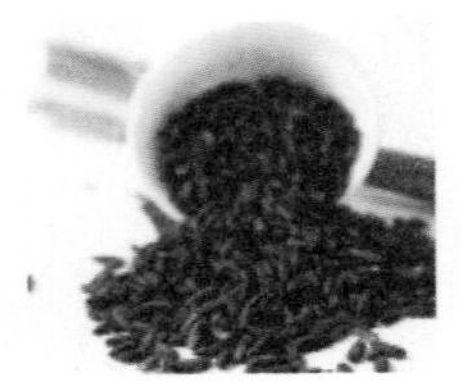

挑选妙招 优质纯正的紫米外观色泽呈紫白色或紫白色夹小紫色块，米粒细长，颗粒饱满均匀。用水洗涤水色呈黑色，用手抓取易在手指中留有紫黑色印记。指甲刮除米粒上的色块后米粒仍然呈紫白色。纯正的紫米煮好后，晶莹、透亮，有黏性，入口香甜细腻，口感好。购买紫米时，可到商品流动率较大的商店购买。

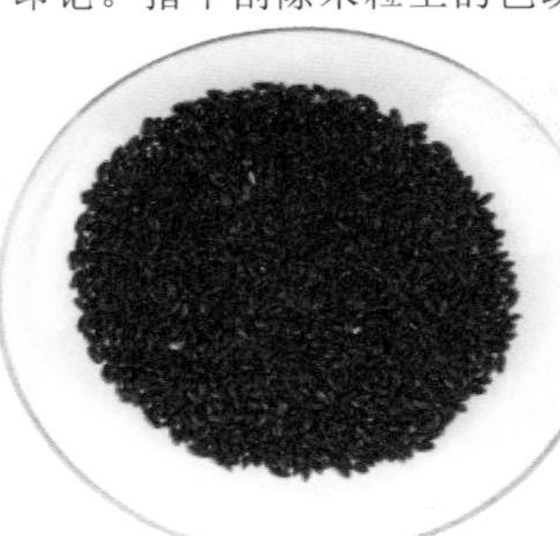

实用偏方

「月经不调」：桂圆50克、紫米100克、红枣20克，水煎服，每日1剂，分早晚两次服用。

「血气不调」：紫米100克、红糖25克，熬粥食用，每日1剂。

「体质虚弱」：紫米100克、鸭肉200克，熬汤服用，每日1次。

「面黄肌瘦」：紫米100克、乌鸡200克，加水适量熬汤，每日服用2次。

营养解码

■蛋白质 ■膳食纤维 ■热量
■脂肪 ■碳水化合物

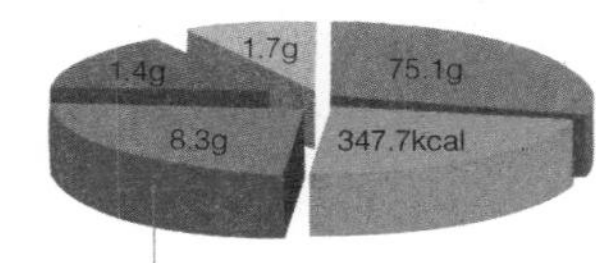

紫米中的蛋白质含量非常高，并且所含的人体必需的氨基酸种类齐全，具有良好的滋补气血、润泽肌肤的功效。

每100克紫米的营养成分

单位：[g=克 kcal=千卡]

膳食专家指南

一般人群皆可食用，尤其适宜气血不足、营养不良、贫血、皮肤干燥、面色苍白等身体虚弱的人食用。特别适合孕产妇及儿童食用。经常食用紫米对神经衰弱、失眠、头昏、暑热头疼、消化不良、恶心等症有很好的疗效。

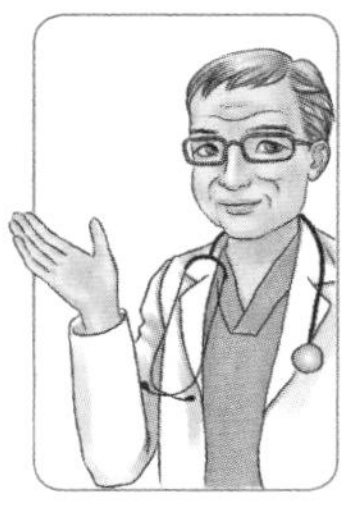

保健疗效驿站

「健肾润肝」：紫米中富含蛋白质、脂肪、赖氨酸、核黄素、硫安素、叶酸等多种维生素，具有增强体力、强化肝肾功能的作用。

「补血理中」：紫米含有铁、锌、钙、磷等人体所需微量元素，它们是维持人体正常运作所不可或缺的营养素，铁等元素能预防贫血，增强体力，补充气血。

「润肤明目」：紫米中含有的微量营养素，具有明目健肝、润肤美容的功效。

「降低胆固醇」：紫米中的膳食纤维具有降低血液中胆固醇含量的功效，有助于预防冠状动脉硬化而引起的心脏病。

储存和清洗小窍门

紫米可用塑料袋装好，放置在有盖的罐子或其他容器中，置于阴凉、通风、干燥处保存。紫米富含纯天然营养色素和色氨酸，下水清洗时会出现掉色现象，只需用清水轻轻清洗掉紫米表皮的脏物即可，切勿多次清洗，以免造成营养流失。

饮食搭配

紫米 + 乌鸡 ✓ ▶ 具有滋补气血、补血养颜的功效。

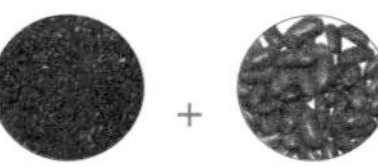

紫米 + 赤豆 ✓ ▶ 具有养心滋肾、暖胃护肝的功效。

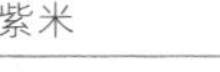

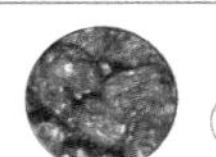

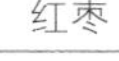

紫米 + 花生 + 红枣 ✓ ▶ 具有健脾益胃、美容润肤的功效。

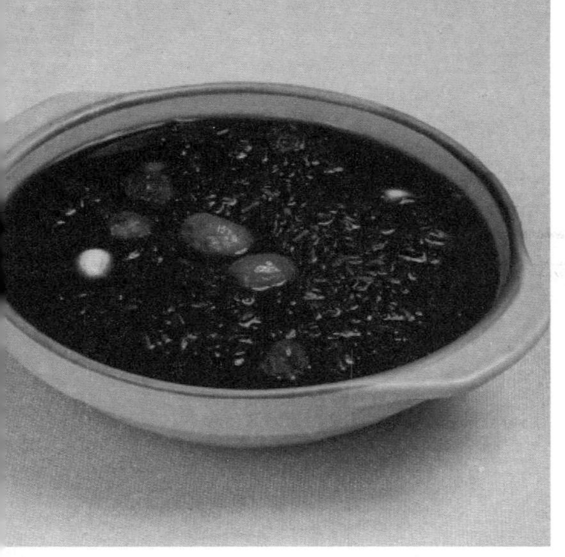

莲子紫米粥 传统

「原料」：

A
紫米100克
莲子25克
桂圆20克

B
红枣适量
白糖适量

「制法」：

1. 莲子洗净、去心，紫米洗净后以热水泡1小时。
2. 红枣洗净，泡发，待用。
3. 砂锅洗净，倒入泡发的紫米，加约4碗水量，用中火煮滚后转小火，再放进莲子、红枣、桂圆续煮40~50分钟，直至粥变黏稠，最后加入白糖调味即可。

紫米甜饭团 新式

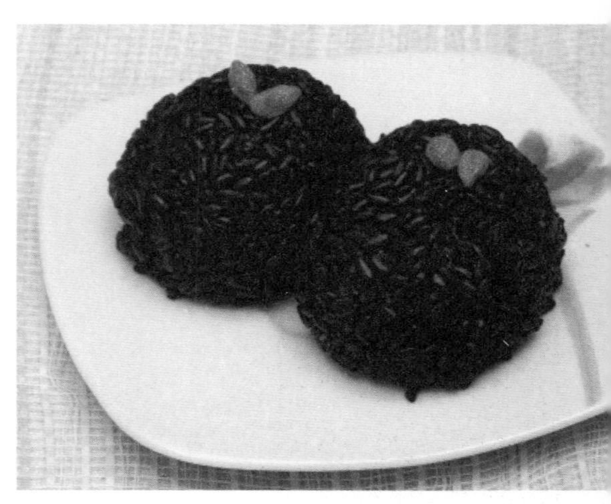

「原料」：

A
紫糯米60克
燕麦片3克
罐头玉米粒10克
素肉松10克

B
南瓜子适量
枸杞适量
赤豆适量
萝卜干适量

「制法」：

1. 紫糯米、赤豆洗净，泡水至软，待紫糯米、赤豆泡软，将紫糯米与燕麦片盛入小碗至电饭锅蒸熟。
2. 将煮熟的紫糯米平铺于耐热塑料袋上，再将赤豆、玉米粒、南瓜子、枸杞、萝卜干等与素肉松铺于紫糯米上，最后用塑胶袋将所有食材包成饭团即可。

紫米饭 新式

「原料」：

A
紫米1000克

B
葡萄干50克
冰糖 50克

「制法」：

1. 用清水将紫米洗净，放入容器内。
2. 将葡萄干洗净，放入紫米内。
3. 可按照个人喜好在紫米中加入冰糖，上笼蒸烂即可。
4. 调整紫米饭造型，可按照个人喜好，使用模具。

糙米 Brown rice

调和五脏 补中益气

糙米是指水稻脱壳后仍保留一些外层组织，如皮层、糊粉层和胚芽的米，其口感较粗，质地紧密。糙米对人体有较高的营养价值及神奇的医疗保健效用，比大米的营养更为丰富，被称为『米黄金』『大米中的胎盘』。

别　名： 活米、发芽米

性　味： 性温、味甘

籍　贯： 中国

主　治： 体虚乏力、食欲减退、润肤养颜

适宜人群： 肥胖者、糖尿病、心脑血管疾病患者

产地分布

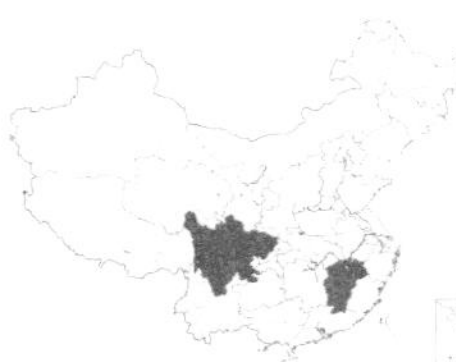

主产地：主要分布在四川、江西等地区。

成熟周期

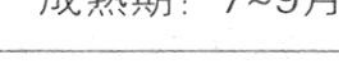

成熟期：7~9月

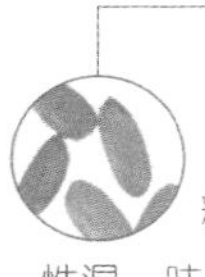

糙米

性温，味甘，无毒；主抗衰老、护心润肤。

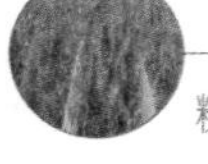

糙米芽

性平，味甘，无毒；主消烦益精、活中健脾、止泻。

储存和清洗窍门

糙米适宜放置在阴凉、通风、干燥处保存，一般放在密闭的坛子、罐子中比较好，可以保存更长的时间。糙米清洗时要注意，切忌清洗次数过多，以免造成营养成分的流失。一般来说，加入适量清水，淘洗1～2次，无悬浮杂质即可。

药典精要

《本草纲目》中记载：『谷芽』，气味甘、温，具有『快脾开胃、下气和中、消食化积』的功效，同时具有『和五脏、好颜色』的妙用。梁代的陶弘景在《名医别录》中称糙米能『益气止渴止泄』。唐代著名中药学家孟诜在《食疗本草》中说，糙米有『止痢、补中益气、坚筋骨、和血脉』之功效。

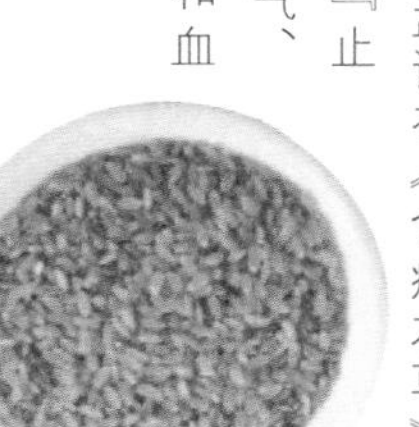

挑选妙招 优质的糙米色泽晶莹，颗粒均匀，无黄粒，且有一股米的清香，无霉烂味或其他异味。用手插入米袋摸一下，手上应无油腻、米粉。或者手捻一下，米粒不碎，这样的糙米质量较好。购买时，可到商品流动率较大的超市、商店购买。

实用偏方

「癌症」：糙米200克、海米20克、排骨少许，共同煮粥服用，每日1剂。

「便秘痔疮」：糙米100克、牛奶200克、白糖25克，熬粥食用，每日2剂，分早晚两次服用。

「皮肤粗糙暗黄」：糙米200克、红枣50克、白糖少许，熬粥服用，每日1剂。

「肥胖症」：糙米茶少许，冲水服用，每日2剂。

「美容养颜」：糙米适量，用文火慢慢熬熟后，晾凉，待粥面上出现粥皮即食用之。

营养解码

■蛋白质 ■膳食纤维 ■热量
■脂肪 ■碳水化合物

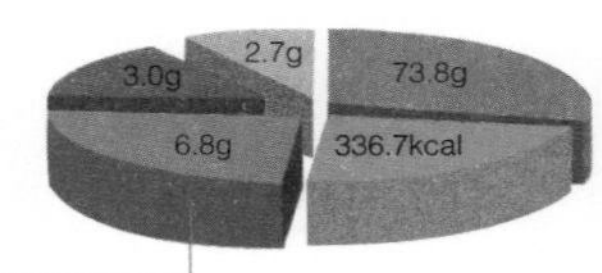

每100克糙米的营养成分

单位：［g=克 kcal=千卡］

糙米的营养价值比精米高。其米精蛋白，氨基酸的组成比较完全，且所含的必须氨基酸种类齐全，可提高人体免疫力，促进血液循环。

膳食专家指南

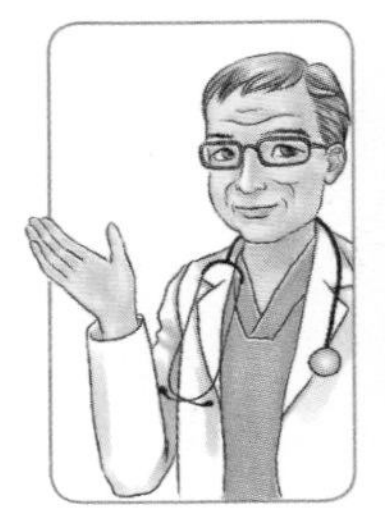

一般人群皆可食用，每餐约50克为宜。尤其适合患有软骨症、便秘、皮肤粗糙、动脉硬化、腰膝酸软等症者食用。经常食用糙米对肥胖和胃肠功能障碍等症有很好的疗效，能有效地调节体内新陈代谢、内分泌等。

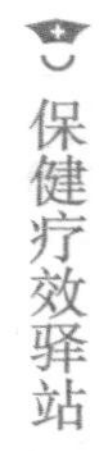

保健疗效驿站

「降糖降脂」：糙米中微量元素含量较高，有利于预防心血管疾病和贫血症。其所含有的大量膳食纤维可加速肠道蠕动，膳食纤维还能与胆汁中的胆固醇结合，促进胆固醇的排出，从而有利于降糖降脂、解毒止痛。

「提高免疫力」：糙米中的米糠和胚芽部分含有丰富的B族维生素和维生素E，能提高人体免疫功能，促进血液循环，帮助人们消除沮丧烦躁的情绪，使人充满活力。

「缓解便秘」：糙米中的膳食纤维有利于促进肠道营养吸收和视力提高，常吃糙米对缓解便秘、防治痔疮等疾病都大有益处。

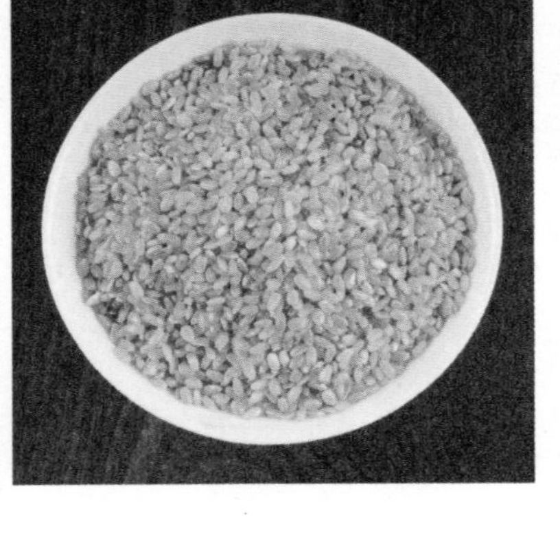

自制减肥糙米茶

准备200克糙米、1500克水。具体做法是：用没沾过油的锅，翻炒糙米而不要使之爆裂，至黄褐色时盛出，再在锅内放水并煮开，后放进炒过的糙米，马上停火，五分钟后，将糙米过滤当茶喝。

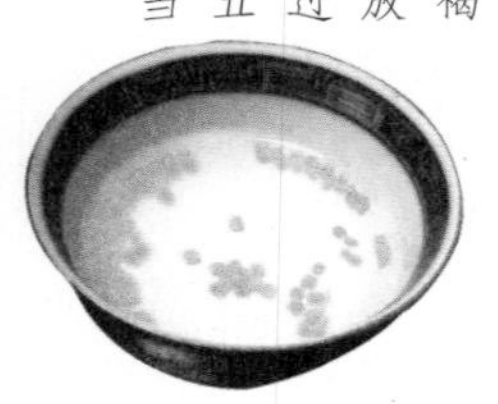

饮食搭配

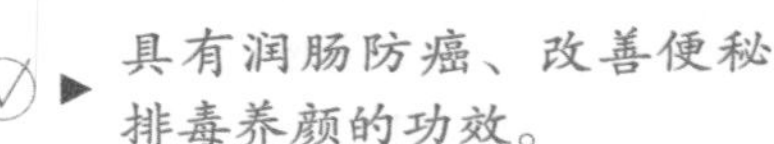

糙米 + 红薯 ▶ 具有润肠防癌、改善便秘、排毒养颜的功效。

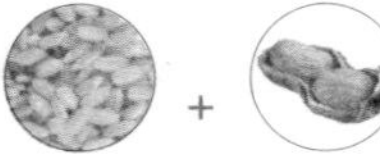

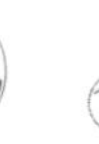

糙米 + 花生 ▶ 具有降低胆固醇、清洁肠胃、利尿止泻的功效。

糙米 + 黑芝麻 ▶ 具有润发明目、美容润肤的良好效果。

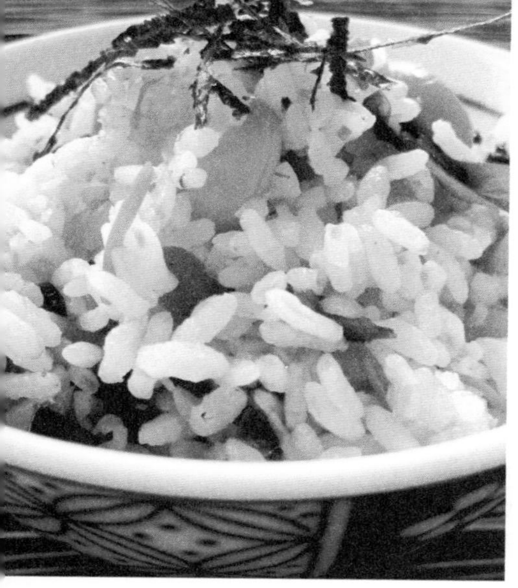

海苔糙米饭 传统

「原料」：

A
糙米200克
扁豆60克
海苔20克

B
葱适量
姜适量
蒜适量
盐适量
鸡汤适量

「制法」：

1．糙米洗净，提前浸泡3小时以上。然后将糙米放入电饭锅，加适量清水煮成糙米饭。

2．将蒸好的糙米饭用筷子搅松，扁豆洗净备用。

3．平底锅中加入少许油，放入葱、姜、蒜，倒入糙米饭翻炒，再加入少许盐和鸡汤、扁豆一起炒匀撒上海苔丝即可。

香脆糙米饼干 新式

「原料」：

A
糙米粉50克
面粉100克
泡打粉20克

B
杏仁适量
可可粉适量
鸡蛋适量
黄油适量
白糖适量

「制法」：

1．将糙米粉、面粉和泡打粉加适量的水搅拌均匀成糊状。

2．将黄油放入容器中加入适量白糖、鸡蛋、杏仁、可可粉等。

3．将两者混匀，放入饼干模具里，烘烤15~20分钟即可食用。

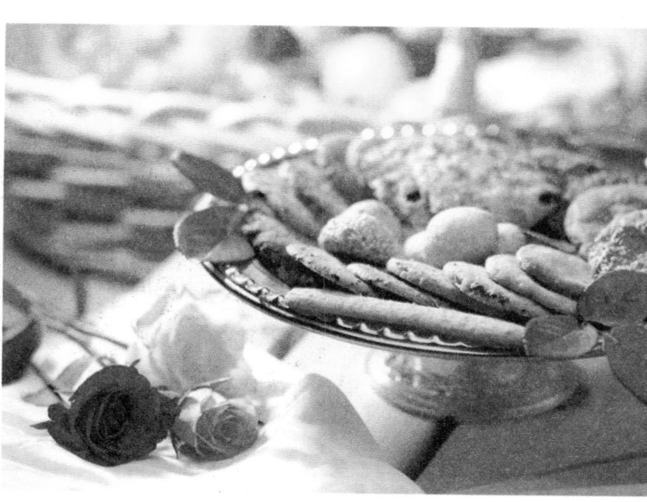

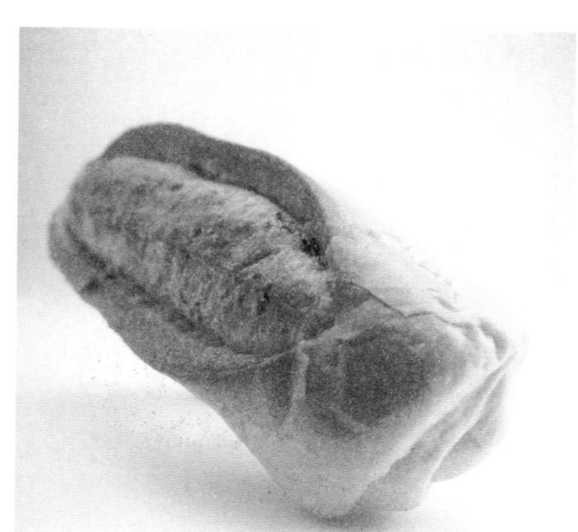

糙米面包 新式

「原料」：

A
糙米粉200克
强力粉300克
酵母5克

B
食盐适量
砂糖适量
粉体冷冻牛乳适量

「制法」：

1．将酵母放入100毫升40℃的温水中，使之发酵，将糙米粉和强力粉放入盆中，进行搅拌混合。

2．加食盐、砂糖、粉体冷冻牛乳，搅拌混合均匀加热后放入少许奶油。

3．将发酵水倒入面团中揉匀，充分发酵后撒上强力粉，倒入模具中烘烤15~20分钟即可。

黑米

Black rice

滋阴明目 益肾活血

黑米外表墨黑，营养丰富，有『黑珍珠』和『世界米中之王』的美誉，它是由禾本科植物稻经长期培育形成的特色品种，其中黑米也分籼米型和粳米型两类。用黑米熬制的米粥清香油亮，软糯适口，营养丰富，具有很好的滋补作用，因此黑米又被称为『补血米』『长寿米』。

别 名：药米、长寿米、月米、补血米

性 味：性平、味甘

籍 贯：中国

主 治：头昏目眩、贫血白发、腰膝酸软

适宜人群：病后体虚者、肾虚者、少年白发者

产地分布

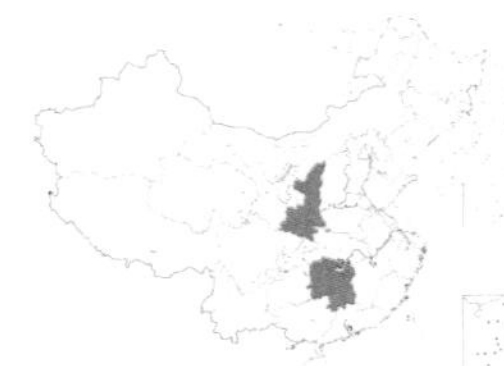

主产地：主要分布在陕西、湖南等地区。

成熟周期

1 2 3 4 5 6

7 8 9 10 11 12

成熟期：7~9月

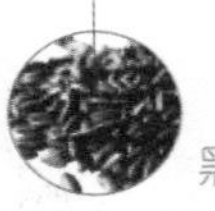

黑米

性平，味甘，无毒；主益气补血、暖胃健脾。

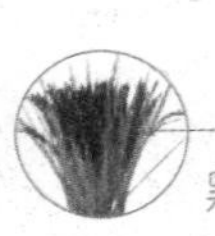

黑米叶

性温，味甘，无毒；主滋补肝肾、缩小便、止咳喘等。

贮存和清洗窍门

黑米适宜放置在阴凉、通风、干燥处保存，一般放在密闭的坛子、罐子中比较好，可以保存更长的时间。清洗黑米时要注意，切忌清洗次数过多，以免造成营养成分的流失，淘洗1～2次，无悬浮杂质即可。

药典精要

古农医书记载：黑米具有『滋阴补肾，健身暖胃，明目活血』，『清肝润肠』，『滑湿益精，补肺缓筋』等功效。可入药入膳，对头昏目眩、贫血白发、腰膝酸软、夜盲耳鸣症疗效尤佳。长期食用可起到延年益寿的效果。

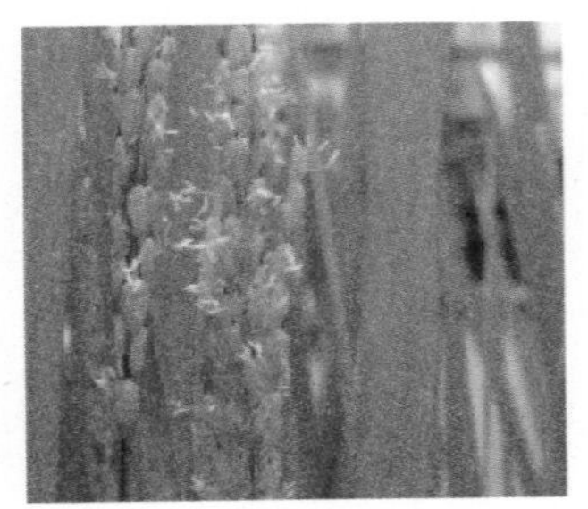

挑选妙招 优质黑米表皮层有光泽，用手抠下的是片状的东西，若是粉状的则是劣质黑米。黑米的米心是白色的，而普通大米的米心是透明的。用大米染成的黑米，它外表虽然比较均匀，但染料的颜色会渗透到米心里去。一般黑米的泡米水是紫红色的，稀释以后也是紫红色或偏近红色。如果泡出的水像墨汁一样，经稀释以后还是黑色的，那就是假黑米。

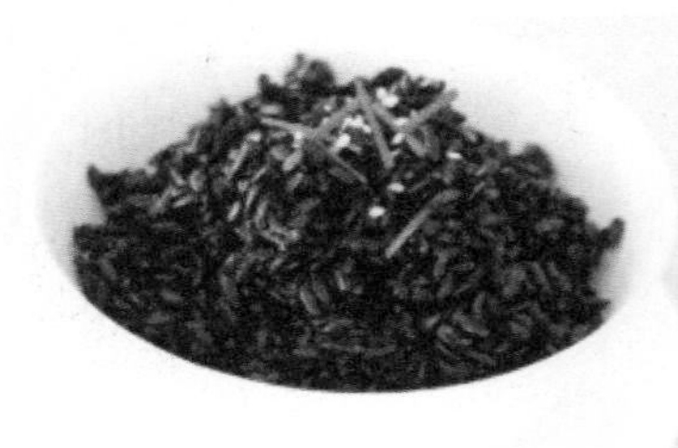

实用偏方

「脾胃虚弱」：黑米100克、银耳10克、大枣10枚，一同熬粥，熟后加冰糖调味食之，每日1次。

「气虚贫血」：黑米100克、鸡肉500克，将黑米与鸡块共同放入砂锅，加入鲜汤和各种调料，隔水蒸炖，待鸡肉与黑米烂熟后，加香油及食盐等调味食之，每日1次。

「润肤美容，补脑益智」：黑米50克、黑大豆20克、黑芝麻15克、核桃仁15克，共同熬粥加红糖调味食之，每日1次。

营养解码

■蛋白质 ■膳食纤维 ■热量
■脂肪 ■碳水化合物

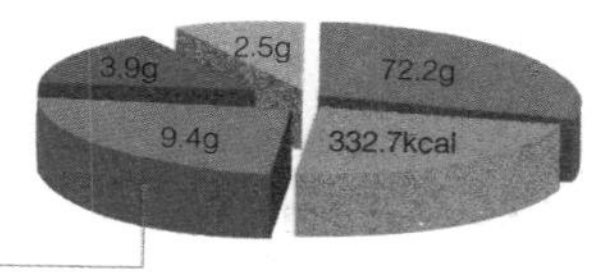

每100克黑米的营养成分

单位：[g=克 kcal=千卡]

黑米所含的锰、锌、铜等无机盐比大米高几倍，更含有大米所缺乏的维生素C、叶绿素、花青素等特殊成分，具有滋阴补肾、暖肝明目的作用。

膳食专家指南

一般人群皆可食用，每餐约100克左右为宜。黑米适宜产后血虚、病后体虚、贫血、肾虚者食用。脾胃虚弱的小儿或老年人不宜食用。黑米外部有坚韧的种皮包裹，不易煮烂，若不煮烂其营养成分未溶出，多食后易引起急性肠胃炎，因此应先浸泡一夜再煮。

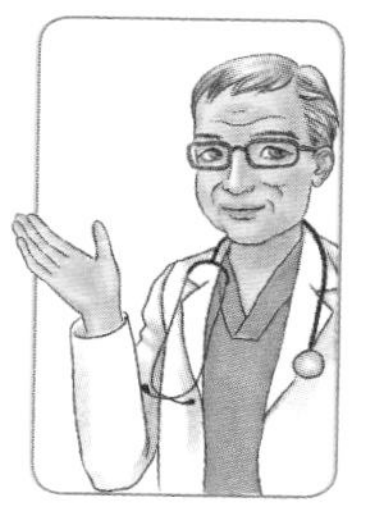

保健疗效驿站

「预防动脉硬化」：黑米中富含黄酮类活性物质，是白米的五倍之多，对预防动脉硬化等疾病上有很好的作用。

「降糖降压」：黑米中含有较为丰富的膳食纤维，淀粉消化速度慢，血糖指数低，黑米中的钾、镁等矿物质还有利于控制血压，可减少患心脑血管疾病的风险。糖尿病患者和心血管疾病患者可以把食用黑米作为膳食调养的一部分。

「益肾抗衰」：黑米外部的皮层中含有花青素类色素，这种色素本身具有很强的抗衰老作用。因此，黑米色素的作用在各种颜色的米中是最强的。多吃黑米具有益肾健脾，养肝明目的作用。

紫米和黑米的功能区别

紫米和黑米，都是近年国际营养协会推荐的『健康食品』。与普通稻米相比，黑米和紫米不仅营养丰富，且更具有药用价值。紫米有补血、健脾及治疗神经衰弱等多种作用。而黑米具有益气补血、暖胃健脾、滋补肝肾等作用。

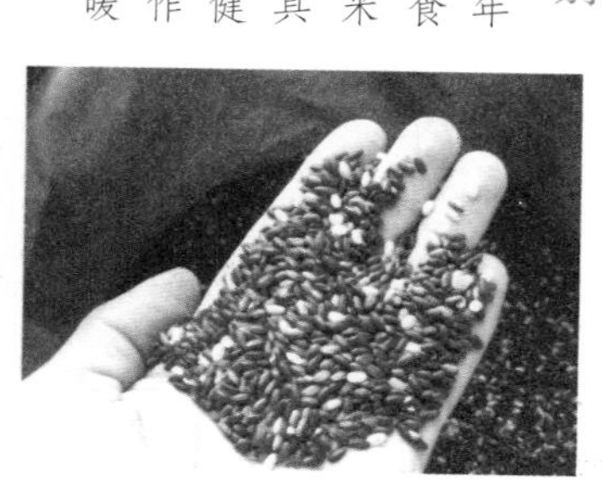

饮食搭配

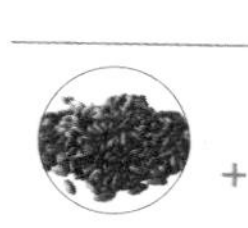

黑米 + 大米

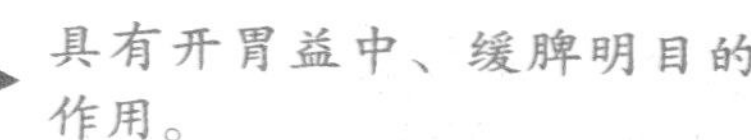

具有开胃益中、缓脾明目的作用。

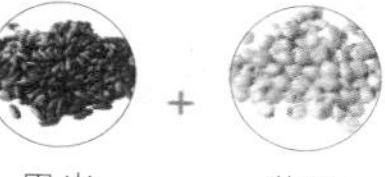

黑米 + 莲子

具有滋阴养肾、健脾补虚的功效。

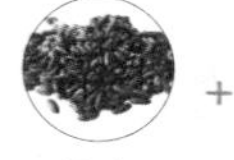

黑米 + 赤豆

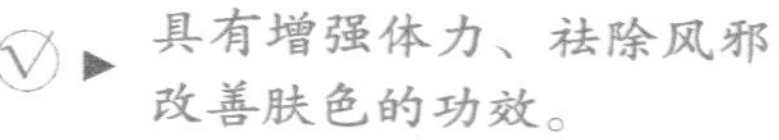

具有增强体力、祛除风邪、改善肤色的功效。

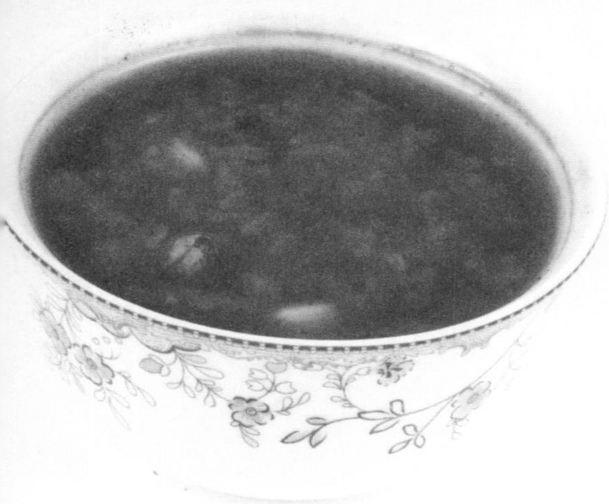

黑米粥 传统

「原料」：

A
- 牛奶200克
- 黑米100克

B
- 白糖适量

「制法」：

1．将黑米淘洗干净，加入适量水，放入锅中浸泡3小时左右备用。

2．将泡好的黑米用中火煮至粥快熟时，加入牛奶、白糖煮熟即可食用。

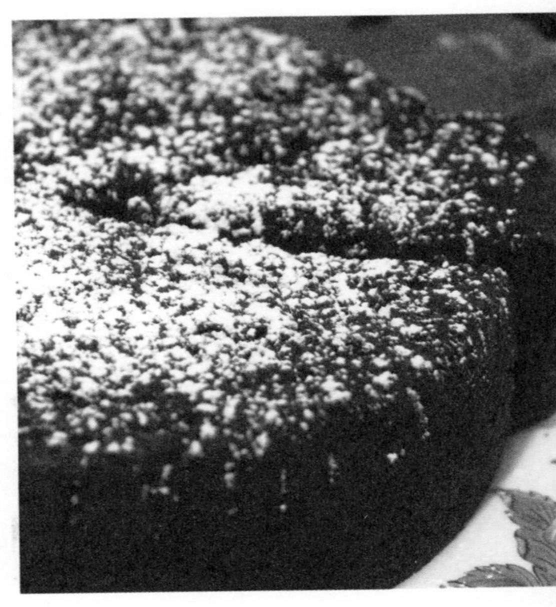

蛋香黑米糕 新式

「原料」：

A
- 黑米200克

B
- 鸡蛋2个
- 白糖20克
- 水适量

「制法」：

1．黑米提前一晚浸泡，淘洗干净，放入搅拌机，加少量水，搅拌成黑米浆，用纱布过滤，沥干黑米粉待用。

2．鸡蛋打入蛋盆，加入白糖，然后将黑米粉全部放入蛋糊里，搅拌均匀。

3．模具底部垫油纸，倒入黑米蛋糊，蒸15分钟左右即可。

黑米寿司 新式

「原料」：

A
- 黑米200克
- 大米200克

B
- 米醋适量
- 糖适量
- 盐适量
- 水适量

「制法」：

1．将大米和黑米用清水洗净。

2．将大米、黑米按照1：1的比例煮成米饭。

3．根据个人的口味加米醋、糖、盐等调料拌匀。

4．用模具调整米饭形状，即可食用。

芡实 Gorgon fruit

补脾止泻　固肾涩精

芡实是一年生草本植物芡的种仁，中国中部、南部各省均有种植，多生于池沼湖塘浅水中。它不仅营养丰富，且具有固肾涩精、补脾止泻的功效，也可补中益气，为滋养强壮性食物。芡实和莲子有些相似，但芡实的收敛镇静作用比莲子强，适用于慢性泄泻、小便频数、梦遗滑精和女性带多腰酸等症。在我国古代，芡实就已经被看做是永葆青春活力、防止未老先衰的食疗佳品。

别　名：鸡头莲、刺莲藕、鸡嘴莲、雁头

性　味：性平，味甘、涩，无毒

籍　贯：中国

主　治：腰膝痹痛、遗精、带下、小便不禁

适宜人群：遗精早泄者、慢性腹泻者

产地分布

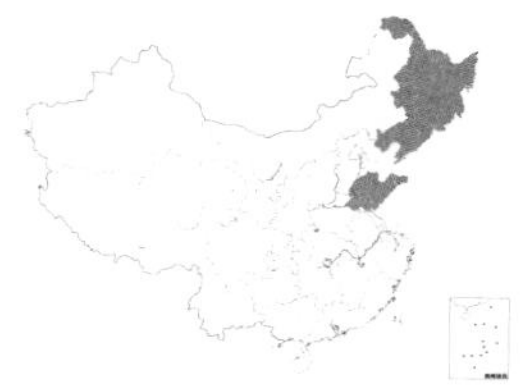

主产地：主要分布在湖南、湖北、黑龙江、吉林、辽宁等地区。

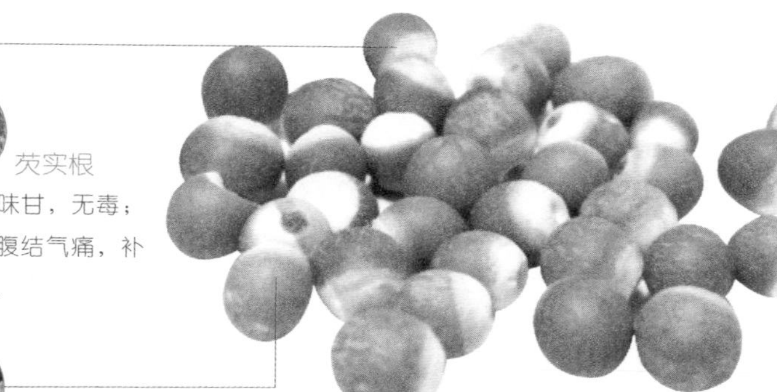

芡实根

性平，味甘，无毒；主治小腹结气痛，补脾益肾。

芡实叶

性温，味苦，无毒；治胞衣不下，行气，和血，止血。

成熟周期

1 2 3 4 5 6
7 8 9 10 11 12

成熟期：8~10月

挑选妙招 优质的芡实，外观圆润，色泽白亮。如外观虽白但光泽不足，色萎，则品质较差。若颜色带黄则可能是陈货。挑选芡实除色泽外，还要看形状，颗粒要圆整，大小均匀，还要干燥，否则易霉变。鉴别是否干燥可以用嘴咬，松脆易碎的干燥，略带韧性的较潮。

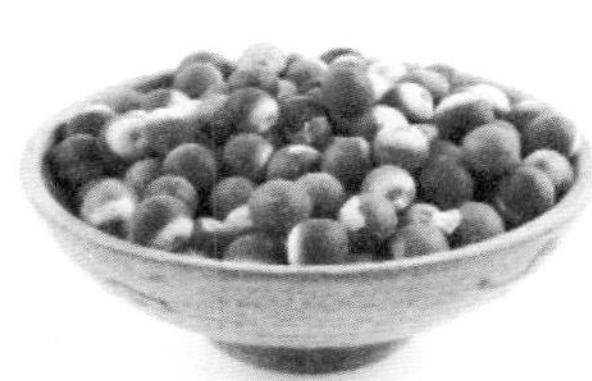

药典精要

李时珍说：芡茎三月生叶贴在水面上，大于荷叶，有皱纹如縠，叶面青色而背面紫色，茎、叶都有刺。茎长达一丈多，中间也有孔有丝，嫩的剥去皮可以食用。五六月开紫花，花开时面向阳光结苞，苞上有青刺，像猬刺及栗球的形状。花在苞顶，也像鸡喙及猬喙。剥开后有斑驳软肉裹子，累累如珠。壳内有白米，形状如鱼目。

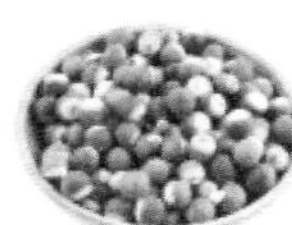

实用偏方

「治哮喘」：芡实100克、核桃仁20克、红枣20颗，将芡实、核桃仁打碎，红枣泡后去核，同入砂锅内，加水500毫升煮20分钟成粥。每日早晚食用。

「治小儿遗尿」：芡实粉30克、核桃仁15克（打碎）、红枣5~7颗（去核），将芡实粉先加凉开水打糊，再加滚开水搅拌。然后加入核桃仁、红枣肉，煮成糊粥，加糖。不拘时服食。

「治带下症」：白术、苍耳、薏米、山药各30克，芡实、乌贼骨各15克，杜仲10克，参茸8克，水煎服，每日一次。

营养解码

蛋白质 膳食纤维 热量
脂肪 碳水化合物

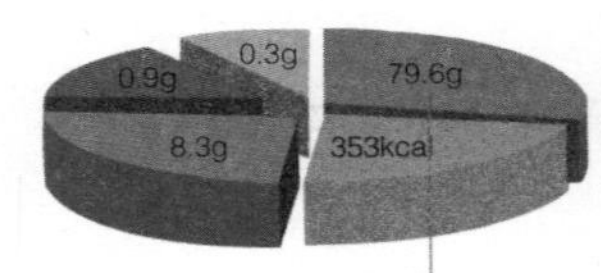

芡实含丰富的碳水化合物，但脂肪很少，因此很容易被人体吸收。能起到健脾益胃的作用，平时消化不良及腹泻，可食用芡实改善。

每100克芡实的营养成分

单位：g=克 kcal=千卡

膳食专家指南

一般人群皆可食用，每餐约100克左右为宜。尤其适宜白带多、肾亏腰背酸的妇女，体虚尿多的儿童，小便频数的老人，遗精早泄者、慢性腹泻者及慢性肠炎患者食用。芡实有较强的收涩作用，因此便秘、尿赤者及产后妇女皆不宜食用。

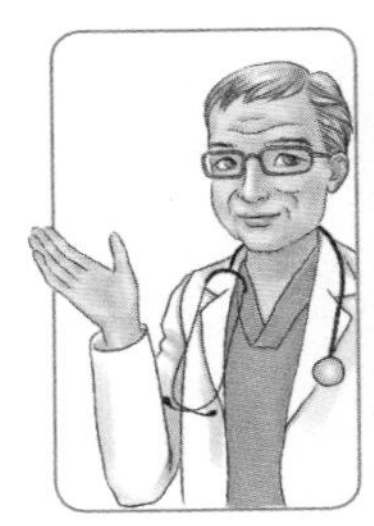

保健疗效驿站

「固肾补脾」：芡实具有固肾涩精、补脾止泻的功效，含有大量的碳水化合物，而所含的脂肪却很少，因此很容易被人体吸收。另外，人体在经过服用芡实调整之后，消化系统很快就能适应其他补品。

「延缓衰老」：在我国古代芡实就已被看做是永葆青春活力、防止未老先衰的食疗佳品。这是因为芡实可以调整炎夏时节脾胃的功能，在脾胃得到充实之后，再进食其他的补品补药，人体就较容易适应。

「补中益气」：芡实可补中益气，为滋养强壮性食物，和莲子有些相似，但芡实的收敛镇静作用比莲子强，适用于慢性泄泻和小便频数、梦遗滑精、妇女带多腰酸等症。

贮存和清洗窍门

新鲜的芡实可用双层塑料袋包装，置于干燥、通风处贮存，温度应该在三十摄氏度以下，相对湿度百分之七十至百分之七十五。芡实富含淀粉，易遭虫蛀及鼠害，因此储藏期间，需定期检查。对于被小量轻度虫蛀的芡实，可及时暴晒，筛去虫尸、碎屑，然后装袋或置陶罐容器内密封。清洗芡实时只需放在清水中淘洗两遍即可。

饮食搭配

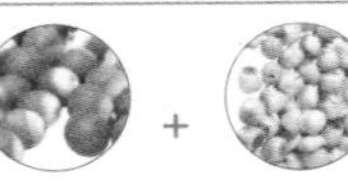

芡实 + 山药：具有补益脾胃的作用，适用于脾肾不足、慢性泻痢者。

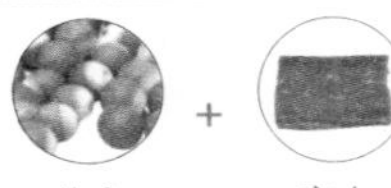

芡实 + 莲子：具有固肾涩精、健脾止泻的功效。

芡实 + 瘦肉：对神经性头痛、腰腿痛、关节痛具有良好的食疗功效。

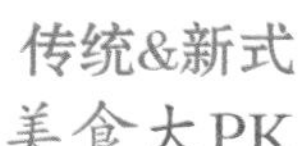

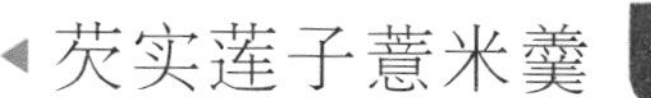

芡实莲子薏米羹 传统

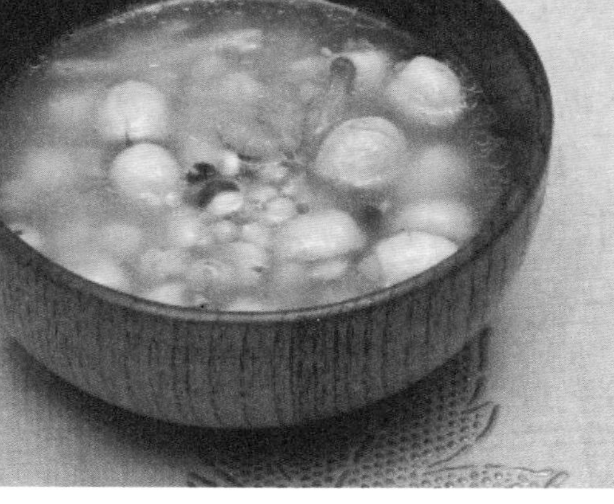

「原料」：

A
芡实50克
薏米30克
莲子30克

B
冰糖适量
水适量

「制法」：

1．将芡实、莲子、薏米洗净，用清水浸泡2小时以上。

2．将芡实、薏米放入锅中，加清水，以大火煮沸后再以小火煮30分钟。

3．然后将莲子放入锅中，再煮20分钟左右。起锅前，调入冰糖搅拌均匀后，煮2分钟即可出锅。

腰果芡实虾仁烩 新式

「原料」：

A
虾仁200克
腰果仁50克
芡实50克
鸡蛋1个

B
料酒适量
盐适量
水淀粉适量
葱适量
蒜适量
姜适量
油适量

「制法」：

1．虾剥去外壳，取虾线，清水洗净备用，芡实洗净泡好煮熟备用。

2．蛋清里放入虾仁、水淀粉搅拌均匀，放置10分钟。

3．中火烧热锅中的油，待烧至四成热时将腰果放入，炸制成金黄色。

4．锅中留底油，烧热后将葱花、蒜蓉和姜末放入爆香，接着放入虾仁和芡实，再调入料酒和盐拌炒均匀。最后将腰果放入，淋入香油即可。

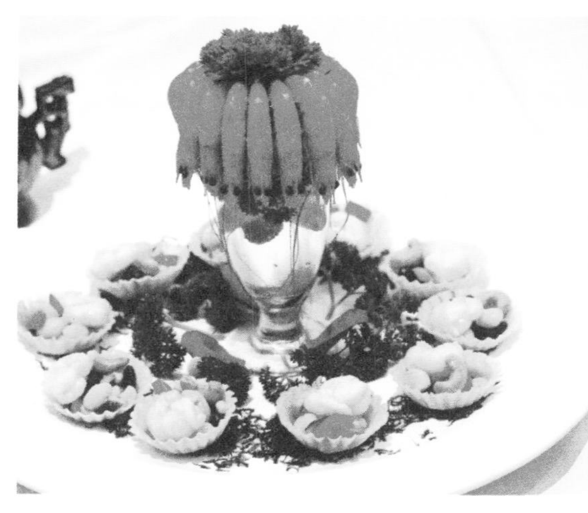

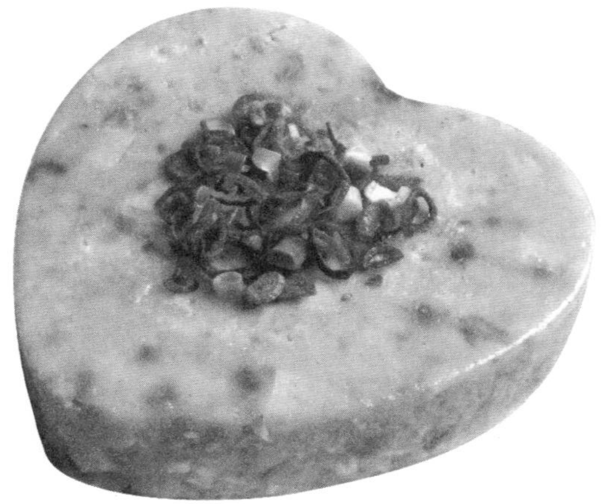

芡实糯米山药糕 新式

「原料」：

A
莲子30克
芡实30克
薏米50克
桂圆肉10克

B
蜂蜜适量

「制法」：

1．莲子、芡实、薏米用清水洗净，备用。

2．将莲子、芡实、薏米用清水浸泡30分钟。

3．将莲子、芡实、薏米与桂圆肉一同放入锅内，用文火煮至烂熟，即可。

4．按照个人口味加入适量蜂蜜即可食用。

黍米

Broomcorn millet

益气和中
健脾止泻

黍米为禾本科植物黍的种子，主要分两种类型，以秆上有毛、偏穗、种子黏者为黍，秆上无毛、散穗、种子不黏者为稷。是我国主要的粮食作物，被列为五谷之一。它营养丰富，且含糖量较高，具有供给热量、保肝解毒的作用。在中医中黍米被列为具有『补中益气』作用的食疗佳品。

别　名：	糯秫、糯粟、糜子米
性　味：	性平、味甘、无毒
籍　贯：	中国
主　治：	泻痢、咳嗽、胃痛、小儿鹅口疮
适宜人群：	阳盛阴虚者、毒热者、毒肿者

产地分布

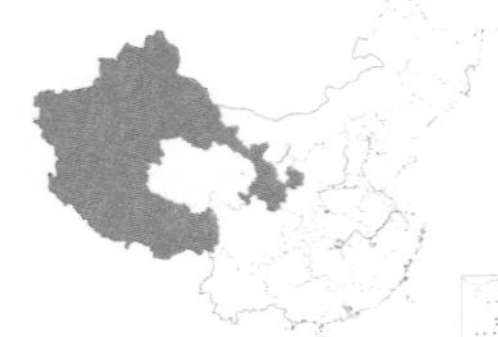

主产地：主要分布在华北、西北等地区。

成熟周期

1 2 3 4 5 6

7 8 9 10 11 12

成熟期：8~10月

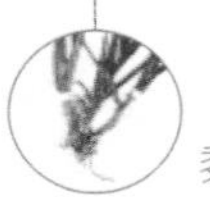

黍米根

性温，味甘，无毒；主益气，补中。

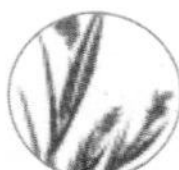

黍米叶

性温，味苦，无毒；主降气，治咳嗽，退热。

储存和清洗窍门

黍米适宜放置在阴凉、通风、干燥处保存，一般放在密闭的坛子、罐子中比较好，可以保存更长的时间。黍米清洗时要注意，切忌清洗次数过多，以免造成营养成分的流失。一般来说，加入适量清水，淘洗1～2次，无悬浮杂质即可。

药典精要

李时珍说：黍即稷之黏者，也有红、白、黄、黑几种。三月种的为上时，五月即熟。四月种的为中时，七月即熟。五月种的为下时，八月才熟。白黍米的黏性次于糯米，红黍米黏性最强，可以蒸着吃，也可煮粥。

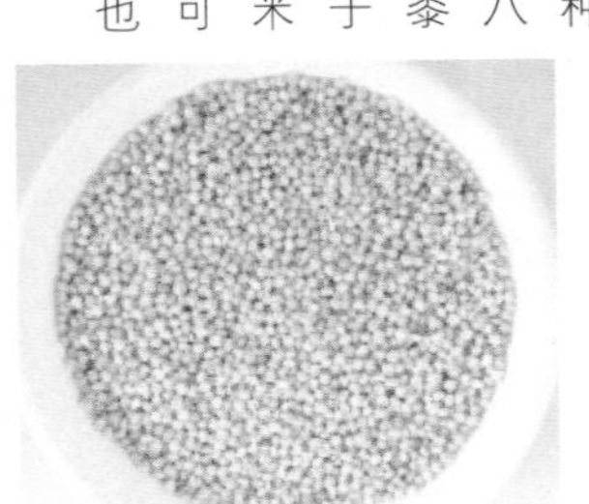

挑选妙招 优质黍米闻起来有清香味，无其他异味。而严重变质的黍米会变成粉状，碎米较多，闻起来微有霉变味、酸臭味、腐败味或其他气味。选购黍米时，可以抓一把黍米两手轻磨，手上沾有糠面的为新黍米，若无糠面且有黄色粉状物沾在手上的，即为染色或者掺假黍米。

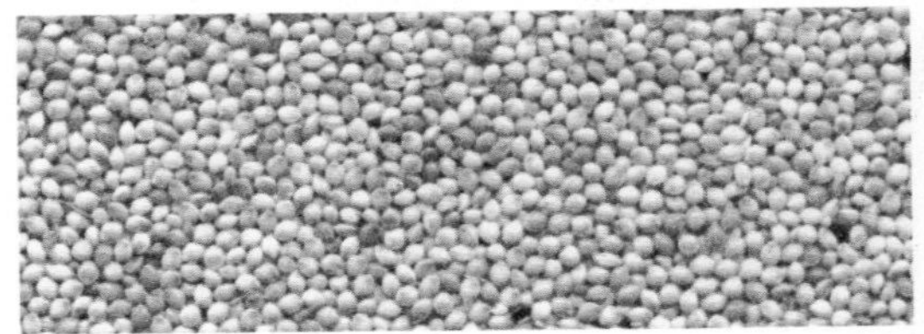

实用偏方

「小儿鹅口疮」：黍米50克，炒黄炒熟，煎汤取汁，涂治在鹅口疮上，每日2次即可。

「补肺止咳」：黍米100克、核桃仁15克，将黍米煮成糊粥，加糖内服即可。

「烫伤烧伤」：黍米适量，黍米研末烧灰，用适量的油调和，外涂伤口，可止痛消炎，不留痕。

「退热止泻」：黍米适量，黍米100克，煮成粥内服，每日2次即可。

营养解码

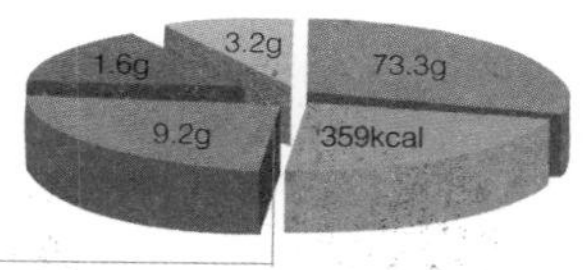

每100克黍米的营养成分

单位：g=克 kcal=千卡

黍米脂肪中所富含的棕榈酸、油酸、亚油酸等，均有利于生长发育。具有降低血脂、促进微循环的作用，可预防或减少心血管疾病的发病率。

膳食专家指南

一般人群皆可食用，每餐约100克左右为宜。适宜体弱多病，面生疔疮、阳盛阴虚、夜不得眠、久泻胃弱的人食用，对治疗冻疮、疥疮、毒热、毒肿有一定疗效。黍米性黏腻难消化，因此脾胃功能弱者不宜多食、久食，特别要注意的是身体燥热者应禁食。

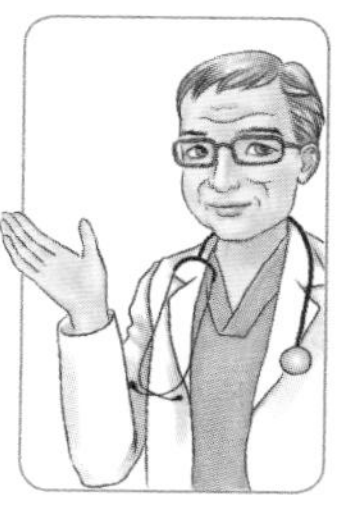

保健疗效驿站

「调补代谢」：黍米中含粗蛋白百分之十六、淀粉百分之五十九、油百分之五（脂肪酸为棕榈酸），还含有多种米、麦中所缺乏的氨基酸，对调补机体代谢十分重要。

「促进消化」：黍米中所含的粗纤维、灰分、黍素等物质有促进消化、滋补身体等功效。

「除热止泻」：黍米主益气，具有和中止泻、除热解渴的良好功效，能够止霍乱下痢，利小便，除烦热。

「疗疮解毒」：黍米可以治疗水火烫伤、烧伤，对小儿丹毒的治疗也有明显的疗效，还可清火解毒，退热疗疮。

饮食搭配

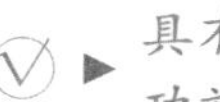

黍米 + 红枣 ▶ 具有补中益气、养颜乌发的功效。

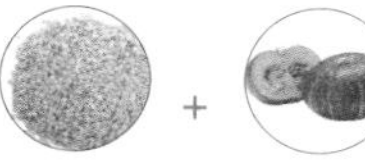
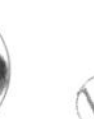

黍米 + 南瓜 ▶ 具有止咳止喘、利尿美容、润肺益气的功效。

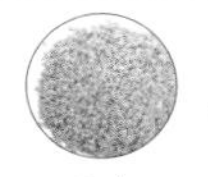
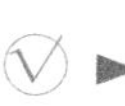

黍米 + 玉米 ▶ 具有健脾开胃、止泻除痢、降低血脂的功效。

黍米食品风俗

我国民间不同地域的百姓对黍米的吃法不同，但都有着特殊的风俗。一般将黍米制成面粉，再制成油炸糕，无论逢年过节，还是男婚女嫁，都要用『油炸糕』来款待亲友和客人。传统小吃『驴打滚』就是用黍米中的黄米制成的。

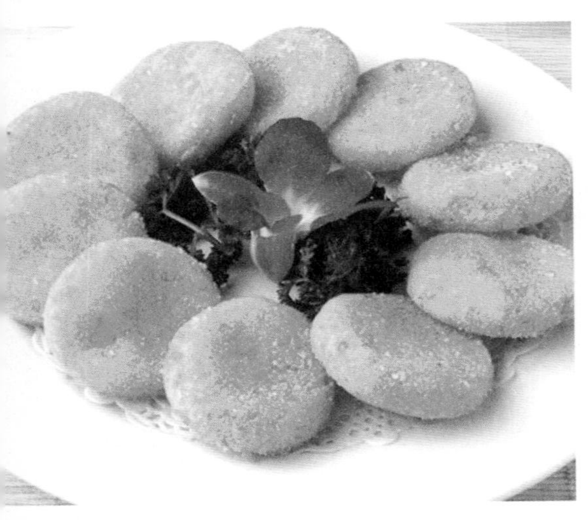

油炸糕 传统

「原料」：

A
黍米粉200克
糯米粉100克

B
豆沙适量
白糖适量
水适量

「制法」：

1．黍米粉、糯米粉加水，混合均匀，揉成光滑面团，静置半小时。
2．用手揪一小块面团，压扁，用勺子盛入适量豆沙馅，一手拖着面团，另一只手从四周向上推至面团包住豆沙馅。
3．油锅烧热180℃，炸至两面金黄色即可。

驴打滚 新式

「原料」：

A
黍米粉200克
糯米粉100克
豆沙50克

B
熟芝麻适量
椰蓉适量

「制法」：

1．将黍米粉、糯米粉放入盆中，加入水搅拌。
2．将糯米面压平，放盆入蒸锅，用大火蒸20分钟，取出放凉。
3．取椰蓉和熟芝麻备用，保鲜膜上涂油，放入面团，擀成薄片后放入豆沙馅。
4．卷成卷状，用刀切成两份，裹上一层熟芝麻或椰蓉即可。

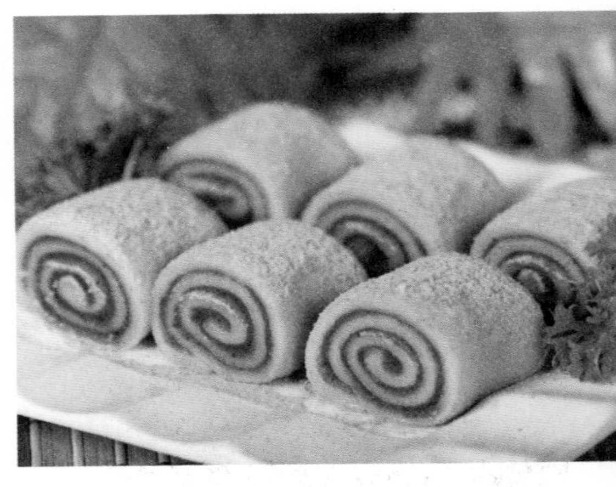

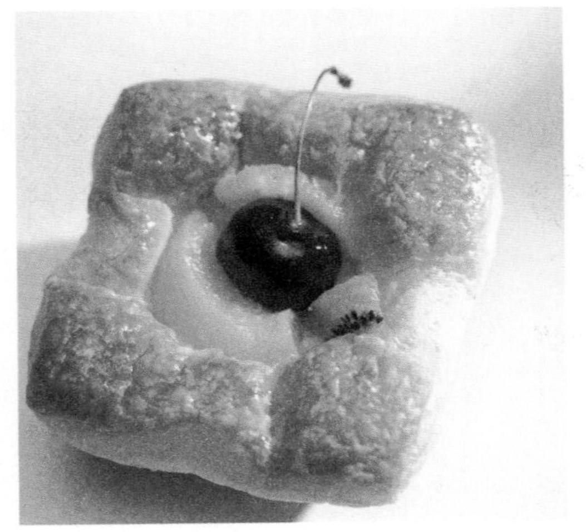

西式黍米水果包 新式

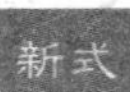

「原料」：

A
黍米粉200克
糯米粉100克
玉米淀粉50克
高粉50克

B
糖适量
黄油适量
鸡蛋适量
牛奶适量
樱桃适量
酵母适量

「制法」：

1．将酵母放入温牛奶，所有原料混合搅拌均匀。
2．烤箱放一碗水，预热190℃，关掉电源，放入盖有保鲜膜的面团发酵至大一倍，时间大约40分钟至1小时。
3．把面团分成小份，再二次发酵，把面团放入模具，入炉190℃预热，20分钟烘焙后放上樱桃即可食用。

青稞 Highland barley

健脾固精

下气宽中

青稞是禾本科大麦属的一种禾谷类作物，为大麦的变种，它与皮大麦的重要区别在于成熟后子粒与内、外稃易分离。主产区居民一般将青稞作为主食原料之一，加工成粉可做馍、饼、面条等，色灰黑、口感较粗糙。藏族多制成糌粑，也可去皮制成小吃甜醅，并可酿制青稞酒。

别　名：裸大麦、元麦、米大麦

性　味：性平凉、味咸、无毒

籍　贯：中国

主　治：高血压、糖尿病、心脑血管疾病

适宜人群：脾胃虚弱者、腹泻便溏者

产地分布

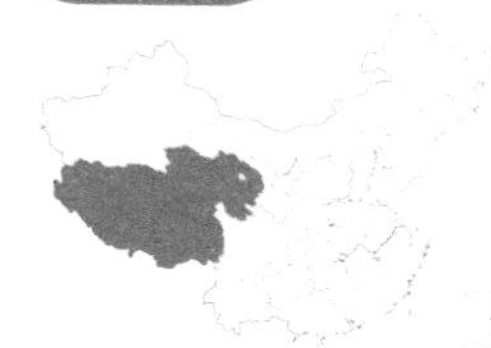

主产地：主要分布在西藏、青海等地区。

成熟周期

1 2 3 4 5 6

7 8 9 10 11 12

成熟期：9~10月

青稞根

性平，味甘，无毒；主除湿发汗，止泻。

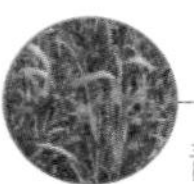

青稞叶

性凉，味甘，无毒；主健脾益胃、壮筋益寿。

贮存和清洗窍门

青稞适宜放置在阴凉、通风、干燥处保存，一般放在密闭的坛子、罐子中最好，可以保存更长的时间。清洗青稞时要注意，只用清水洗掉青稞表皮的脏物即可。切忌清洗次数过多，以免造成营养成分的流失。

药典精要

《本草拾遗》记载：青稞似大麦，天生皮肉相离，秦、陇以西种之。下气宽中、壮精益力、除湿发汗、止泻。藏医典籍《晶珠本草》更把青稞作为一种重要药物，用于治疗多种疾病。《维西见闻纪》记载：青稞，质类大麦，而茎叶类黍，耐雪霜，阿墩子及高寒之地皆种之，经年一熟，七月种，六月获。炒而舂面，入酥为糌粑。

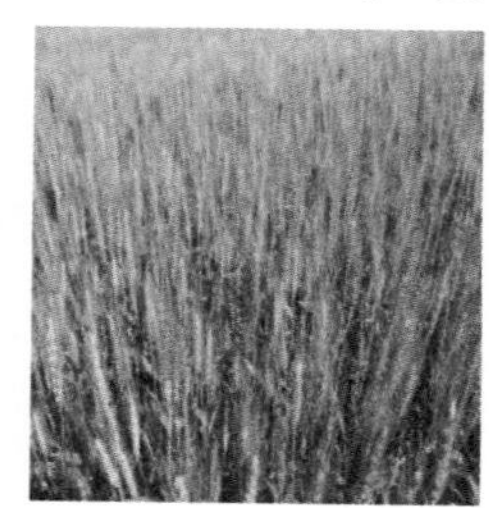

青稞酒 青稞酒，藏语叫做“羌”，是用西藏本地出产的一种主要粮食——青稞制成的。它是藏族人民最喜欢喝的酒，逢年过节、结婚、生孩子、迎送亲友都必不可少。举行庆典时，在银制的酒壶、酒杯，壶嘴和杯口上蘸一小点酥油，这种形式叫“嘎尔坚”，意思是洁白的装饰。

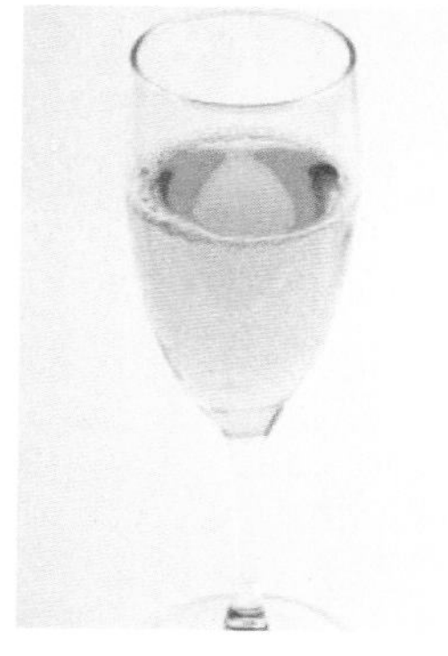

实用偏方

「治疗哮喘」：曼陀罗3克，青稞7克，两者捣碎过筛，混合，然后加入小茴香水调成糊状服用。

「感冒」：青稞50克，生姜10克，两者加水煎服即可。

「慢性腹泻」：青稞面炒熟后煮成粥，每日服用2次即可。

「预防心脑血管疾病」：青稞酒少许，每日一小盅即可。

营养解码

■蛋白质 ■膳食纤维 ■热量
■脂肪 ■碳水化合物

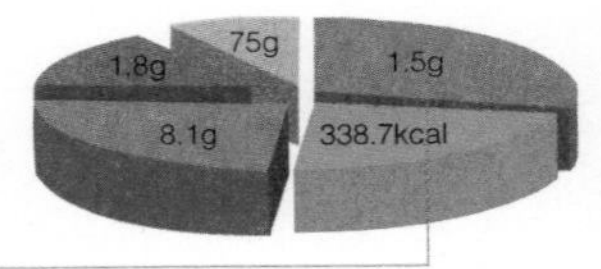

每100克青稞的营养成分

单位：g=克 kcal=千卡

青稞中富含特殊的β-葡聚糖，可通过减少肠道黏膜与致癌物质的接触和间接抑制致癌维生物作用来预防结肠癌。

膳食专家指南

一般人群皆可食用，每餐约100克左右为宜。尤其适宜脾胃气虚、倦怠无力、腹泻便溏的人食用。糖尿病、高血压、心脑血管疾病的患者也适宜吃青稞，对疾病具有很好的食疗效果。

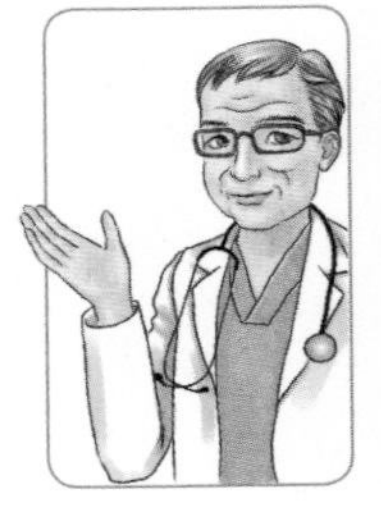

保健疗效驿站

「排毒润肠」：青稞含有丰富的膳食纤维，它的含量是小麦的十五倍，对清肠通便、清除体内毒素等有良好功效。

「养胃健脾」：青稞富含独特的支链淀粉，可抑制胃酸过多，对脾胃病症有缓解和保护作用。另外，其含有的硫胺素、核黄素、尼克酸、维生素E等，可促进人体健康发育。

「预防糖尿病和心脑血管疾病」：青稞是麦类作物中含葡聚糖最高的农作物，葡聚糖含量是小麦的五十倍。长期食用能降低胆固醇，降低血液凝块，降血压，促进血液流动，对心脑血管疾病也多有帮助。

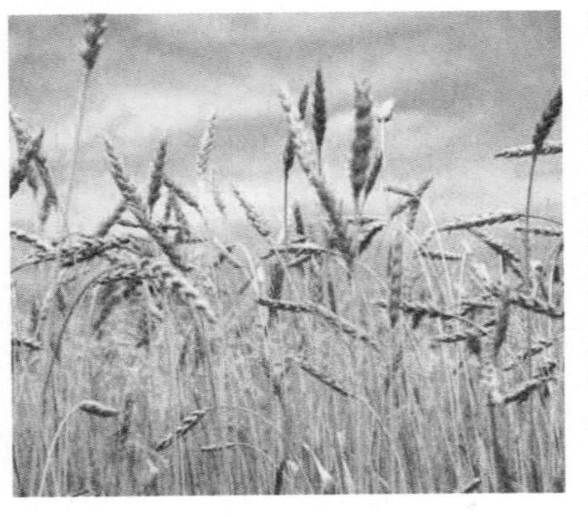

饮食搭配

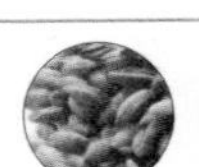 青稞 + 芡实 → 具有补脾止泻、降糖降脂的功效。

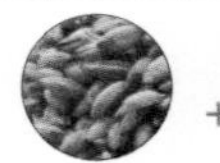 青稞 + 绿豆 → 具有排毒解暑、强健体魄的功效。

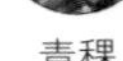

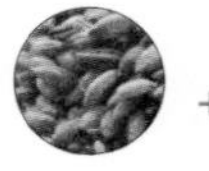 青稞 +  玉米 → 具有健脾开胃、降低血脂的功效。

独特的青稞文化

青稞是禾本科大麦属的一种禾谷类作物，为大麦的变种，它与皮大麦的重要区别在于成熟后子粒与内、外稃易分离。主产区居民一般将青稞作为主食原料之一，加工成粉可做馍、饼、面条等，色灰黑、口感较粗糙。藏族多制成糌粑，也可去皮制成小吃甜醅，并可酿制青稞酒。

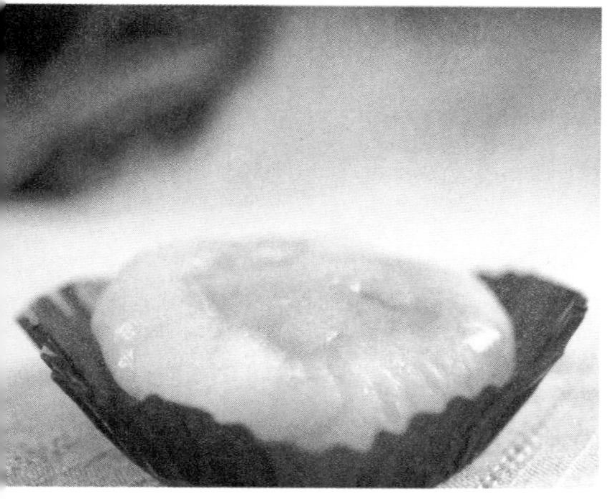

糌粑 传统

「原料」：

A
糌粑粉200克
酥油茶50克

B
葡萄干适量
芝麻适量
酸奶适量
蜂蜜适量
青稞酒适量

「制法」：

1．将糌粑粉（已经炒熟的青稞粉）加入酥油、酸奶、青稞酒、茶水、蜂蜜搅拌均匀。

2．将搅拌均匀的面捏成团。

3．依自己喜好再放些葡萄干、芝麻等即可食用。

虾仁炒青稞面 新式

「原料」：

A
青稞面条200克
虾仁100克
松子仁10克

B
油适量
葱适量
蒜适量
鸡精适量
姜适量

「制法」：

1．虾仁洗净去虾线，葱姜蒜切末备用。

2．将青稞面条煮熟过水备用。

3．锅中放入油，将葱、蒜、姜炒出香味，放入虾仁爆炒，再加入青稞面条一起炒。

4．出锅前撒上鸡精、松子仁即可。

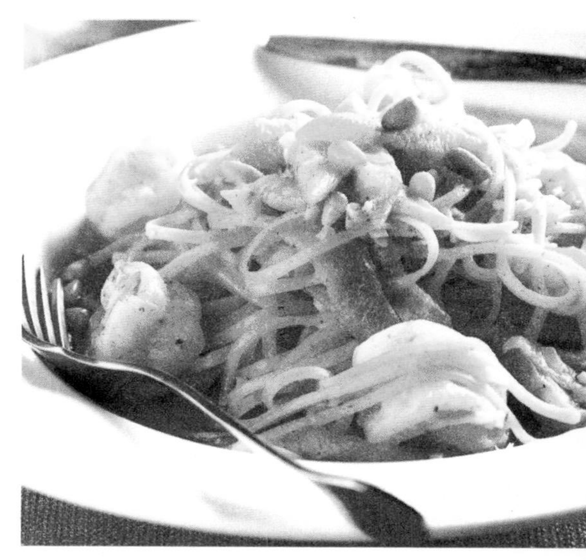

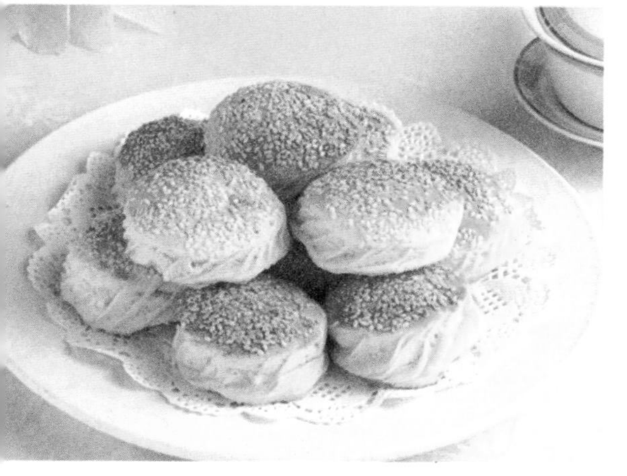

青稞芝麻饼 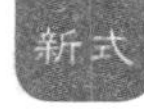

「原料」：

A
青稞粉200克
糯米粉100克
芝麻50克

B
油适量
香豆沫适量

「制法」：

1．将青稞粉、糯米粉混合，并加入发酵粉用水和好，放置3小时左右。

2．等面团发酵后，再加入油和香豆沫，制成圆饼形饼模，撒上一层芝麻。

3．放入预热的烤箱烤20分钟左右即可食用。

芝麻

Sesamum indicum

补血养发　**益肝明目**

芝麻的原产地是印度和埃及。相传西汉张骞出使西域时将其引进我国，自古以来就被称为长寿不老的高级食品。芝麻是一种芬芳的补药，是良好的滋润补养强壮剂，含维生素E、维生素B_1、亚油酸、蛋白质、麻糖、多缩戊糖、钙、磷、铁等矿物质和各种丰富的营养成分，因此又被称为『永葆青春的营养源』。而现在芝麻是我国的主要油料作物之一，是四大食用油料作物之一。

别　名：胡麻、白麻

性　味：性平、味甘

籍　贯：印度、埃及

主　治：补血明目、祛风润肠、生津通乳

适宜人群：头发早白、贫血、便秘、腹泻者

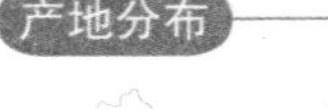

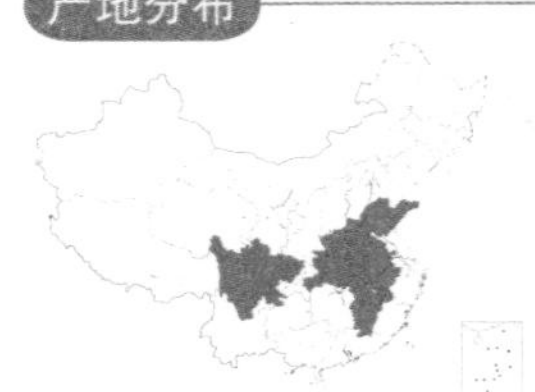

主产地：主要分布在山东、河南、湖北、四川、安徽、江西等地区。

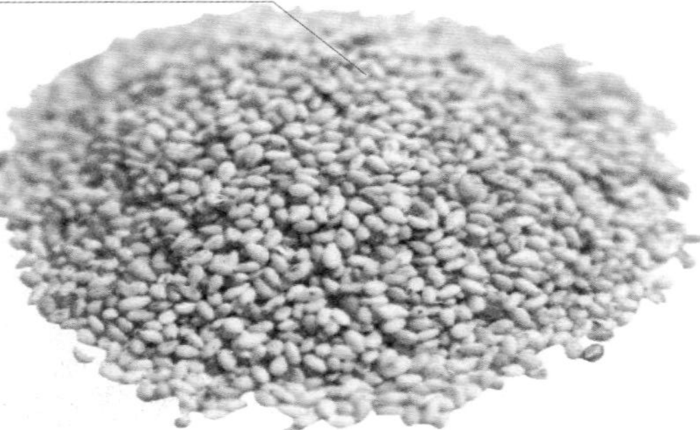

芝麻叶

性寒，味甘；具有滋养肝、肾，润燥滑肠功能。可治疗肝炎、肾虚、头眩、病后脱发、津枯血燥、大便秘结等。

成熟周期

成熟期（5～6月）：夏芝麻

成熟期（7～8月）：秋芝麻

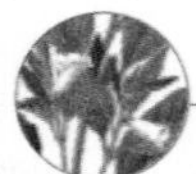

胡麻花

性寒、味甘；可治疗秃发，冻疮。

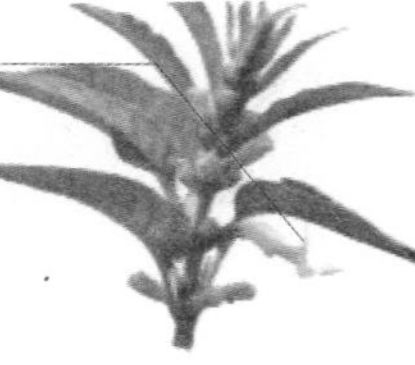

实用偏方

「干咳」：黑芝麻120克、白糖30克，炒熟研末拌匀，食用。

「便血」：黑芝麻及红糖各500克，炒焦研末后加红糖搅拌均匀食用。

药典精要

李时珍说：胡麻就是芝麻，分迟、早两种，有黑、白、红三种颜色，茎秆都呈方形。它在秋季开白花，也有开紫色艳丽花的。它每节都长角，长达一寸多。角有四棱、六棱的，子房小且籽少，也有七棱、八棱的，子房大且籽多。这是因土地的肥瘠不同。它的茎高三四尺。

挑选妙招　芝麻可分黑芝麻、白芝麻、金芝麻等几种，优良的芝麻色泽鲜亮、纯净，外观白色，大而饱满，皮薄，嘴尖而小；劣质芝麻的色泽发暗，外观不饱满或萎缩，嘴尖过长，有虫蛀粒、破损粒。购买时，可到商品流动率较高的超市、商店购买。

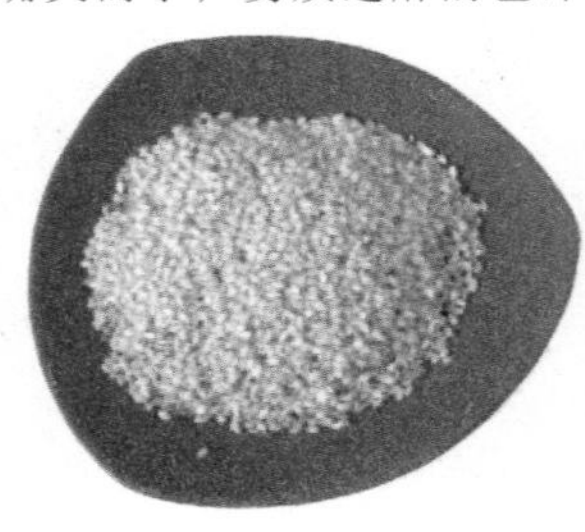

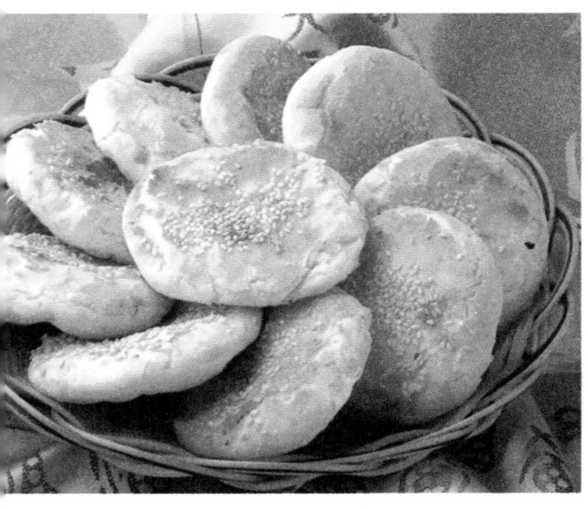

芝麻烧饼 传统

「原料」：

A
面粉600克
酵母15克
芝麻100克

B
花椒适量
茴香适量
芝麻酱适量
调味料适量
水适量

「制法」：

1. 面粉加入酵母和水，调成面团，盖上湿洁布，静置发酵。将花椒、茴香用锅炒香、碾碎，加入芝麻酱、调味品搅匀。
2. 面团放入食碱，揉匀，分成小块，揉成长方形，擀开，用手甩成长片，抹上炒过的芝麻酱，卷成筒形，按扁，刷上糖色，蘸上芝麻，即成烧饼生坯。
3. 将烧饼生坯放进烤箱中，烤至表面呈金黄色，即可食用。

芝麻豆腐 新式

「原料」：

A
豆腐 500克
芝麻 50克
鸡蛋 100克

B
甜面酱适量
调味料适量
植物油各适量
淀粉适量

「制法」：

1. 将豆腐洗净，切成块；鸡蛋磕入碗内，加入面粉、淀粉、调味料搅拌均匀。
2. 炒锅放香油烧至六成热；将豆腐逐块蘸匀鸡蛋糊，滚上芝麻；下入油内炸至皮脆呈金黄色，捞出控油，装盘，撒上花椒盐，食时佐以甜面酱即可。

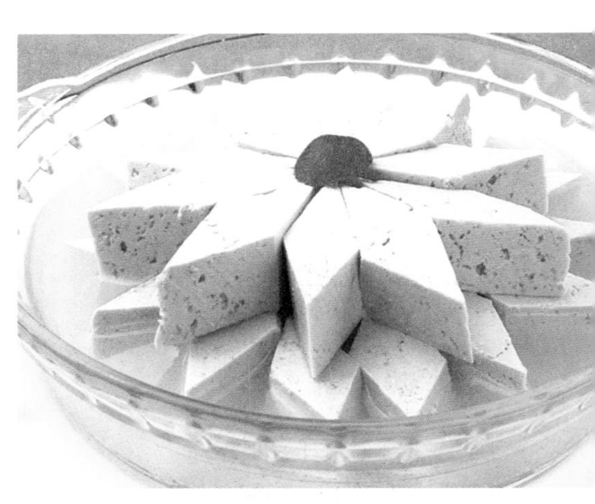

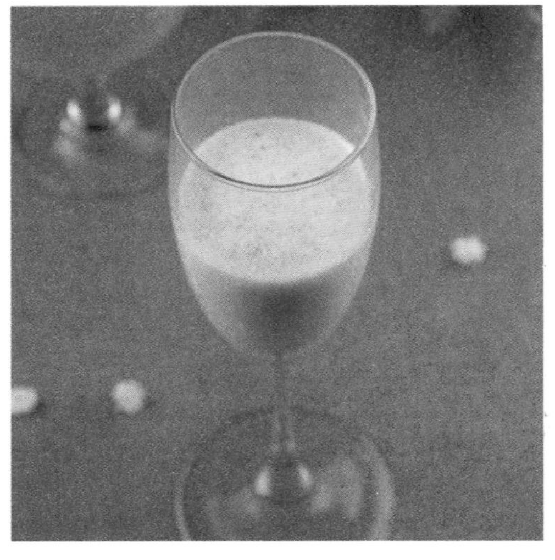

芝麻蜂蜜豆浆 新式

「原料」：

A
豆浆70克
黑芝麻20克
杏仁20克

B
蜂蜜适量
水适量

「制法」：

1. 将黑芝麻、杏仁用清水洗净，备用。
2. 将杏仁与核桃装入豆浆机内，杯体内按规定加入清水。
3. 启动豆浆机，十几分钟后豆浆煮熟。
4. 根据个人喜好加入适量蜂蜜即可饮用。

养胃健脾 五谷杂粮速查

大米

「别名」粳米、稻米
「性味」性平、味甘
「归经」脾、胃经
「功效」具有补中益气、健脾养胃、益精强志、聪耳明目、和五脏、通四脉、止烦、止渴、止泻等功效。

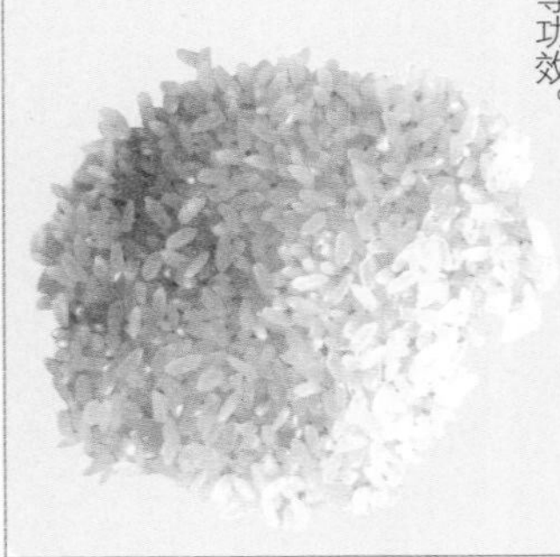

糯米

「别名」江米、元米
「性味」性温、味甘
「归经」脾、胃、肺经
「功效」具有补虚、补血、健脾暖胃、止汗等功效。适用于脾胃虚寒所致的反胃、食欲减少、泄泻和气虚引起的汗虚、气短无力等症状。

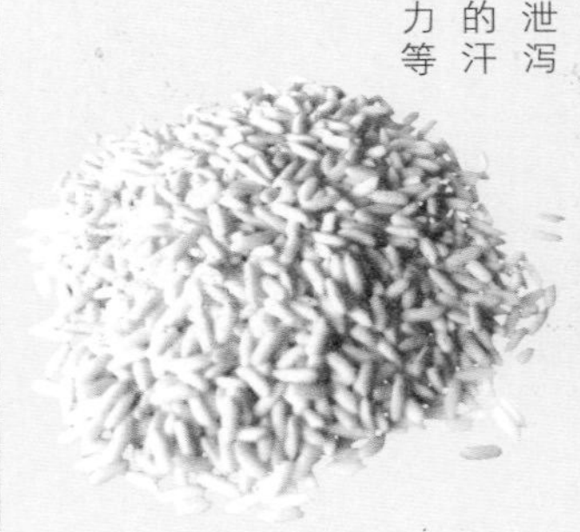

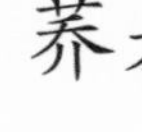

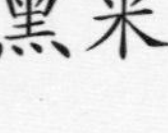

黑米

「别名」紫糯、贡米、药米
「性味」性平、味甘
「归经」脾、胃经
「功效」具有滋阴补肾、健身暖胃、明目活血、清肝润肠、滑湿益精、补肺缓筋等功效。可以防治头昏、目眩、贫血、白发、眼疾、腰膝酸软、大便秘结、小便不利、食欲不振、脾胃虚弱等症。

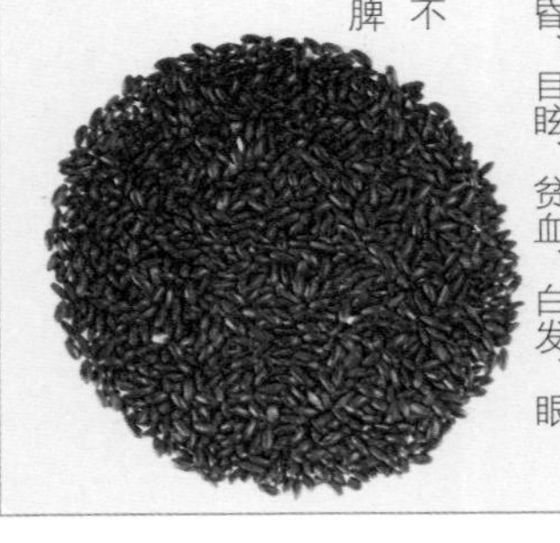

荞麦

「别名」花麦、三角麦
「性味」性凉、味甘
「归经」脾、胃、大肠经
「功效」具有健胃消食、益气止汗等功效。用于肠胃积滞，胀满腹痛；湿热腹泻，痢疾或妇女带下等病。

薏米

「别名」薏苡仁、苡米、苡仁
「性味」性凉、味甘
「归经」脾、胃、肺经
「功效」具有降低血糖、改善肤色、健脾渗湿、除痹止泻，减轻肠胃负担等功效。薏米可用于治疗水肿、脚气、小便不利、湿痹拘挛、脾虚泄泻等症。

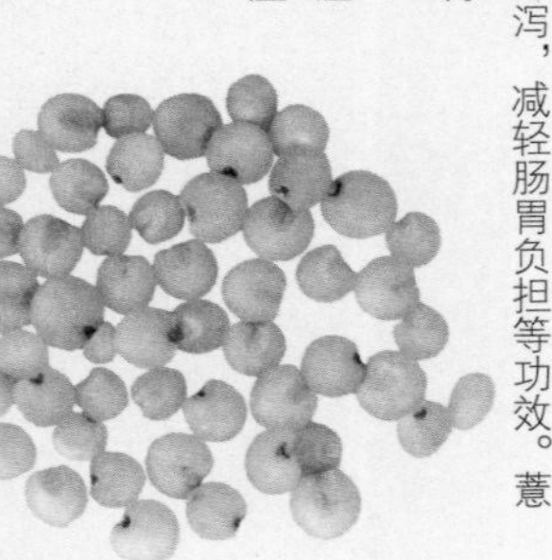

芝麻

「别名」胡麻、乌麻、脂麻
「性味」性平、味甘
「归经」肝、肾经
「功效」具有补血明目、祛风润肠、生津通乳、益肝养发、开胃健脾、抗衰老的功效，可用于治疗身体虚弱、头晕耳鸣、高血压、高血脂、咳嗽、身体虚弱、头发早白、贫血萎黄、尿血等症。

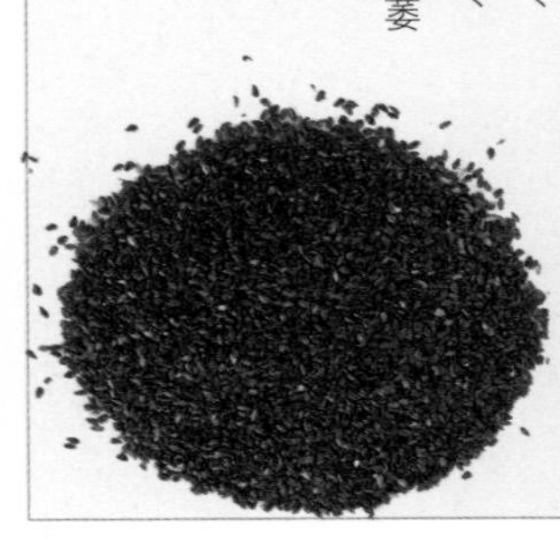

养胃健脾 五谷杂粮速查

黄豆

「别名」大豆、黄大豆

「性味」性平、味甘

「归经」脾、胃、大肠经

「功效」具有宽中下气、健脾利水、消水肿毒、益血补虚、降低血脂等功效，对预防心血管疾病、提升脑细胞活力、预防癌症等有良好的作用。

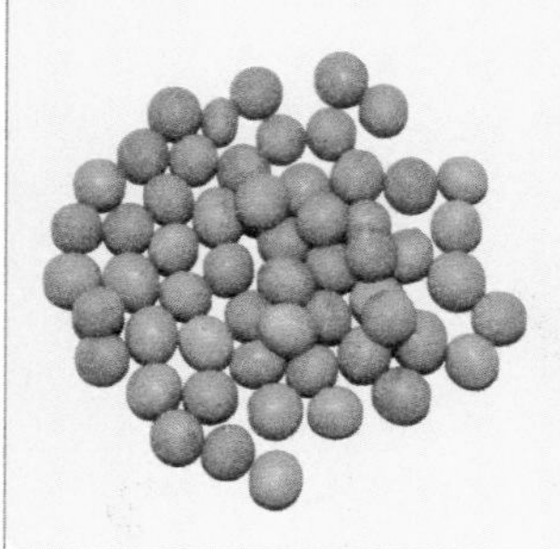

花生

「别名」长寿果、金果花生、地豆、

「性味」性平、味甘

「归经」肺、脾经

「功效」具有扶正补虚、健脾和胃、利肾去水、润肺化痰、理气通乳的功效，对止血、增强记忆力、防治动脉硬化、高血压、冠心病等具有很好的作用。

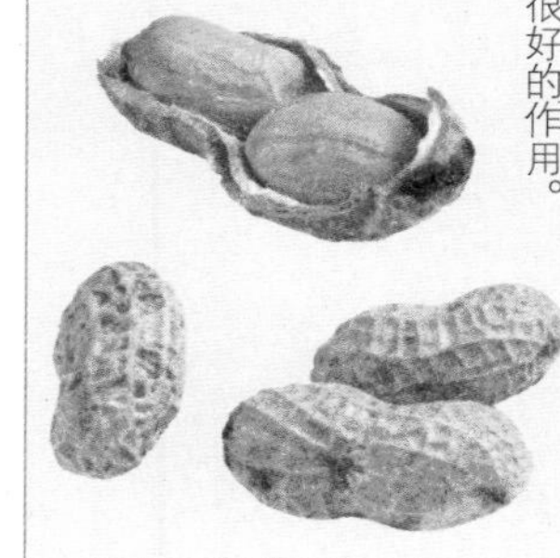

红薯

「别名」番薯、甘薯、山芋、地瓜

「性味」性平、味甘

「归经」脾经

「功效」具有滋补虚乏、和益气力、强健脾胃、强肾固阴、补中和血、益气生津等功效。可用于治疗脾虚水肿、疮疡肿毒、肠燥便秘等症。

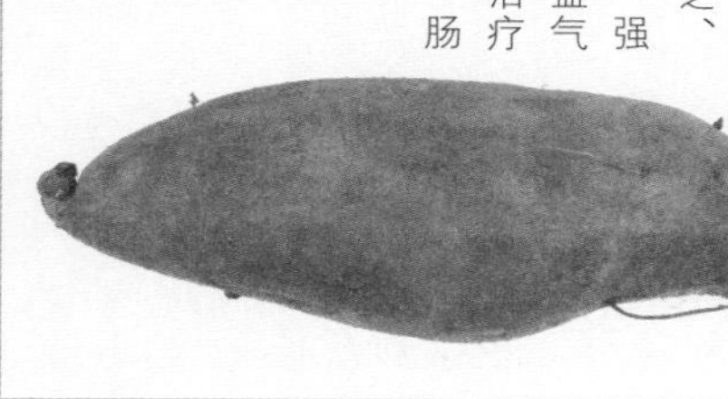

山药

「别名」薯蓣

「性味」性平、味甘

「归经」肺、脾、肾经

「功效」具有健脾益胃、滋肾益精、益肺止咳、降低血糖、延年益寿、助消化等功效，可用于治疗脾虚泄泻、久痢、虚劳咳嗽、遗精带下、小便频数、消渴、子宫脱垂等症。

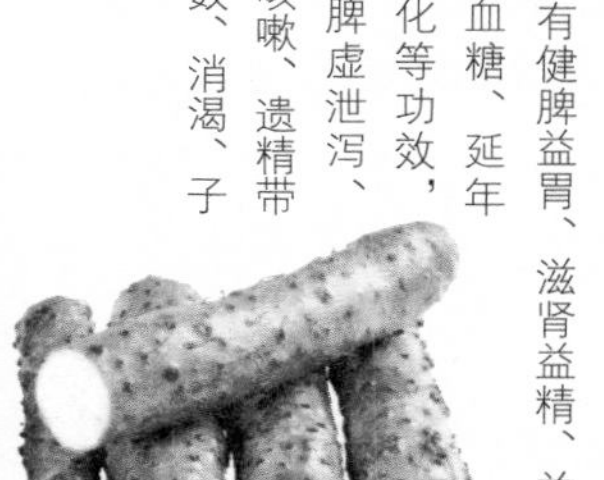

玉米

「别名」玉蜀黍、包谷、苞米、棒子

「性味」性平、味甘

「归经」胃、大肠经

「功效」具有健脾开胃、和益肺心、消除水肿、降低血脂等功效。可用于脾胃不健、饮食减少、水湿停滞、小便不利或水肿、高血脂、冠心病等症。

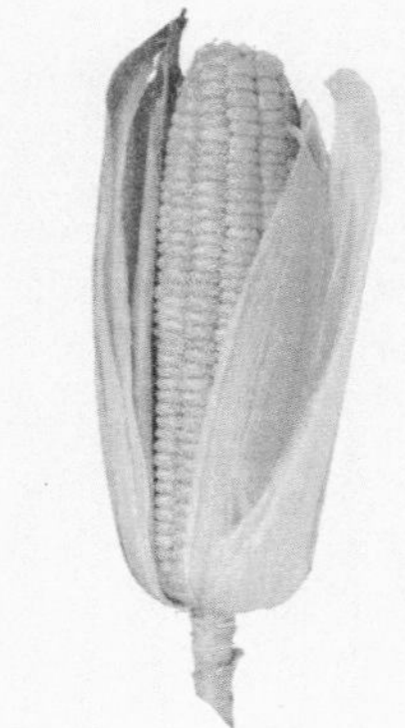

豌豆

「别名」麦豌豆、麦豆、雪豆、毕豆

「性味」性平、味甘

「归经」脾、胃经

「功效」具有益中气、止泻痢、调营卫、利小便、消痈肿、解乳石毒的功效，可用于脚气、痈肿、乳汁不通、脾胃不适、呃逆呕吐、心腹胀痛、口渴泻痢等症。

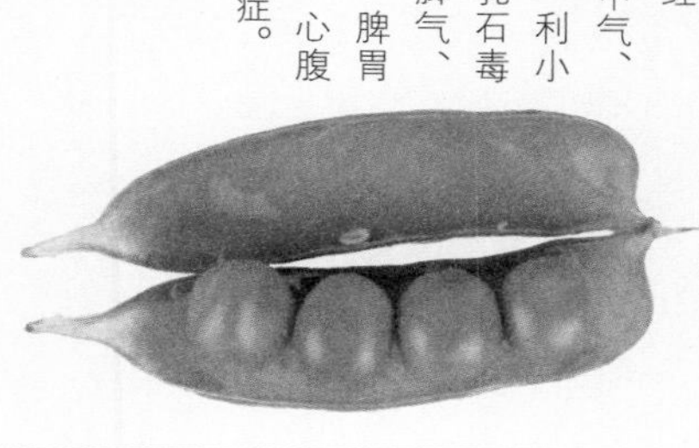

第二章·神奇功效，豆薯当家

——豆薯类杂粮养生

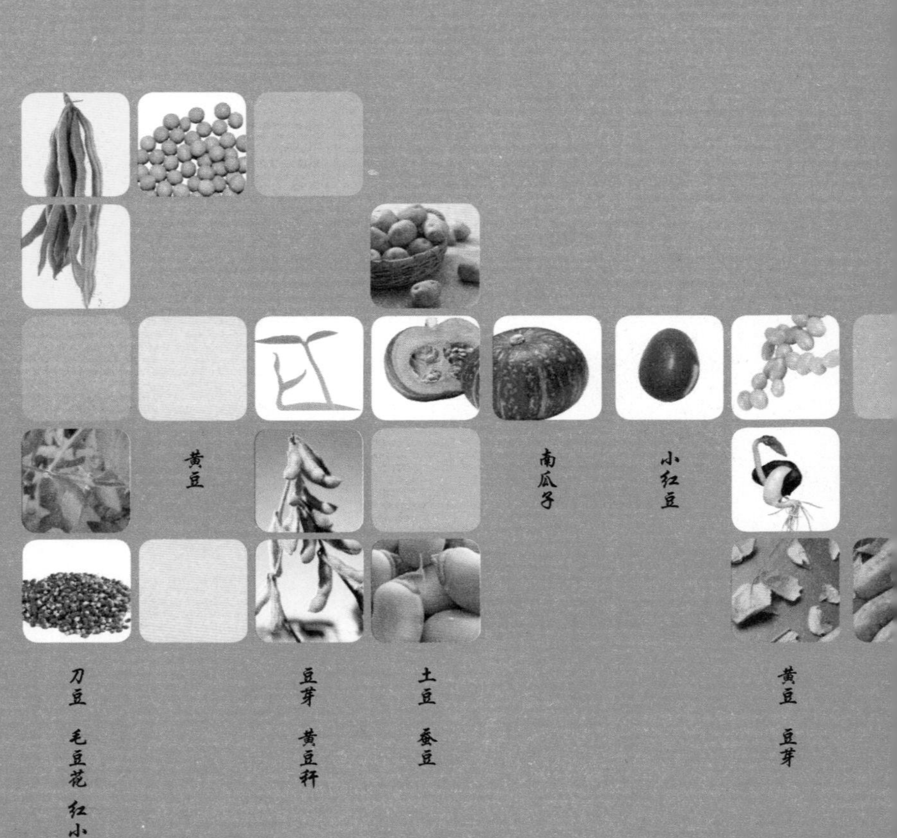

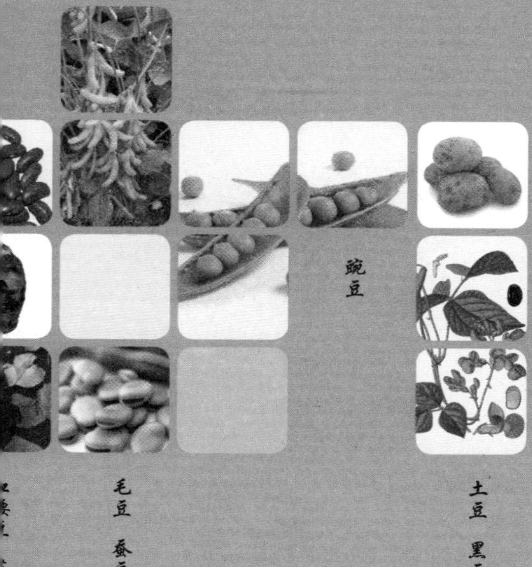

豌豆

土豆　黑豆花

毛豆　蚕豆

豆薯类包括红豆、绿豆、甘薯、马铃薯等，其营养价值非常高。现代营养学证明，每天坚持食用豆类食品，可起到减少脂肪含量，增加免疫力，降低患病的作用。因此，营养学家都呼吁，用豆类食品代替一定量的肉类等动物性食品，是解决城市中人营养不良和营养过剩双重负担的最好方法。而薯类富含碳水化合物、多种矿物质和维生素，对预防慢性病可起到积极的作用。

本章以新视角、新发现、新概念详细介绍了豆薯类的生活知识以及相关的制作方法。

黄豆 Soybean

解热润肺 宽中下气

黄豆学名大豆，中国古称菽。黄豆在我国种植已有四千多年的历史，素有『豆中之王』之称，一般被人们称之为『田中之肉』，其种子含有丰富的蛋白质。干黄豆中含高品质的蛋白质约百分之四十，为其他粮食之冠。黄豆不仅可以直接食用，还可以加工成其他食品，如豆腐、豆皮、豆浆等美味的食品，因此深受老百姓的喜爱。豆渣或磨成粗粉的大豆也常用做禽畜饲料。

别 名：大豆、菽

性 味：性平、味甘

籍 贯：中国

主 治：胃中积热、水胀肿毒

适宜人群：脑力工作者等

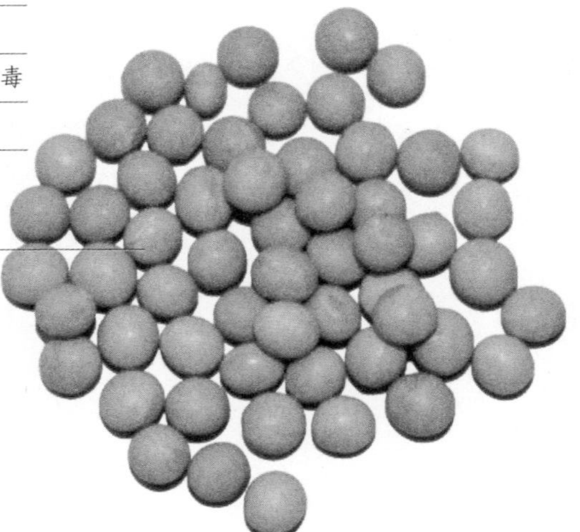

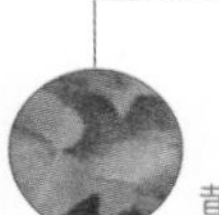

黄豆叶

性平，味甘，无毒；主治蛇咬毒。

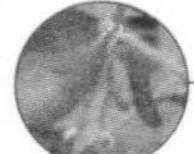

黄豆花

性平，味甘，无毒；主治目盲、翳膜。

产地分布

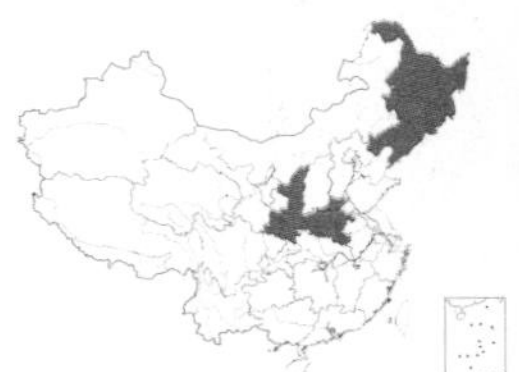

主产地：主要分布在东北、河北、陕西、山西等地区。

成熟周期

1 2 3 4 5 6

7 8 9 10 11 12

成熟期：8~10月

药典精要

李时珍说：大豆有黑、青、黄、白几种，只有黑大豆入药用，而黄色、白色大豆炒食或做成豆腐，制作酱油或榨豆油，广为应用，不可不识别其性味。周定王说：黄豆苗高一二尺，叶像黑大豆叶，但比黑大豆叶大，结的豆角比黑豆角略微肥大些，其荚、叶嫩时可以食用。

挑选妙招 颗粒饱满且整齐均匀，无破瓣，无缺损，无虫害，无霉变，无挂丝的为优质黄豆。也可用牙咬豆粒，声音清脆且成碎粒，说明黄豆干燥。优质黄豆通常具有正常豆类的香气。

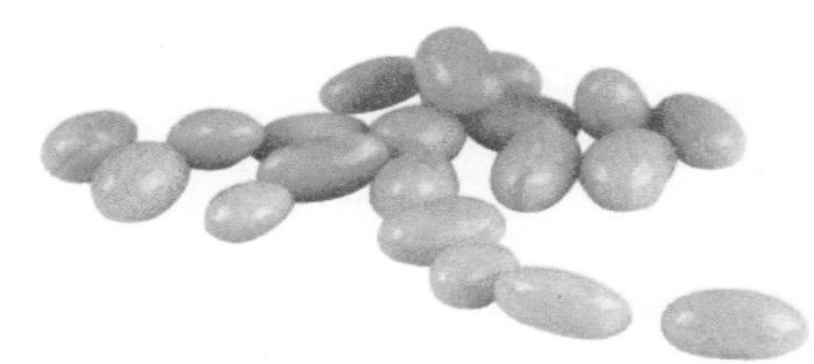

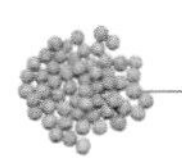

实用偏方

「湿热痹痛」：黄豆50克、加水煎汤取汁服用，每日2次。

「流感」：黄豆500克、香菜50克，黄豆加水煮熟，然后加入香菜同煮，去渣内服。

「惊厥退烧」：黄豆50克、黑豆20克、绿豆20克、白扁豆20克，加水同煮，熟后即可服用。

「肠胃积热」：黄豆20克、黄豆芽50克、猪血100克，同煮汤服用，每日1次。

「脚气」：黄豆150克，打碎煮水，待水温能洗脚时，即可泡脚除脚气。

营养解码

■蛋白质 ■膳食纤维 ■热量 ■脂肪 ■碳水化合物

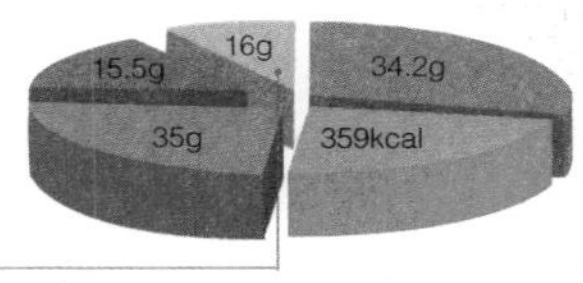

每100克黄豆的营养成分

单位：g=克 kcal=千卡

黄豆内含一种脂肪物质叫亚油酸，能促进儿童的神经发育。同时，亚油酸还具有降低血中胆固醇的作用，是预防高血压、冠心病等的好食品。

膳食专家指南

一般人群均可食用。黄豆是更年期妇女、糖尿病及心血管病患者的理想食品，脑力工作者和减肥的朋友也很适合食用。但黄豆在消化吸收过程中会产生过多的气体造成胀肚，导致消化不良，有慢性消化道疾病的人应尽量少食。患有严重肝病、肾病、痛风、消化性溃疡、低碘者应禁食。特别需要注意的是，黄豆一定不能生吃，否则会中毒。

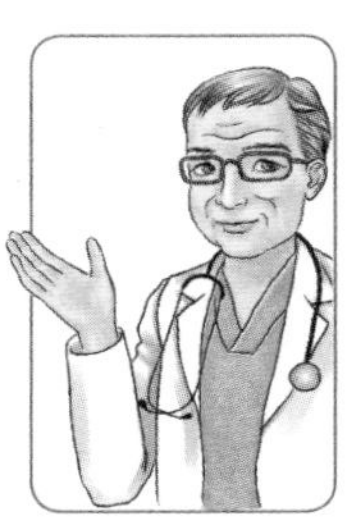

保健疗效驿站

「强肝护心」：黄豆所含的卵磷脂可除掉附在血管壁上的胆固醇，防止血管硬化，预防心血管疾病，保护心脏。黄豆中的卵磷脂还具有防止肝脏内积存过多脂肪的作用，从而有效地防治因肥胖而引起的脂肪肝。

「润肺利便」：黄豆含有丰富的蛋白质，含有多种人体必需的氨基酸，可以提高人体免疫力，是身体虚弱者的补益佳品，同时具有健脾宽中、润燥消水、益气养血的功效。

「通便降糖」：黄豆中含有的可溶性纤维既可通便，又能降低胆固醇含量，减少动脉硬化的发生。黄豆中还含有一种抑制胰酶的物质，对糖尿病有治疗作用。

「延缓衰老」：大豆异黄酮是一种结构与雌激素相似，具有雌激素活性的植物性雌激素，对减轻女性更年期综合症状、延迟女性衰老有很好的功效。

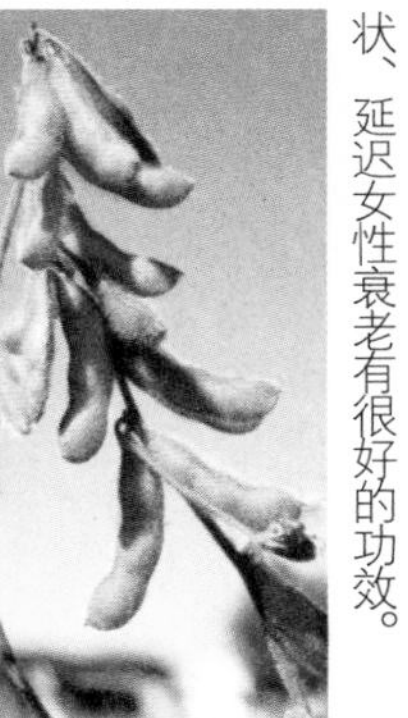

饮食搭配

黄豆 + 小米 ✓ ▶ 具有降低血糖、血脂，减肥的功效。

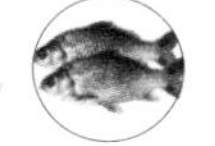

黄豆 + 鲫鱼 ✓ ▶ 具有健脾祛湿、收敛止带、通乳养颜的功效。

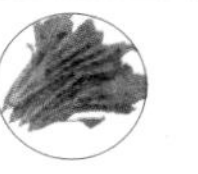

黄豆 + 菠菜 × ▶ **菠菜中的草酸和黄豆中的钙质发生反应，会引起消化不良。**

储存和清洗小窍门

黄豆的种皮和子叶之间有较大的空隙，种皮的珠孔也较大，所以吸附和解吸能力均很强，因此储藏黄豆在高湿环境下应特别注意做好防潮工作。大豆抗虫蚀但不耐高温，因此家庭储存黄豆要将其放在阴凉、干燥、通风处。

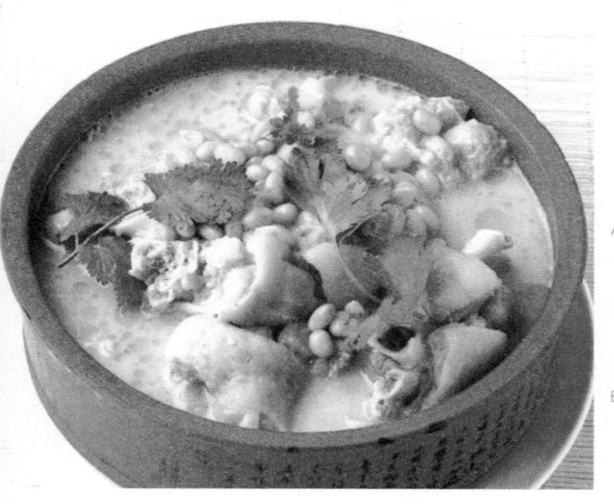

黄豆煨猪手 传统

「原料」：

A
猪脚 2只
黄豆100克
枸杞若干

B
花椒适量
料酒适量
酱油适量
香菜适量
葱、姜、蒜适量

「制法」：

1. 将黄豆用清水洗净，再用清水浸泡过夜，泡发备用。
2. 冷水入锅，将葱、蒜、花椒、姜、料酒放入锅中，再放除去血水的猪脚。
3. 用大火烧至猪脚熟烂，放入适量的酱油，再加入黄豆，以小火慢慢熬炖。
4. 可按照个人喜好加入适量香菜。

黄豆蒸南瓜 新式

「原料」：

A
黄豆100克
南瓜100克

B
香油适量
葱适量
蒜适量

「制法」：

1. 黄豆浸泡过夜泡发，洗净备用。
2. 南瓜去皮切条，将南瓜和黄豆摆盘，并放入葱、蒜，放入蒸锅内蒸15分钟左右。
3. 出锅前淋上香油即可食用。

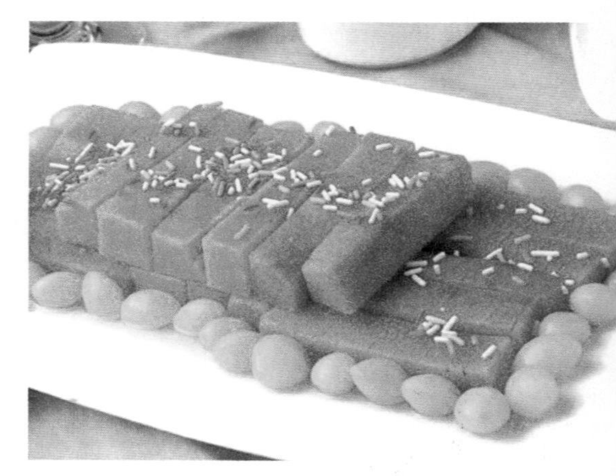

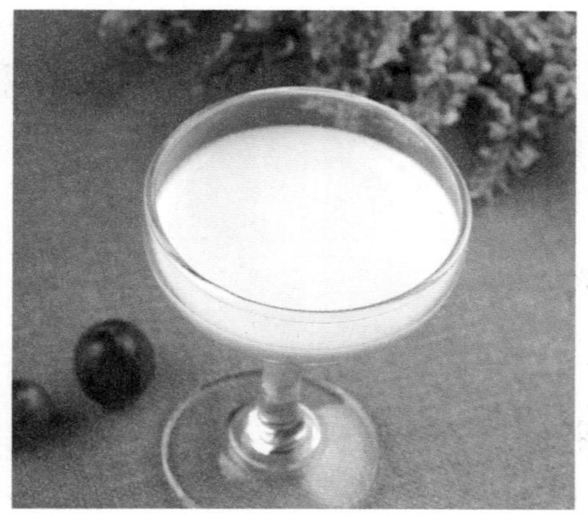

蜜枣黄豆牛奶 新式

「原料」：

A
黄豆粉20克
干蜜枣15克

B
鲜牛奶适量
冰糖适量
蚕豆适量
水适量

「制法」：

1. 将干蜜枣用温水泡软洗净备用。
2. 蚕豆用开水煮熟剥掉外皮，切成小丁备用。
3. 将黄豆粉、干蜜枣、鲜牛奶、煮熟的蚕豆放入果汁机内搅2分钟，倒入杯中加入冰糖即可食用。

健康黄豆制品一览

豆腐

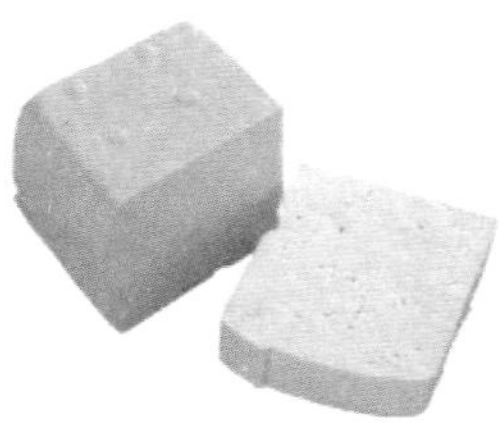

豆腐素有"植物肉"之美称，营养丰富，含有铁、钙等人体必需的微量元素，还含有糖类、优质蛋白，且豆腐的消化吸收率达95%以上。经常食用，可起到补中益气、清热润燥的作用。

豆浆

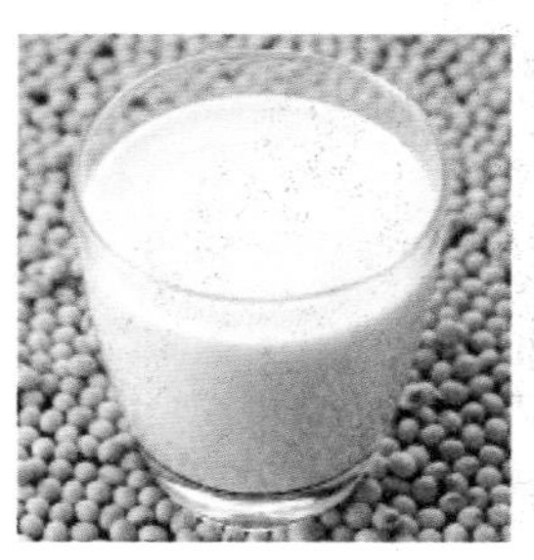

豆浆享有"植物奶"的美誉，经常食用，可防治高血脂、动脉硬化、缺铁性贫血、气喘等疾病，且具有补虚润燥、清肺化痰的功效。

豆腐皮

豆腐皮营养丰富，蛋白质、氨基酸含量高，还有铁、钙、钼等人体所必需的18种微量元素，且具有清热润肺、止咳消痰等功效。

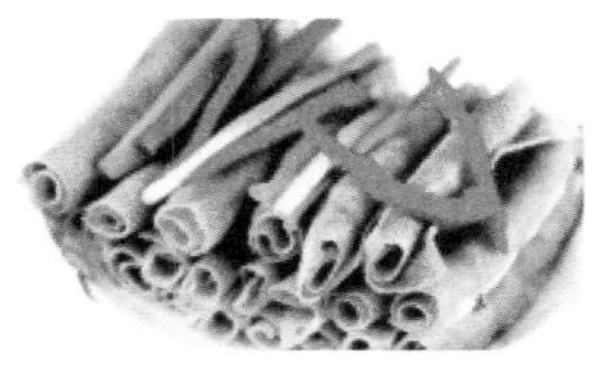

豆豉

豆豉是以黄豆为主要原料，利用毛霉、曲霉或者细菌蛋白酶的作用，分解大豆蛋白质，以加盐、加酒、干燥等方法，抑制酶的活力，延缓发酵过程而制成。豆豉作为家常调味品，适合烹饪鱼肉时解腥调味。

腐竹

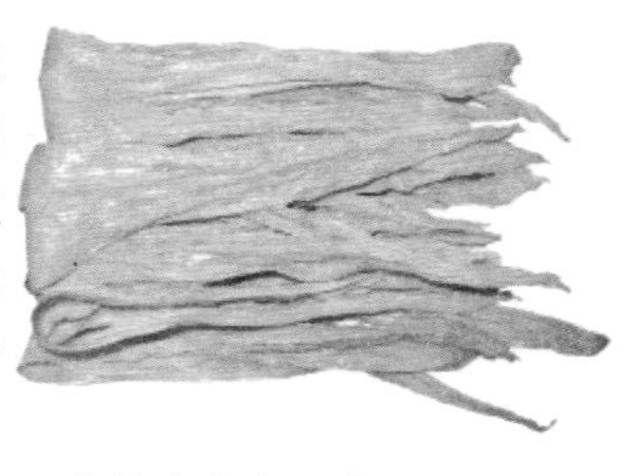

腐竹具有浓郁的豆香味，同时还有着其他豆制品所不具备的独特口感。从营养的角度来说，腐竹能量配比均衡，营养素密度更高。

豆腐脑

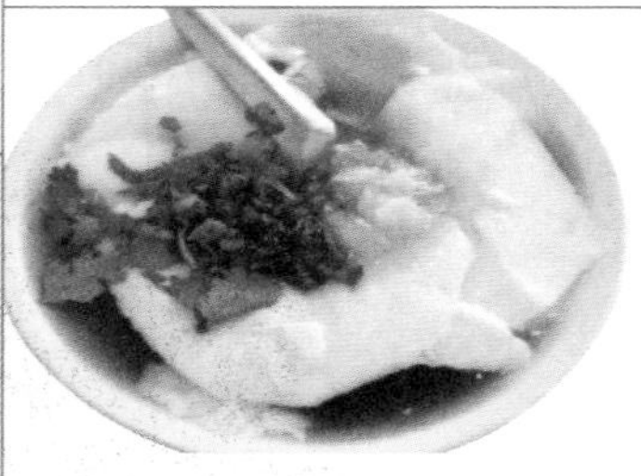

豆腐脑，又称老豆腐，是利用大豆蛋白制成的高养分食品。人体对其的吸收率可达92%～98%，豆腐脑除含大量蛋白质外，还可为人体生理活动提供多类维生素和矿物质。

素鸡

素鸡以素仿荤，口感和味道与鸡肉难以分辨，风味独特。素鸡中不仅含有人体必需的8种氨基酸，而且其比例也接近人体需要，营养价值非常高。

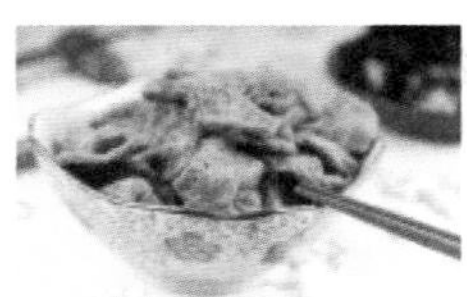

黄豆酱

黄豆酱保留了大豆固有的营养成分，使用黄豆、山泉纯净水、小麦粉、精制盐等经过石窖技术酿制而成。具有防治动脉硬化、去脂降压的功效。

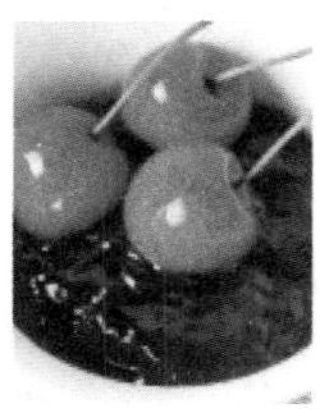

赤豆

Red bean

健脾利湿　**解毒排脓**

赤豆的原产地在东亚地区。它的主要成分为糖类与蛋白质，其中富含维生素B_1、钾和膳食纤维。维生素B_1能促进糖类代谢，使脑部得到充足的能量供应，还具有消除疲劳、防治夏日病的功效。同时，它还是女性美容润肤、滋补气血的良好食材，具有促进血液循环、改善四肢末梢冰冷的功效。

别　名：	小豆、赤小豆、红小豆
性　味：	味甘、酸，性平，无毒
籍　贯：	中国
主　治：	脚气病、水肿、疮毒
适宜人群：	高血压、便秘患者

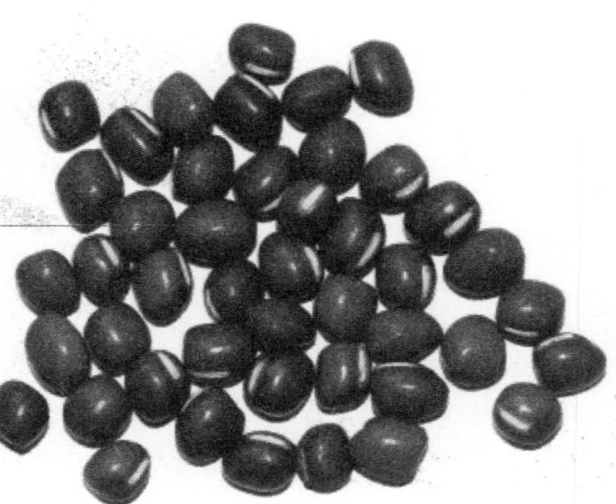

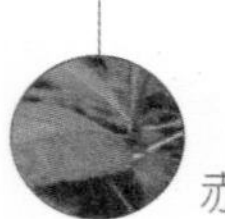

赤豆叶

性平，味甘，无毒；主去烦热，止尿频、明目。

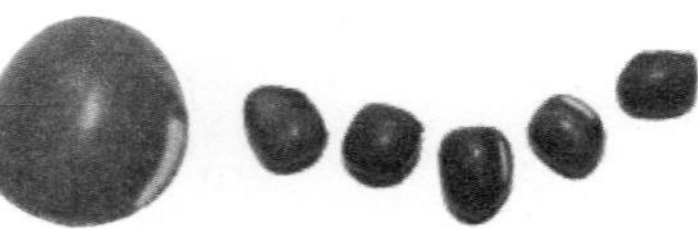

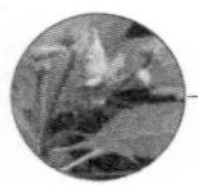

赤豆花

性平，味甘，无毒；主解毒消水肿、治腹泻、治下痢。

产地分布

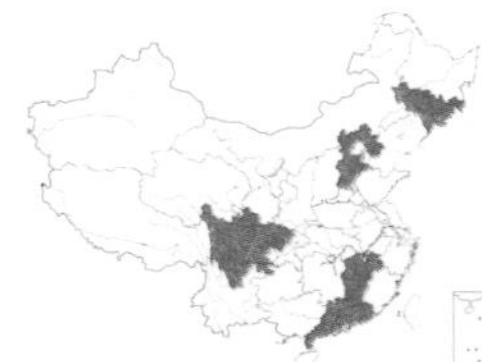

主产地：主要分布在吉林、北京、天津、河北、山东、安徽、江苏、江西、广东、四川等地区。

成熟周期

1 2 3 4 5 6

7 8 9 10 11 12

成熟期：8~9月

药典精要

李时珍说：此豆以紧小而色赤黯者入药用，稍大而鲜红、淡红色的，都不能治病。它们都在夏至后播种，豆苗高一尺左右，枝叶像豇豆，叶微圆而小。豆可煮可炒，可做粥、饭、馄饨馅儿。

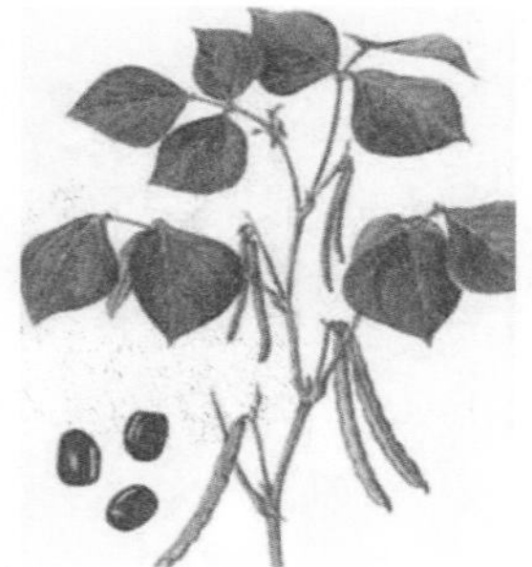

挑选妙招➡赤豆，一般以颗粒均匀、色泽红润、饱满光泽、皮薄者为佳品。优质赤豆通常具有正常豆类的香气和口味。要挑选品质优良的赤豆，最好在商品流动率较大的商店购买。特别需注意的是，干燥的赤豆可储存较长时间，虫蛀、发霉等情况较少。

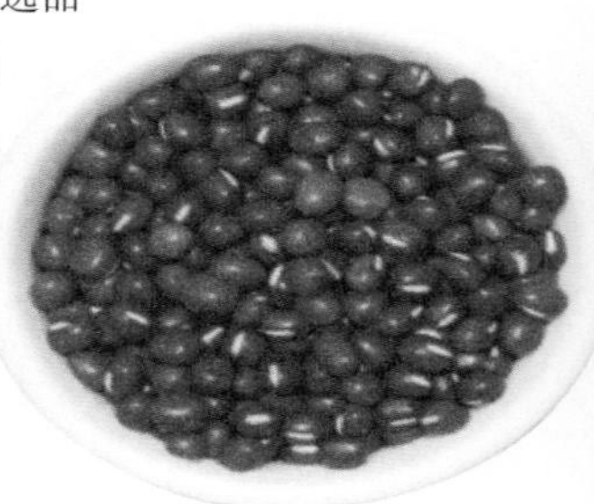

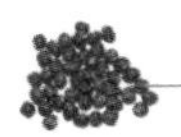

实用偏方

「麻疹」：赤豆和绿豆、黑豆各适量，共煮熟，晒干，与甘草同研成细粉，以开水冲服。

「黄疸型肝炎」：赤豆3克、苦丁香3克、麻雀粪3克，共研细面，鼻嗅。

「水肿烦渴」：赤豆50克、冬瓜30克，冬瓜切丁备用，先将赤豆煮沸后加冬瓜和冰糖同煮。

「产后水肿」：赤豆100克，煮烂食用，每日2次，连续服用，效果更佳。

营养解码

蛋白质　膳食纤维　热量
脂肪　碳水化合物

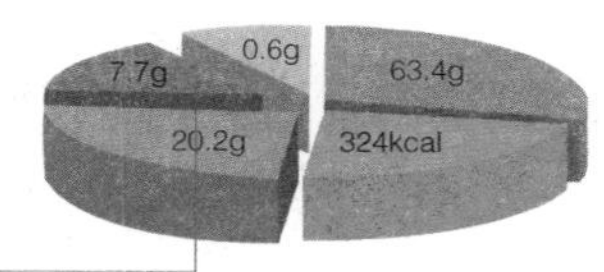

每100克赤豆的营养成分

单位：［g=克　kcal=千卡］

赤豆富含膳食纤维，具有良好的润肠通便、降血压、降血脂、调节血糖、解毒抗癌、预防结石、健美减肥的作用。

膳食专家指南

赤豆一般人群都可以食用。因其具有利水除湿、和血排脓、消肿解毒的功效，所以尤其适合水肿、哺乳期女性吃。赤豆宜与其他谷类食品混合食用，一般制成豆沙包、豆饭或豆粥。但需要注意的是，赤豆利尿，故尿频的人应少吃。阴虚无湿热者及小便清长者忌食。

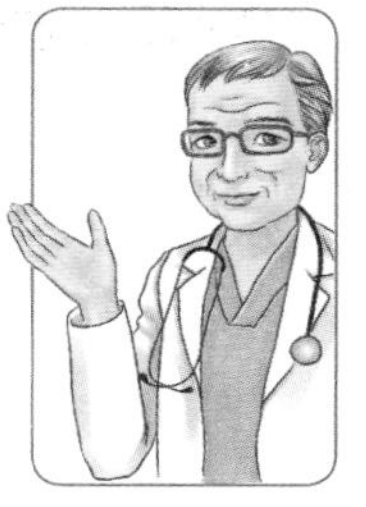

保健疗效驿站

「消除疲劳」：维生素B_1能促进糖类代谢，使脑部得到充分的能量供应，还具有消除疲劳、防治夏日病的功效。若维生素B_1不足，则身体容易疲劳，注意力会减退，也容易水肿，或引发脚气等疾病。

「解毒醒酒」：由于赤豆还具有强烈的解毒作用，因此可用来解除宿醉。

「消肿降脂」：赤豆外皮中含有皂苷，它除了能消除水肿之外，还能降低胆固醇和中性脂肪的含量。

「抗菌杀菌」：赤豆对福氏痢疾杆菌、金黄色葡萄球菌以及伤寒杆菌等都具有显著的抑制和抵抗作用。

「改善便秘」：赤豆中的钾能将盐运出体外，因此能预防高血压，而其中的膳食纤维可改善习惯性便秘。

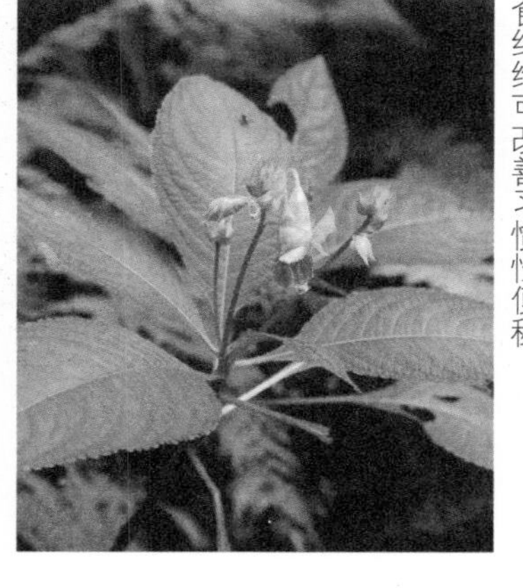

饮食搭配

- 赤豆 + 南瓜 ✓ ▶ 具有消肿利尿、美容瘦身的功效。
- 赤豆 + 薏米 + 莲子 ✓ ▶ 具有润燥除热、改善头晕的功效。
- 赤豆 + 酒 ✗ ▶ 会破坏赤豆中的维生素B_2，使营养损失。

储存和清洗小窍门

将赤豆中的杂物拣去，并晒干，装入塑料袋中，再放入一些剪碎的干辣椒，密封起来。将密封好的塑料袋放置在干燥、通风处。此方法可以起到防潮、防霉、防虫的效果，能使赤豆保持一年不坏。赤豆一般用清水冲洗2～3遍即可。

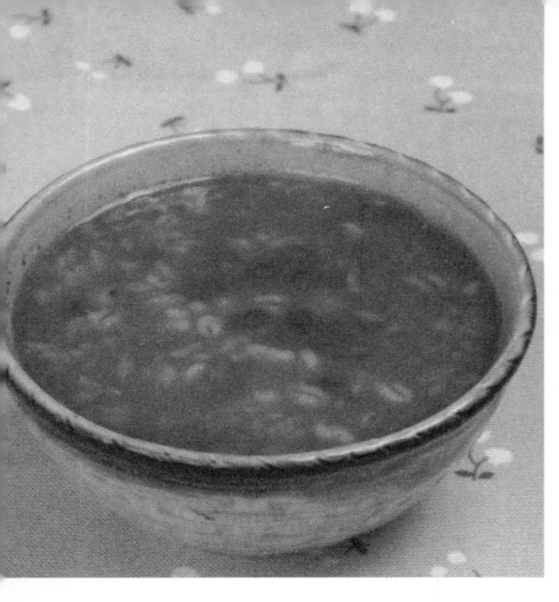

赤豆燕麦粥 传统

「原料」：

A
赤豆10克
燕麦片10克

B
冰糖15克
枸杞5克
水适量

「制法」：

1. 赤豆清洗干净，放入锅中，浸泡3小时备用。
2. 在赤豆中加1000毫升水煮开，转小火煮至半开状。
3. 放入燕麦片，继续煮成稠状即可，食用前加入少许枸杞和冰糖。

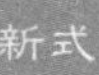

百合赤豆甜汤 新式

「原料」：

A
赤豆200克
百合100克

B
砂糖适量
水适量

「制法」：

1. 赤豆洗净，放入碗中，浸泡3小时，备用。
2. 赤豆入锅，加4杯水煮开，转小火煮至半开状。
3. 百合削去瓣边的老硬部分，洗净，加入锅中续煮5分钟，直至汤变黏稠为止。
4. 加砂糖调味，搅拌均匀即可。

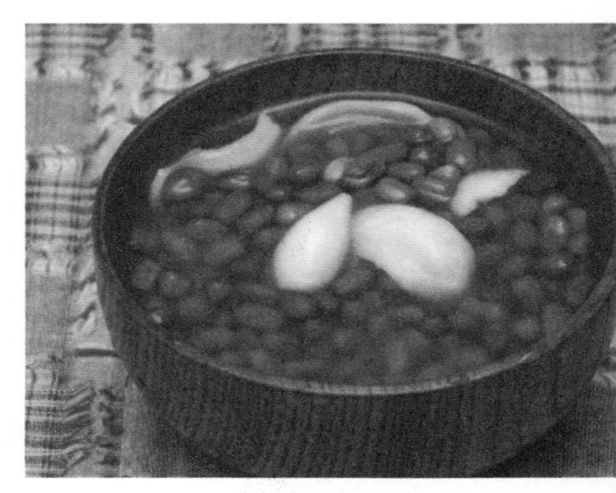

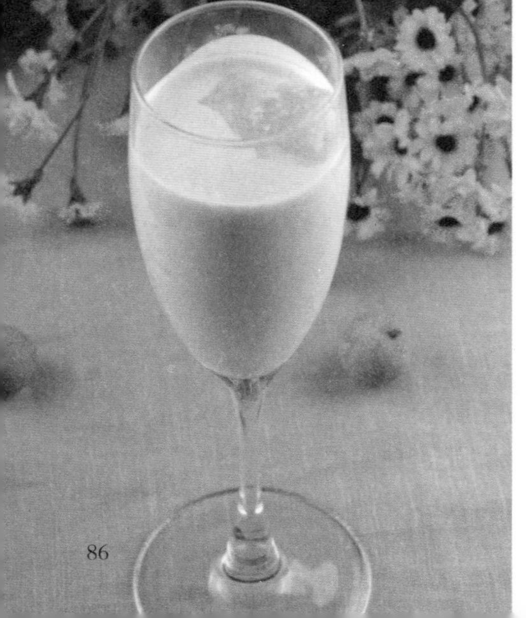

赤豆优酪乳 新式

「原料」：

A
赤豆50克
香蕉15克

B
蜂蜜适量
酸奶适量
冰糖适量
水适量

「制法」：

1. 将赤豆用清水洗净，再用清水浸泡过夜，泡发后，入锅煮至软烂，备用。
2. 香蕉去皮捣软备用。
3. 将赤豆、香蕉、蜂蜜、酸奶放入果汁机内搅拌2分钟，倒入杯中，备用。
4. 按照个人喜好加入适量冰糖，即可食用。

黑豆

Black soybean

温肺祛燥

补血安神

黑豆素有『豆中之王』的美称，原产自中国东北，具有高蛋白、低热量的特性，是一种营养价值很高的食用豆类，深受人们的喜爱。黑豆中微量元素如锌、铜、镁、钼、硒、氟等的含量都很高，这些微量元素对延缓人体衰老、降低血液黏稠度等具有良好功效。在农耕社会，人们发现牲畜食用黑豆后，体壮、有力、抗病能力强，所以，黑豆也可做牲畜饲料。

别　名：乌豆、马料豆、冬豆子、零乌豆

性　味：性平、味甘

籍　贯：中国

主　治：水肿胀满、风毒脚气、须发早白

适宜人群：高血压、心脏病患者

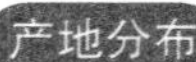

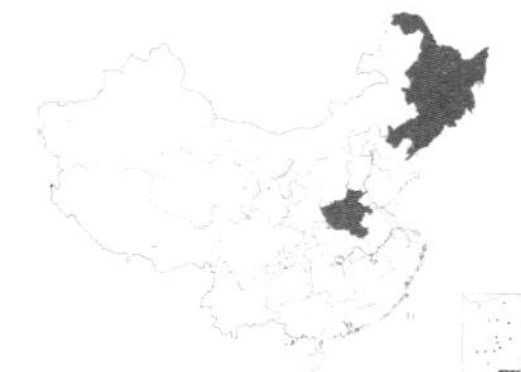

主产地：主要分布在东北、河南等地区。

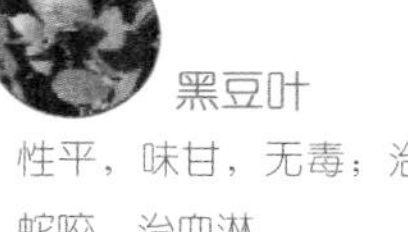

黑豆叶

性平，味甘，无毒；治蛇咬，治血淋。

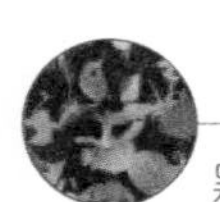

黑豆花

性平，味甘，无毒；治目盲翳膜。

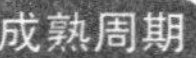

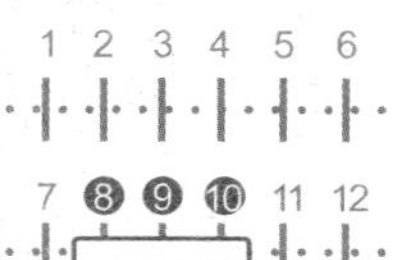

成熟期：8~10月

挑选妙招　优质的黑豆大而圆润，黑而有光泽，无虫蛀，无异味。挑选黑豆时要以颗粒饱满、不干瘪、外观自然黑为佳。新鲜的黑豆上附着一层白白的霜，掰开，里面为青色。购买黑豆，可到商品流动率较大的超市购买。

药典精要

李时珍说：大豆有黑、白、黄、褐、青、斑等颜色。黑的叫乌豆，可入药，做豆豉。按古方称大豆（实指黑豆）解百药毒，予每试之，大不然，又加甘草，其验乃奇。《本草拾遗》记载，黑豆能『明目镇心，温补。久服，好颜色，变白不老。』《本草纲目》也有『李守愚每晨水吞黑豆二七枚，到老不衰』的记载。

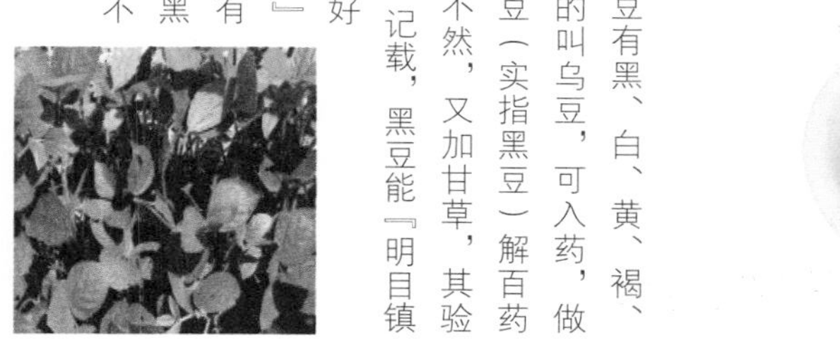

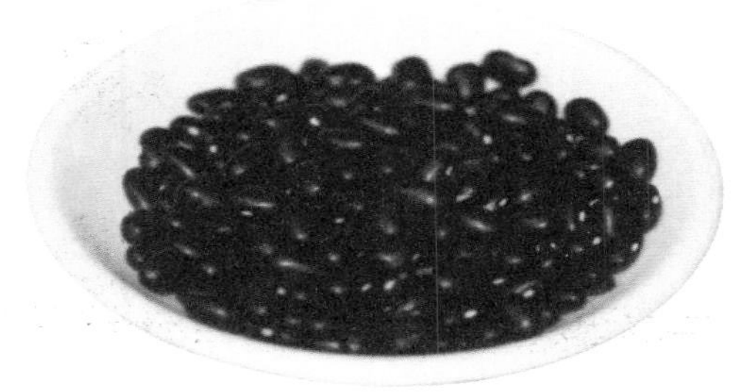

实用偏方

「肾虚盗汗」：黑豆30克、小麦30克、莲子10克，水煎服，每日1次。

「高血压」：黑豆200克、醋500克，将黑豆洗净浸入醋中一周后，每日嚼服30粒。

「妇女闭经」：黑豆50克、红花8克、红糖50克，将黑豆和红花煎煮后加入红糖饮服。

「小儿夜尿」：黑豆100克、猪肉50克，两者同煮，煮烂食用。

「头昏眼花」：黑豆50克、菊花15克、枸杞15克，煎汤取汁服用。

营养解码

■蛋白质 ■膳食纤维 ■热量
■脂肪 ■碳水化合物

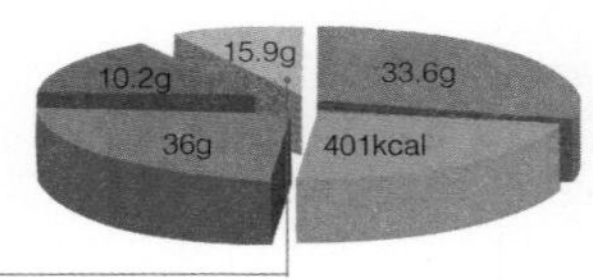

黑豆含有19种油酸，其不饱和脂肪酸含量高，吸收率高达95%以上。其所含的植物固醇能起到抑制人体吸收胆固醇的作用。

每100克黑豆的营养成分

单位：[g=克 kcal=千卡]

膳食专家指南

黑豆一般人群均可食用。尤其适宜脾虚水肿、脚气浮肿、体虚、小儿盗汗、自汗者食用。可治疗热病后出虚汗等症。此外，黑豆也适宜妊娠腰痛或腰膝酸软、白带频多、产后中风、四肢麻痹者食用。需要注意的是，儿童及肠胃功能不良者不要多吃。

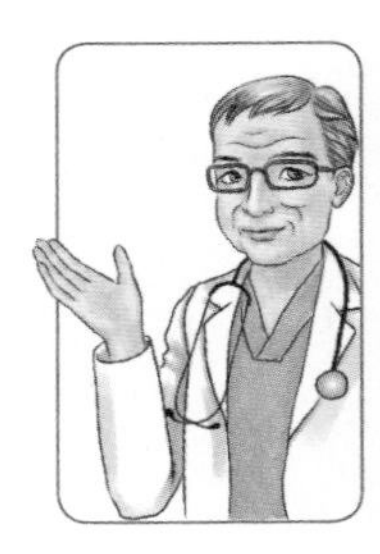

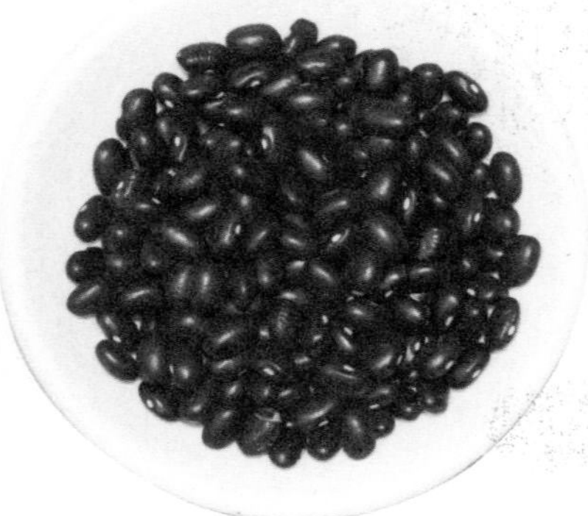

保健疗效驿站

「滋肾补肾」：黑豆为补肾佳品，豆乃肾之谷，黑色属水，水走肾，所以肾虚的人食用黑豆是有益处的。

「美容养颜」：黑豆皮内含有花青素，花青素是抗氧化剂的来源，能清除体内自由基，尤其是在胃的酸性环境下，抗氧化效果最好，具有养颜美容、促进肠胃蠕动的作用。

「活血解毒」：黑豆营养丰富，含有大量的维生素、蛋白质和矿物质，有活血、解毒、利水、祛风的功效，其中粗纤维含量高达百分之四，因此常吃黑豆，能摄取食物中的粗纤维，有促进消化、防止便秘的功效。

贮存和清洗窍门

贮存黑豆要控制好温度，温度是影响黑豆储藏的重要因素，一般以温度低于十六摄氏度为宜。也可以将黑豆放到密封的罐子里，将密封好的罐子放置在干燥、通风处。此方法可以起到防潮、防霉、防虫的效果，能使黑豆保持长时间不变质。清洗时只需用清水去除浮皮脏污即可。

饮食搭配

黑豆 + 排骨 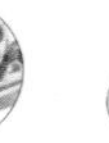 ✓ ▶ 具有补肾活血、祛风利湿的功效。

黑豆 + 高粱 ✓ ▶ 具有顺气益肾、增强体力、乌发止泻的功效。

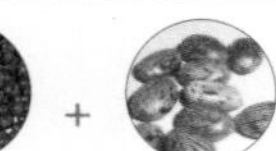

黑豆 + 蓖麻子 ✕ ▶ **两者一起食用会引起身体不适，产生恶心等症状。**

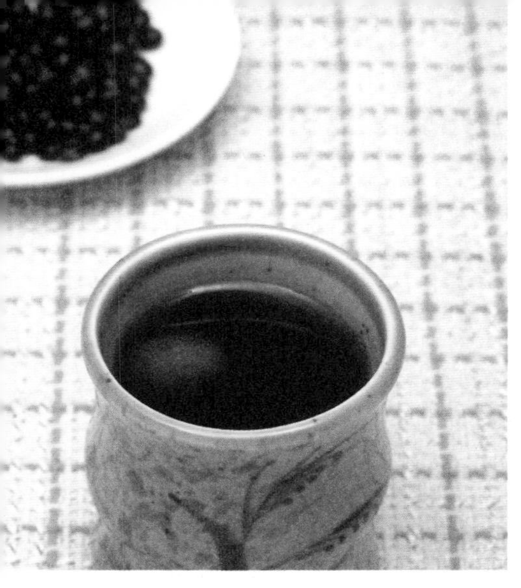

黑豆桂圆汤 传统

「原料」：

A
黑豆30克
糙米30克
红枣5粒
桂圆15克

B
白糖适量
水适量

「制法」：

1. 红枣洗净，切开去除枣核。
2. 黑豆、糙米洗净，分别泡发备用。
3. 黑豆与糙米洗净后，与红枣、桂圆一起，加水1000毫升，煮滚后，再以小火煮30分钟，然后用滤网滤出汤汁，加入白糖当茶饮，其余剩料可留待以后再用。

巴戟天黑豆鸡汤 新式

「原料」：

A
巴戟天15克
黑豆100克
鸡腿1只

B
盐适量
胡椒粒适量
调味料适量

「制法」：

1. 将鸡腿洗净、剁块，放入沸水中氽烫，去除血水。
2. 黑豆淘洗干净，与鸡腿、巴戟天、胡椒粒一起放入锅中，加水至盖过所有材料。
3. 用大火煮开，再转成小火继续炖煮约40分钟左右。快熟时，加入调味料即成。

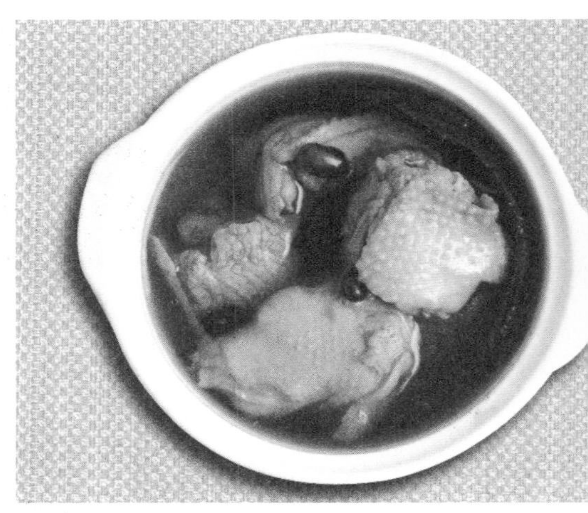

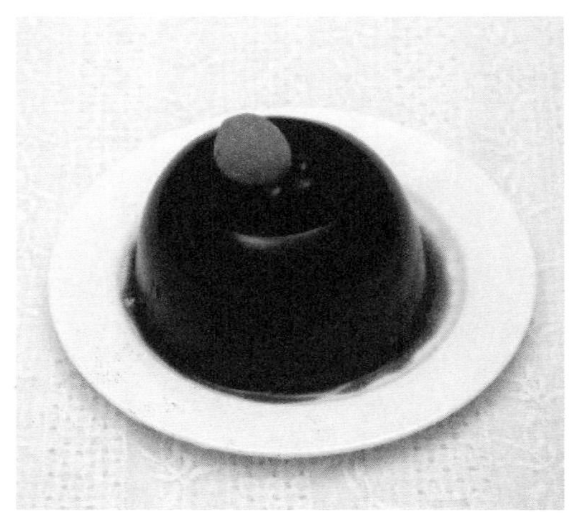

黑豆洋菜糕 新式

「原料」：

A
黑豆500克
洋菜粉12.5克

B
白糖适量
冰糖适量
青梅适量
水适量

「制法」：

1. 先将黑豆在石磨上磨一下，除去皮，再磨成粗粉，加白糖和适量的水拌匀，上笼蒸熟。
2. 将洋菜粉加少许水调和，倒入蒸熟的黑豆中，放上少许青梅、冰糖，冷却后，放入冰箱冻成糕，切成小块，就做成了一道甜点，可随意食用。

豇豆

Cowpea

健脾补肾

散血消肿

豇豆亦称中国豆或黑眼豆，因富含易被人体消化吸收的优质植物蛋白，而素有『蔬菜中的肉食品』的美称，豇豆一般分为长豇豆和饭豇豆两种，长豇豆可作为蔬菜食用，而饭豇豆一般作为粮食食用。豇豆所含的锰是抗氧化剂的一种，故经常食用豇豆，能够预防心脏病。

别　名：豆角、菜豆、长豆

性　味：性平，味甘、咸

籍　贯：中国

主　治：泻痢、吐逆、消渴

适宜人群：肾虚者、尿频者

产地分布

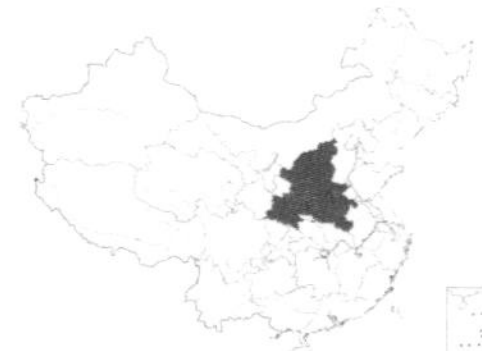

主产地：主要分布在河南、山西、陕西等地区。

成熟周期

1 2 3 4 5 6

7 8 9 10 11 12

成熟期：8~10月

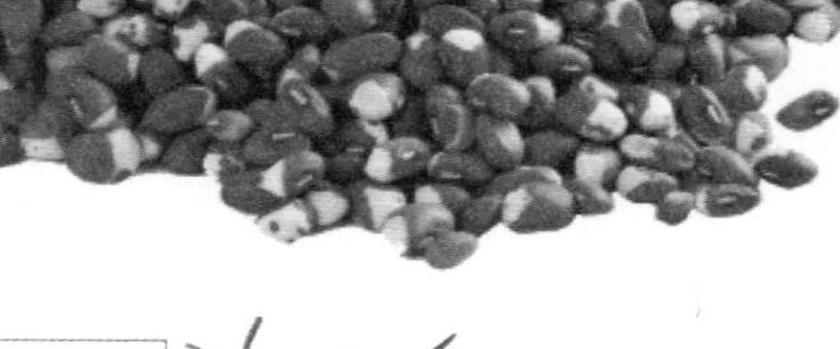

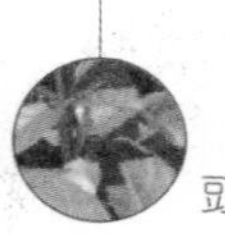

豇豆叶

性平，味甘，无毒；主清热解毒，治淋症。

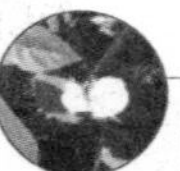

豇豆花

性平，味甘，无毒；主健脾利湿，生津液。

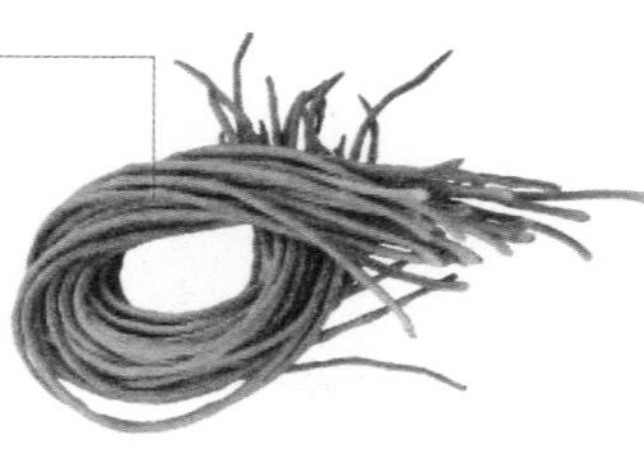

储存和清洗窍门

长豇豆可以直接放进冰箱冷藏，最适宜储存的温度为3℃~5℃，3℃以下会出现冷害。发生冷害时，豇豆表面会出现水浸状斑点，并且开始腐烂，腐烂范围会逐渐扩大。一般来说，豇豆放入袋子中密封保存，放在通风、干燥处即可。

药典精要

李时珍说：豇豆在各处都是三四月间下种。一种是蔓生，蔓长一丈有余；还有一种藤蔓较短。它的叶都是根部大末端尖，嫩的时候可以食用。花有红、白两种颜色。豆荚有白、红、紫、赤、斑纹几种颜色，长的有两尺长，嫩时当菜吃，老了则收子。豇豆可做菜，可做果品，可做粮食，用处最多，是豆类中的上品。

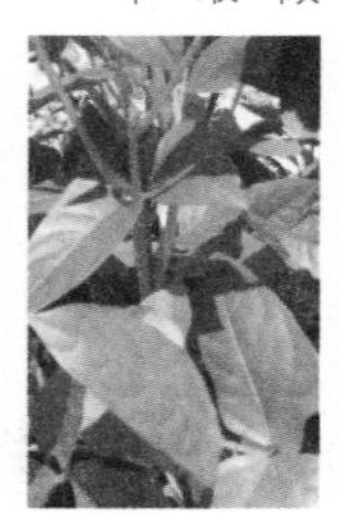

挑选妙招 长豇豆肉质厚，荚嫩脆香。一般来说，豆荚白绿色比青绿色柔嫩。选购时，豆荚肉厚、质地硬、不显籽粒的为新鲜豇豆，若荚、籽分离，壳松软，则表示豇豆已老化，不易做菜食。饭豇豆有两种颜色，一种是白色的豇豆，一种是红色的豇豆。白豇豆口感绵软容易入味，适合牙口不太好的人，红豇豆口感脆硬，不易入味。要购买时可到商品流动率较大的商店进行购买。

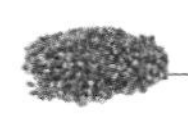

实用偏方

「糖尿病」：饭豇豆100克，水煎服汤，每日1次。

「老年性便秘」：长豇豆200克，焯好后摊开晾凉，加入调料拌匀食用。

「食积腹胀」：饭豇豆适量，细嚼咽下或捣蓉冷开水服。

「小便不利」：长豇豆200克、空心菜100克，加水煎汤服用。

「妇女白带、白浊」：豇豆、蕹菜各100克，加水炖鸡服用。

「疔疮」：豇豆根适量，捣烂敷或研末撒。

营养解码

■蛋白质 ■膳食纤维 ■热量
■脂肪 ■碳水化合物

豇豆可为人体提供易于消化吸收的优质蛋白质，因此可以及时补充机体的营养素，具有助消化、增进食欲的作用。

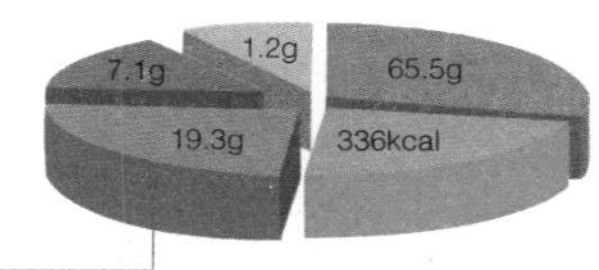

每100克豇豆的营养成分

单位：[g=克 kcal=千卡]

膳食专家指南

豇豆一般人群均可食用，尤其适宜患有糖尿病、肾虚、尿频、遗精及一些妇科功能性疾病者食用。豇豆多食则性滞，故气滞便结者应慎食。豇豆与粳米一起煮粥营养丰富，但一次不要吃太多，以免胀肚。

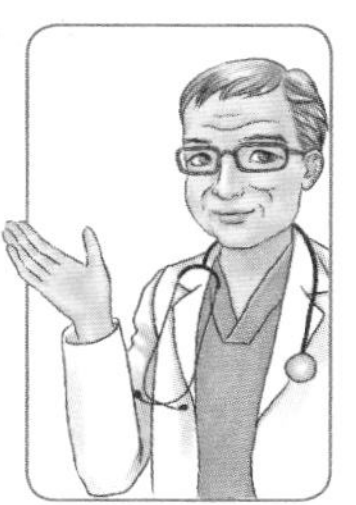

保健疗效驿站

「健脾补肾」：豇豆具有健脾补肾的功效，对尿频、遗精及一些妇科功能性疾病有辅助功效。

「控制血糖」：豇豆中含有多种维生素和微量元素，可补充人体所需的多种营养素，其中的磷脂有促进胰岛素分泌、加快糖代谢的作用，是糖尿病人的理想食品。

「润肠利便」：豇豆中富含的B族维生素能维持正常的消化腺分泌，促进胃肠道的蠕动，从而抑制胆碱酶活性，有效帮助消化，增进食欲，另外也具有防治便秘的功效。

「抗病毒」：豇豆中所含的维生素C能促进抗体的合成，提高机体抗病毒的作用。

「抗衰老」：豇豆中胱氨酸较多，胱氨酸是一种对人体有用的氨基酸，不仅是一种抗衰老的营养素，还可保护人体免受有害重金属以及有害自由基的不良影响，在医疗上常用于保护人体免受X光和核辐射的伤害。

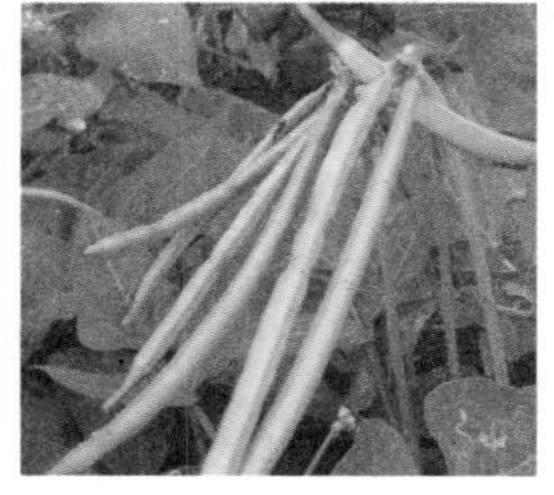

饮食搭配

长豇豆 + 猪肉：具有健脾益肾、消肿散血的功效。

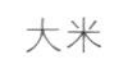

长豇豆 + 大米：具有益气健脾、消肿利尿的功效。

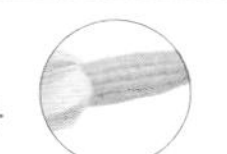

饭豇豆 + 玉米：具有补脾益胃、降低胆固醇的功效。

豇豆品种简介

豇豆按其荚果的长短可分为三类，即长豇豆、普通豇豆和饭豇豆，而作为蔬菜栽培的分为长豇豆和矮豇豆。人们食用最多的豇豆为长豇豆，长豇豆种子部位较膨胀而质柔嫩，专作蔬菜栽培，宜于煮食或加工用，优良品种很多，如红嘴燕长豇豆等。

姜汁豇豆 传统

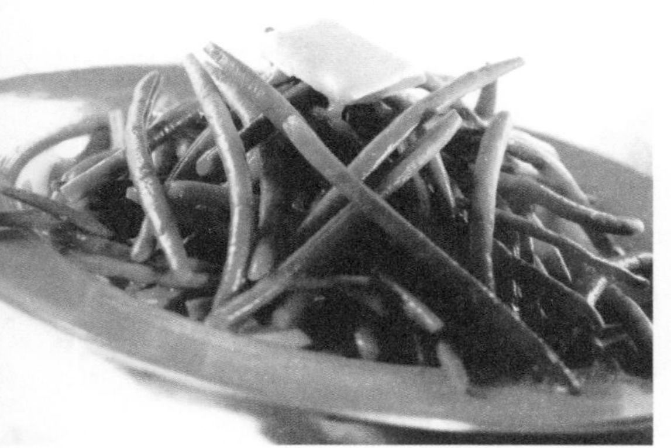

「原料」：

A 豇豆300克

B 姜适量
醋适量
鸡精适量
酱油适量
香油适量
水适量

「制法」：

1．将豇豆用清水洗净。

2．将豇豆去两端，切成6厘米长的段，放入沸水汤锅烫至刚熟时捞起，晾凉。

3．姜去皮，剁成姜末，和醋调成姜汁，加鸡精、麻油、酱油、豇豆，拌匀后装盘即成。

美味豇豆包 新式

「原料」：

A 长豇豆500克
去皮五花肉300克
面粉200克
粉酵母5克

B 干贝适量
生抽适量
料酒适量
调味料适量
香油适量

「制法」：

1．五花肉剁碎，加适量调味料、生抽、料酒、香油拌匀，干贝用料酒泡2小时，上锅蒸软，剁碎与肉馅拌匀。

2．长豇豆洗净煮熟，加香油使豆角翠绿，捞出沥水切碎拌入肉馅调匀。

3．将面粉揉成面团，发酵后擀成圆皮，放入馅料包好。

4．蒸屉上放笼布，放上包子，水开蒸15分钟即可。

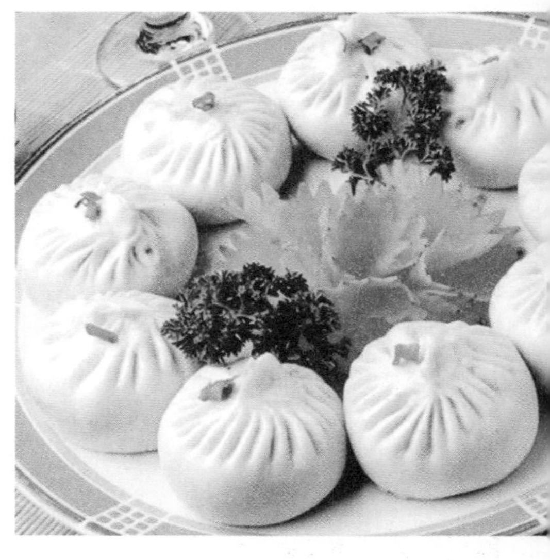

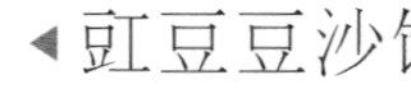
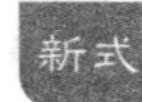

豇豆豆沙饼 新式

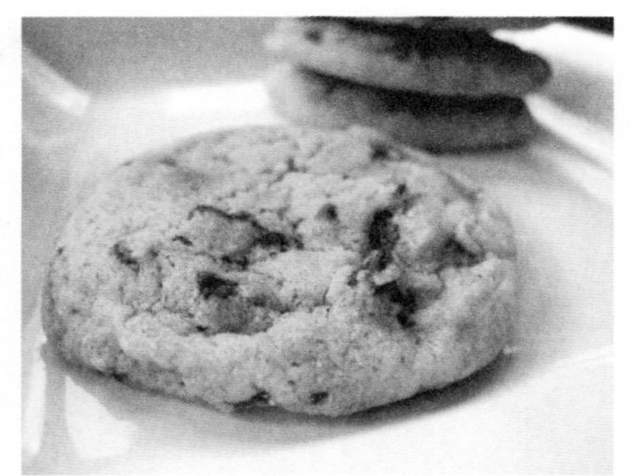

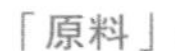

「原料」：

A 豇豆100克
面粉100克
豆沙50克
鸡蛋2个

B 白糖适量
水适量

「制法」：

1．豇豆清洗干净，切成小丁。

2．将豇豆丁用搅拌机搅成泥，搅拌时加一点水，搅完后倒出备用。

3．鸡蛋打发，加适量面粉，搅拌均匀，调成蛋糊，加入打好的豇豆泥后放入豆沙和少许白糖搅拌均匀。

4．平底锅中放少许油，油热后将面糊倒入少许摊成圆饼状，两面煎熟即可。

扁豆 Lentils

化湿消暑

健脾益气

扁豆原产于中南美地区。其种类丰富，有虎豆、花扁豆、白花豆、紫花豆等。亚洲地区的人原本可从谷类、豆类、海草等传统饮食中摄取丰富的膳食纤维，但随着饮食生活日渐欧美化，富含膳食纤维的食物已经逐渐退出餐桌，但患病者也因此而逐渐增加。而扁豆恰恰含有丰富的膳食纤维，因此要积极让扁豆回到餐桌上。

别　名：	白扁豆、峨眉豆、羊眼豆
性　味：	性微温、味甘
籍　贯：	中南美地区
主　治：	脾虚泄泻、暑湿吐泻
适宜人群：	消化不良者、脾虚者

产地分布

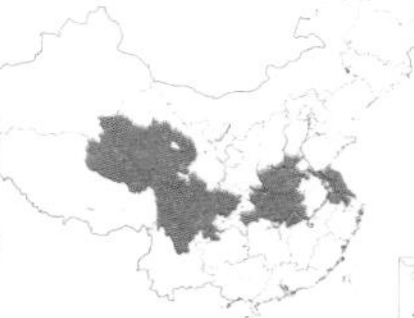

主产地：主要分布在四川、河南、湖北、青海、江苏等地区。

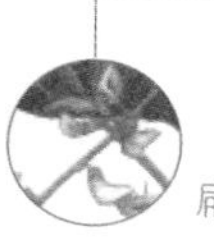

扁豆花

性微温，味甘，无毒；治疗女子月经不调、赤白带下。

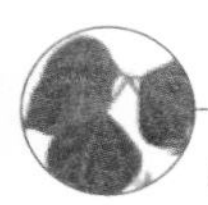

扁豆叶

性微温，味甘，无毒；可用于治疗霍乱、呕吐、下泻。

成熟周期

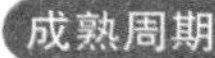

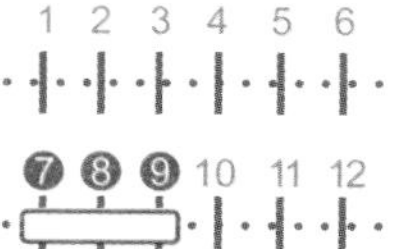

成熟期：7~9月

药典精要

李时珍说：扁豆在二月下种，枝叶蔓生缠绕。叶子大如茶杯，圆而有尖。它的花像小飞蛾，也有翅尾的形状。其豆荚共有十余种，或长，或圆，或像龙爪，或像猪耳、刀镰，各不相同，都累累成枝。白露以后结实更繁茂，嫩时可当蔬菜和茶料，老则收子煮熟吃。

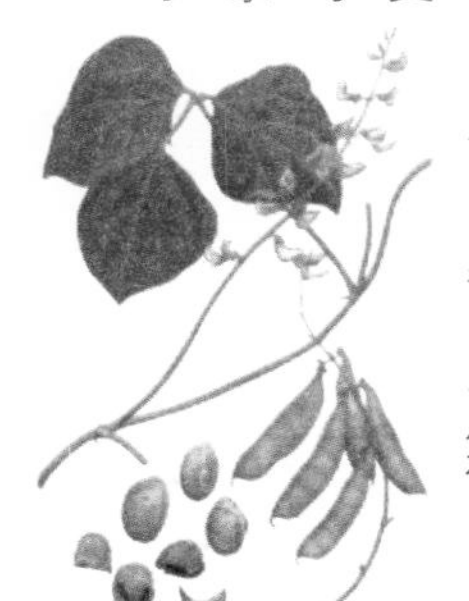

挑选妙招 挑选扁豆，要选厚实、豆大、硬实的，并且掰开时横断面可见荚果壁充实，豆粒与荚壁间没有空隙，撕扯两边筋丝很少，这样的扁豆口感较好。如果要炒扁豆，一般选择较嫩的扁豆，挑选扁豆还要注意看清是否有虫蛀现象。购买时，可到超市及商店购买。

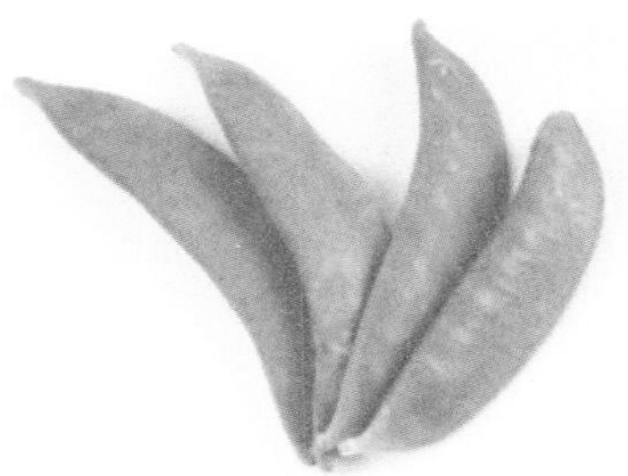

实用偏方

「百日咳」：生扁豆10克、红枣10个，水煎服，连续3日。

「呕吐」：生扁豆50克，晒干研细末，每次10克，米饭或汤送服；若呕吐严重者，配用黄连粉1克，饭前开水送服。

「中暑」：生扁豆叶捣汁，冲开水服。

「小便不利」：扁豆30克、香薷15克，加水煎汤，分2次服用。

「脾虚带下」：扁豆60克，以食用油、食盐煸炒后，每日2次，连食1周。

营养解码

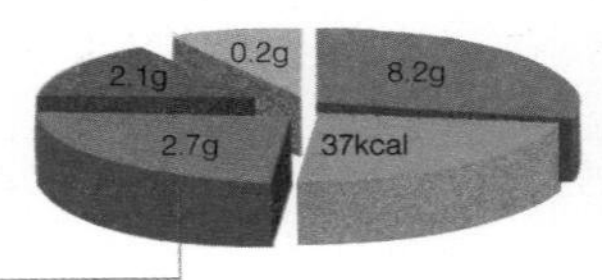

每100克扁豆的营养成分

单位：[g=克 kcal=千卡]

扁豆富含蛋白质和多种氨基酸，经常食用能健脾胃，增进食欲。夏天多吃一些扁豆有消暑、清脾的作用。

膳食专家指南

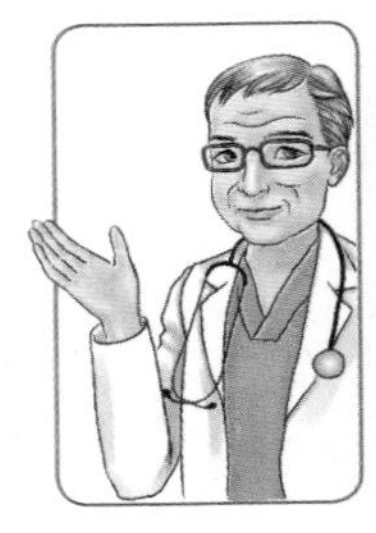

扁豆一般人群均可食用。特别适宜脾虚便溏、饮食减少、慢性久泄、妇女脾虚带下、小儿疳积(单纯性消化不良)者食用。扁豆的组织较软，流失的水溶性维生素B_1也较少。由于营养成分都释出在汤汁内，因此最好做成可同汤汁一起食用的菜肴。需要注意的是扁豆一定要煮熟食用，否则容易中毒。

保健疗效驿站

「健脾益气」：扁豆的主要成分是碳水化合物和蛋白质，它的种皮上还含有丰富的膳食纤维，具有消除便秘、预防癌症的功效。此外，它还含有丰富的B族维生素，维生素C以及钙和铁等其他营养素。

「健脾化湿」：扁豆含磷、钙、铁、锌、蛋白质、脂肪、糖类、维生素B_1、维生素B_2和烟酸、泛酸等成分，对体倦乏力、暑湿为患、脾胃不和、妇女脾虚带下等症有一定的食疗效果。

「治疗肿瘤」：扁豆中含有一种蛋白质类物质——血球凝集素，这种物质可以促进脱氧核糖核酸和核糖核酸的合成，从而对白细胞与淋巴细胞的移动和免疫反应进行抑制，进而能激活肿瘤病人的淋巴细胞，使之产生淋巴毒素，因此能对肿瘤细胞产生非特异性的伤害作用，可以起到显著的消退肿瘤作用。所以常吃扁豆对肿瘤患者来说有一定的辅助疗效。

贮存窍门

一般将扁豆装入食品袋里，放入冰箱冷藏即可。需要注意的是，在低温储存时，扁豆虽能保持很好的外观，但一周左右取出烹调，会有异味，这种味道随储存日数增加而变浓。如果储存时间过长，荚表开始产生斑点，营养价值逐渐降低。因此，扁豆最好现买现吃，不宜储存时间太长。清洗扁豆时，水洗几遍即可。

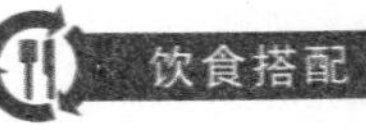

饮食搭配

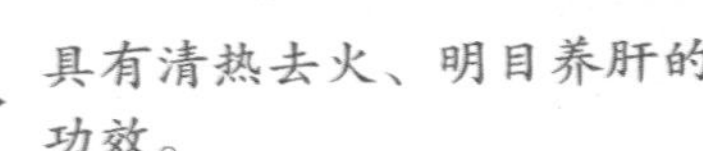

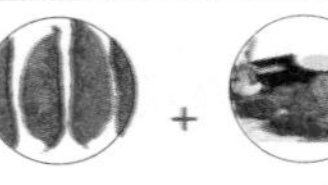

扁豆 + 豆腐 ▶ 具有清热去火、明目养肝的功效。

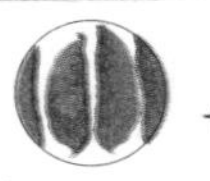

扁豆 + 鸭肉 ▶ 具有养胃益肾、滋阴补虚的功效。

扁豆 + 大米 ▶ 具有化湿消暑、补虚止泻的功效。

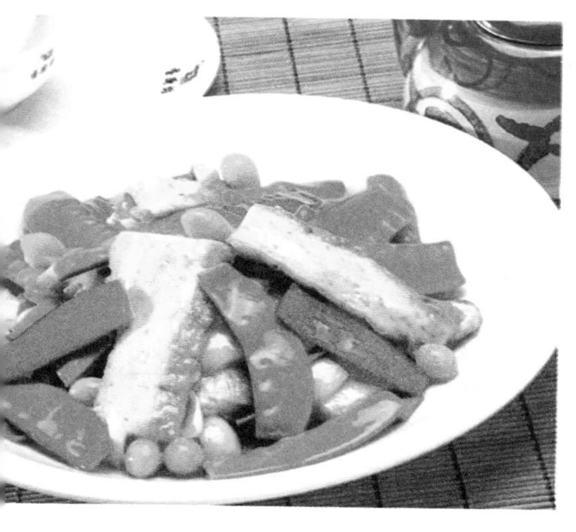

扁豆炒豆干 传统

「原料」：

A
红辣椒1个
扁豆300克
豆腐300克

B
黄豆适量
百合适量
调味料适量
花椒适量
水适量

「制法」：

1．豆腐洗净切长薄片，放入油锅炸1分钟，捞出控油，切小块薄片，黄豆泡发，放开水中煮熟。

2．百合洗净，放水中焯一下，捞出沥干。

3．扁豆洗净，红辣椒去籽去蒂并洗净切片。

4．油锅烧热，放入花椒爆香，加入扁豆翻炒，加调味料、黄豆、百合继续翻炒至熟。

扁豆焖面 新式

「原料」：

A
新鲜面条250克
扁豆200克

B
蒜适量
葱适量
盐适量
酱油适量
水适量

「制法」：

1．扁豆洗净，掰成小段，热锅凉油，放入葱炝锅，放扁豆，翻炒后倒入凉水，水量大约没过扁豆即可，倒酱油并拌匀。

2．水开后，把汤汁盛出备用，改小火，把一半的面条铺在扁豆上，淋上一层食用油，再铺上剩余的面条，浇上刚才盛出的汤汁，焖熟，待汤汁收干后，撒上蒜末即可。

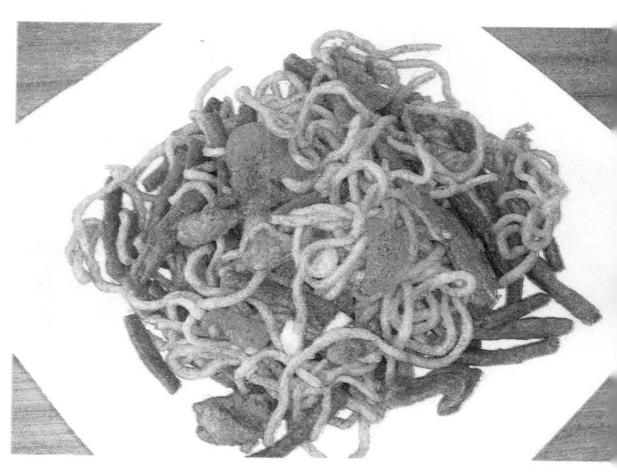

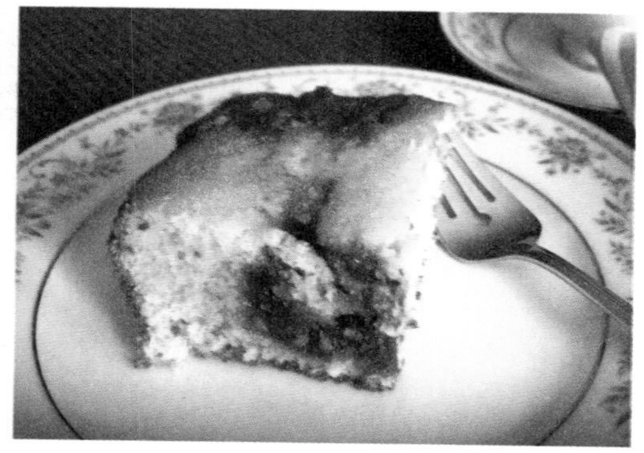

扁豆糕

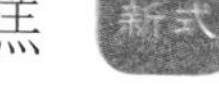

「原料」：

A
扁豆500克
红豆沙300克

B
白砂糖适量
食用色素适量
碱适量

「制法」：

1．扁豆洗净，将皮剥去，放在碗中，加满水，滴上碱，上笼蒸至酥烂取下，冷却后磨成泥，压干水分，加入食用色素染红的白糖，搅拌均匀。

2．扁豆泥两面用布夹住，揿成薄片，将扁豆泥对切，铺上豆沙，再将另一块扁豆泥盖在豆沙上即可。

绿豆

Mung bean

清热解毒
保肝益肾

绿豆含有丰富的无机盐和维生素，其更高的价值体现于它的药用价值方面。在高温环境中以绿豆汤为饮料，可以及时补充丢失的营养物质，达到清热解暑的效果。盛夏酷暑，人们喝着绿豆汤，甘凉可口，防暑消热。小孩因天热起痱子，服用绿豆和鲜荷叶，可起到治疗的功效。

别 名：	青小豆
性 味：	性寒、味甘
籍 贯：	印度、缅甸地区
主 治：	暑热烦渴、疮毒痈肿、解毒
适宜人群：	肥胖者、糖尿病患者、中暑者

产地分布

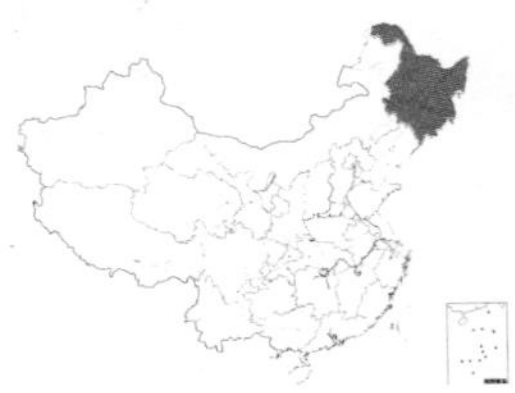

主产地：主要分布在吉林、黑龙江等地区。

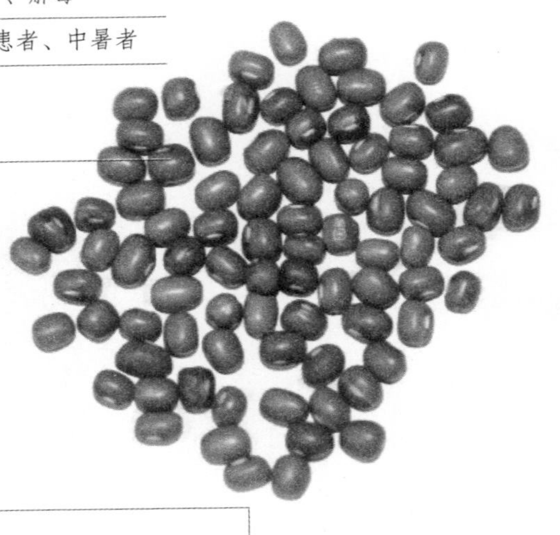

绿豆花

性寒，味甘，可解酒。

绿豆叶

性平，味甘，可治疗霍乱、吐下。

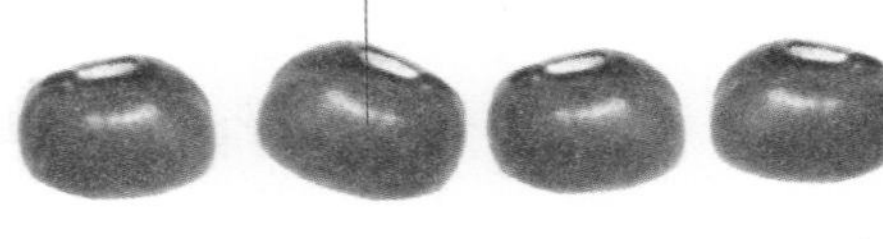

成熟周期

1 2 3 4 5 6

7 8 9 10 11 12

成熟期：7~9月

药典精要

李时珍说：绿豆到处都有栽种。三四月间下种，苗高一尺左右，叶小而有细毛，到秋天开小花，豆荚像赤豆荚。颗粒粗大、颜色鲜艳的是官绿；皮较薄而粉多、粒小而颜色深的是油绿；皮厚而粉少、种得早的，称为摘绿，可以多次采收。种得晚的称为拔绿，只能摘一次。

挑选妙招➡绿豆种皮的颜色主要有青绿、黄绿、墨绿三大类，种皮分有光泽（明绿）和无光泽（暗绿）两种，其中以色浓绿而富有光泽、粒大整齐、形圆、煮之易酥者品质最好。优质的绿豆颗粒饱满均匀，颜色一致，新鲜的绿豆粒大整齐、形圆，无杂质，无虫蛀。向绿豆哈一口热气，然后立即嗅气味，优质绿豆具有正常的清香味，无其他异味。

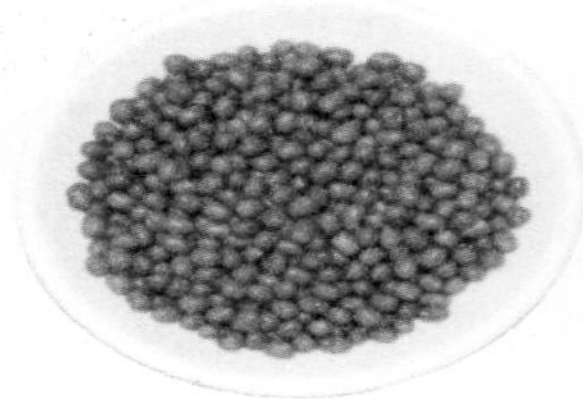

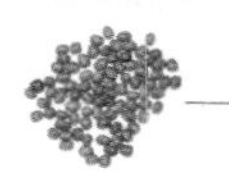

实用偏方

「中暑」：绿豆100克、金银花30克，先将绿豆煮熟后再加入金银花同煮，吃豆喝汤。

「醒酒解酒」：绿豆50克、甘草20克，煎煮后加适量的红糖饮服。

「止咳润肺」：取一个长把铁勺，倒上50克香油，在火上烧热，起烟后放入7～8粒绿豆，不停地搅动，直到绿豆变为黄色为止，待凉后服用。服用时，要先嚼碎绿豆，再与烧过的香油一同吃下。

营养解码

蛋白质　膳食纤维　热量
脂肪　碳水化合物

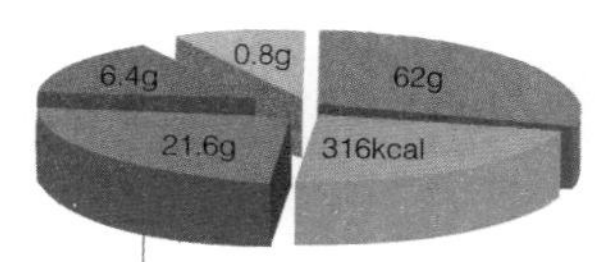

每100克绿豆的营养成分

单位：[g=克　kcal=千卡]

绿豆中含有丰富的蛋白质，生绿豆水浸磨成的生豆汁蛋白含量颇高，内服可保护胃肠黏膜。

膳食专家指南

绿豆老少皆宜，四季均可食用。但是绿豆性凉，脾胃虚弱的人不宜多吃。绿豆不宜煮得过烂，以免使有机酸和维生素遭到破坏，降低其清热解毒的功效。特别需要注意的是服温补药时，不要吃绿豆食品，以免降低药效。且未煮烂的绿豆腥味强烈，食后易恶心、呕吐，因此绿豆一定要煮熟再食用。

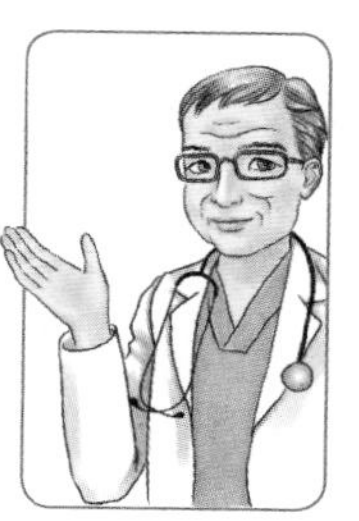

保健疗效驿站

「减肥降糖」：绿豆淀粉中含有相当数量的低聚糖，所提供的能量值比其他谷物低，对于肥胖者和糖尿病患者有辅助治疗的作用。

「护肝益肾」：绿豆还含有丰富的胰蛋白酶抑制剂，可以保护肝脏，又可减少蛋白分解，从而保护肾脏。

「清热解毒」：绿豆对葡萄球菌以及某些病毒有抑制作用，能清热解毒。

「抗过敏」：绿豆的有效成分具有抗过敏作用，可治疗荨麻疹等疾病。

贮存和清洗窍门

一般家庭储藏食用绿豆，可用沸水浸泡烫一小时，然后放人冷水中浸泡一下，再晒干，这样处理可以起到防止虫蛀的作用，并保持食用品质，但不能再用来生产豆芽。

绿豆清洗一般清洗一至两遍，淘去杂质即可。

饮食搭配

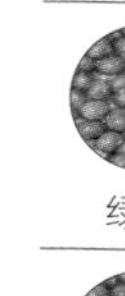
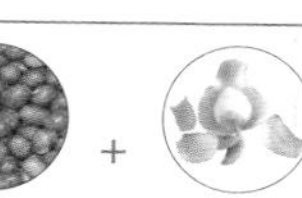
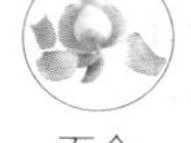
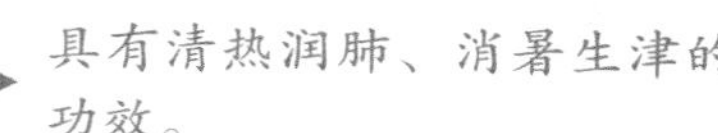

绿豆 + 百合 ✓ ▶ 具有清热润肺、消暑生津的功效。

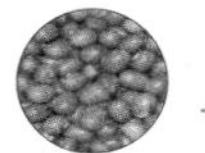
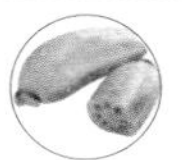

绿豆 + 莲藕 ✓ ▶ 具有疏肝利胆、养心降压的功效。

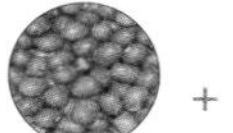
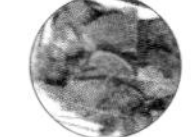

绿豆 + 狗肉 ✕ ▶ **两者同食会产生腹胀、腹泻、恶心等反应。**

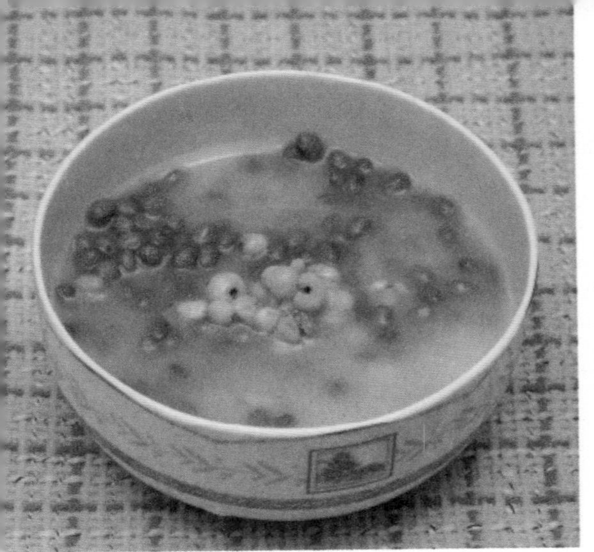

绿豆薏米粥 传统

「原料」：

A
绿豆10克
薏米10克

B
白糖适量
水适量

「制法」：

1．先将绿豆与薏米洗净、泡水，大约2小时即可泡发。
2．砂锅洗净，将绿豆与薏米加入水中滚煮，水煮开后转小火，将绿豆煮至熟透，汤汁呈黏稠状。
3．加入适量白糖搅拌均匀后即可食用。

绿豆豆沙包 新式

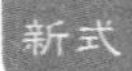

「原料」：

A
小麦面粉600克
绿豆沙500克

B
白砂糖适量
桂花酱适量
碱适量
酵母适量

「制法」：

1．将面粉放入盆内，加入适量水及酵母发酵后，再加入食碱、白砂糖、桂花酱，揉匀揉透，分成大小均匀的面剂，将面剂逐个擀成面皮，包入豆沙，捏成鸭蛋形，包口朝下，平放在案板上，即成包子生坯。
2．将包子生坯摆入屉中，用旺火沸水蒸熟，即可食用。

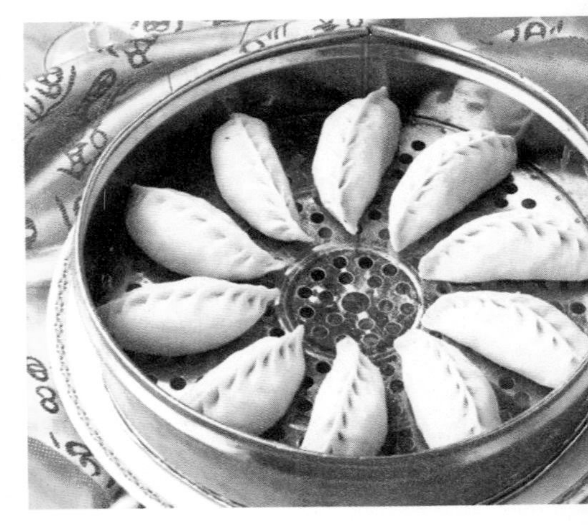

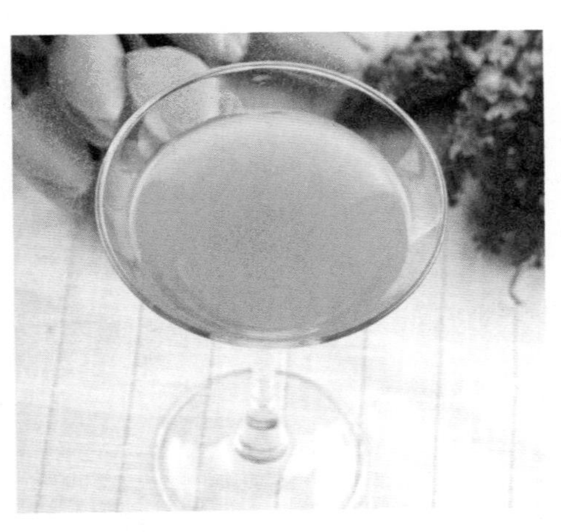

清爽绿豆饮 新式

「原料」：

A
绿豆200克
山楂糕50克
莴笋50克

B
冰糖适量
水适量

「制法」：

1．将绿豆洗净泡发，然后放入高压锅中，加入适量水，压15分钟左右。
2．莴笋切成菱形块，和煮烂的绿豆一起放入豆浆机中，加入适量清水，打成浆。
3．把山楂糕切成小丁，在打好的绿豆汁中放入山楂糕和冰糖即可。

蚕豆

Broad bean

健脾益气

润肠通便

蚕豆又称胡豆、罗汉豆，为一年生或二年生草本植物，属豆科植物，是豆类蔬菜中重要的食用豆之一，起源于西南亚和北非。相传西汉张骞自西域引入中国。蚕豆既可以炒菜、凉拌，又可以制成各种小食品，是一种大众食物。蚕豆的蛋白质含量较丰富，含八种人体必需的氨基酸。碳水化合物含量高，营养价值丰富，可食用，也可作饲料、绿肥。

别　名： 胡豆、佛豆、川豆、倭豆、罗汉豆

性　味： 性平、味甘

籍　贯： 西南亚和北非

主　治： 心血管疾病

适宜人群： 脑力工作者、高胆固醇者、便秘者

产地分布

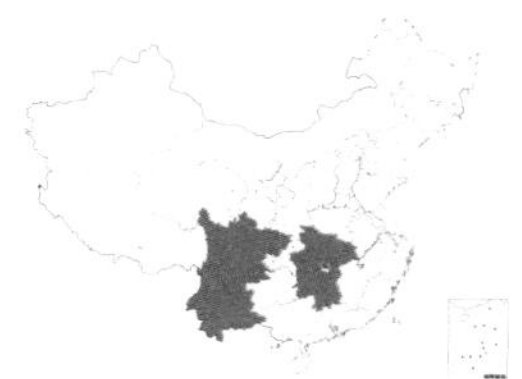

主产地：主要分布在四川、云南、湖南、湖北等地区。

成熟周期

1 2 3 4 5 6

7 8 9 10 11 12

成熟期：7~9月

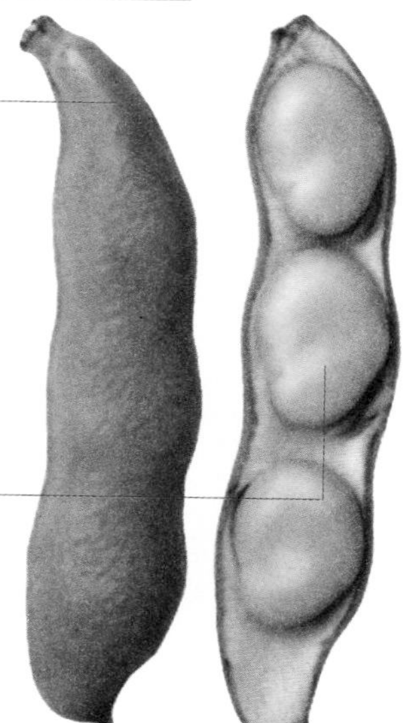

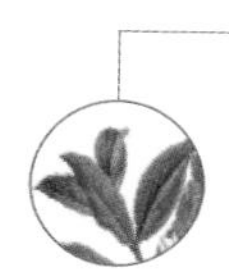

蚕豆苗

微甘，味苦，性温，主治酒醉不醒。

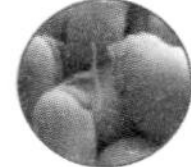

蚕豆果实

微辛，味甘，性平，主利肠胃、和脏腑。

药典精要

李时珍说：蚕豆在南方种植，四川特别多。八月份下种，冬天生长的嫩苗可以食用。它的茎是方的，中间空。叶子像舌头，靠近叶柄处微圆而末端则较尖，面向阳光一面为绿色，背着阳光的呈白色，叶柔厚，一枝生三片叶子。

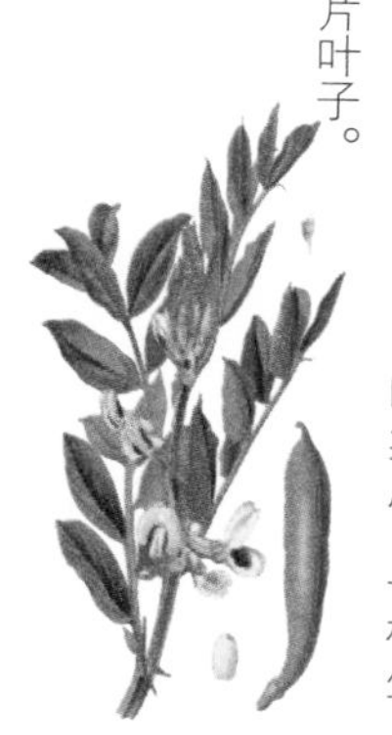

挑选妙招 蚕豆根据用途不同，分为粮用和菜用两种，如果作为蔬菜食用，应该挑选颗粒大而果仁饱满，种皮白绿色，无发黑、虫蛀和污点者；而粮用的一般挑选褐色种皮的为好。如果蚕豆豆荚变成了黑褐色，种脐变黄黑色，说明已经老熟。

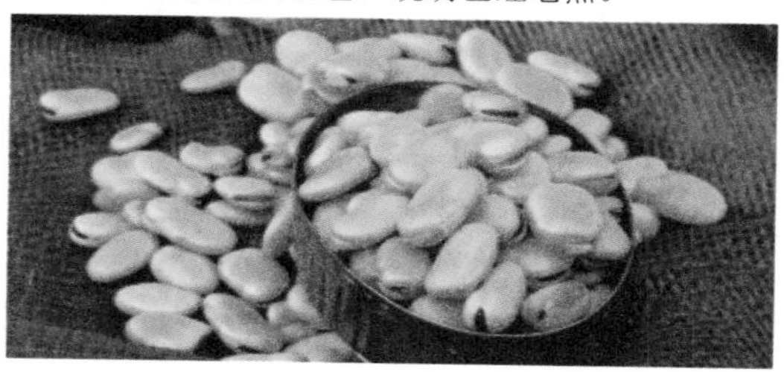

实用偏方

「便秘」：蚕豆50克，煎煮吃空腹吃嚼食。
「水肿水胀」：蚕豆100克、牛肉100克，两者炖煮，熟透吃豆喝汤。
「慢性肾炎」：蚕豆200克、红糖100克，用适量的水煮成膏状服用。
「秃疮」：鲜蚕豆50克，捣烂涂于患处即可。
「酒醉不醒」：蚕豆苗100克，用油和盐将蚕豆苗炒熟，加水煮后服用即可。
「治吐血鼻血」：蚕豆花晾干研末，每次10克用开水冲服。

营养解码

■蛋白质 ■膳食纤维 ■热量
■脂肪 ■碳水化合物

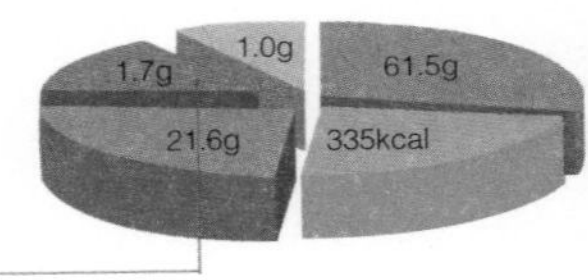

蚕豆皮中富含膳食纤维，其膳食纤维可以有效地降低胆固醇，促进肠蠕动。

每100克蚕豆的营养成分

单位：[g=克 kcal=千卡]

膳食专家指南

蚕豆一般人群都可食用，适宜老人、考试期间的学生、脑力工作者、高胆固醇者、便秘者食用。但中焦虚寒者不宜食用，且发生过蚕豆过敏者应忌食。有遗传性血红细胞缺陷症者，以及痔出血、消化不良、尿毒症者不宜生食。需要注意的是，蚕豆不可生吃，应将生蚕豆多次浸泡且焯水后再进行烹制。

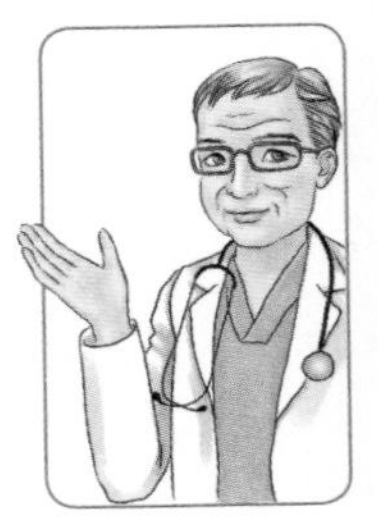

保健疗效释站

「预防心血管疾病」：蚕豆中的蛋白质含量丰富，仅次于大豆，并且氨基酸种类较为齐全，而且蚕豆不含胆固醇，因此可以预防心血管疾病，蚕豆中的维生素C也可以起到延缓动脉硬化的作用。
「补钙强骨」：蚕豆中含有丰富的钙，有利于骨骼对钙的吸收与钙化，能促进人体骨骼的生长发育。
「抗癌防癌」：现代人还认为蚕豆具有抗癌的效果，对预防肠癌有一定的功效。
「健脑益智」：蚕豆中含有调节大脑和神经组织的重要成分钙、锌、锰、磷脂等，并含有丰富的胆石碱，有增强记忆力的健脑作用，对学生及脑力工作者非常有益。

饮食搭配

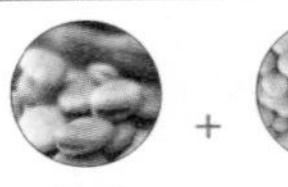

蚕豆 + 黄豆 ✓ ▶ 具有补肝益肾、强健筋骨的功效。

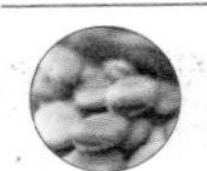

蚕豆 + 枸杞 ✓ ▶ 具有养肝明目、降糖、止腰背酸痛的功效。

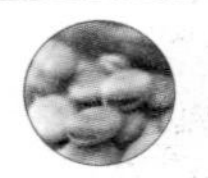

蚕豆 + 田螺 × ▶ **两者同食会产生腹胀、腹泻、恶心等反应。**

贮存和清洗窍门

一般要将蚕豆晒干后，放进密闭的袋子或者罐子中，置于通风、干燥处，这种方法使蚕豆相对处在干燥、低温、黑暗和隔离外部空气的条件下，有防止豆粒变色和抑制害虫发生的作用。蚕豆清洗一般清洗一至两遍，淘去杂质即可。

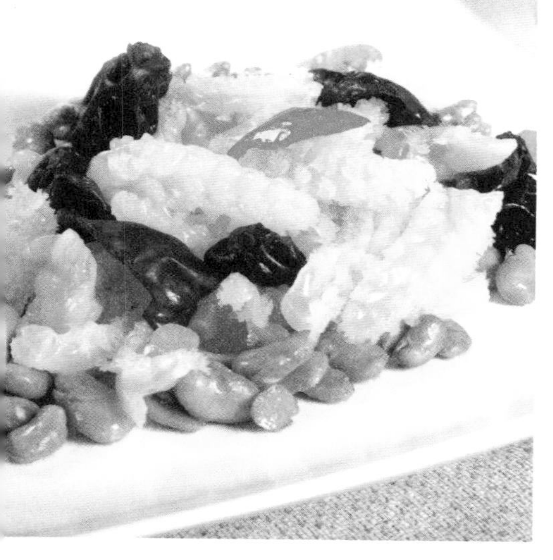

海蜇头炒蚕豆 传统

「原料」：

A
海蜇头适量
鲜蚕豆100克
木耳适量

B
料酒适量
香油适量
醋适量
调味料适量

「制法」：

1．将海蜇头焯水，用凉开水反复冲洗干净，蚕豆洗净，焯水备用；木耳泡发洗净备用。

2．锅内放油烧热，下入蚕豆、木耳、海蜇头同炒，放入调味料、料酒、香油翻炒均匀后摆盘。

蚕豆炒韭菜 新式

「原料」：

A
水发蚕豆200克
韭菜150克

B
调味料适量
料酒适量
香油适量
水适量

「制法」：

1．蚕豆去壳，韭菜洗净沥干后切段备用。

2．往锅中加入油预热，放入生姜末爆炒。

3．将蚕豆放入锅中，再加水1/2杯炒至熟软。

4．最后加入韭菜及其余调味料拌炒片刻即成。

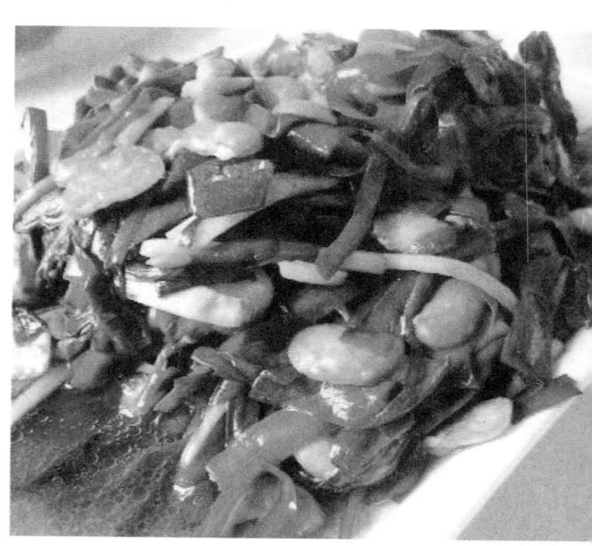

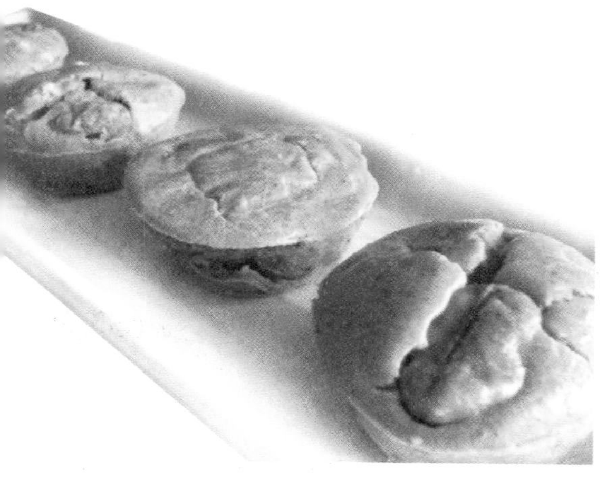

蚕豆大米饼 新式

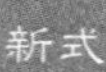

「原料」：

A
嫩蚕豆200克
大米100克

B
白砂糖适量
水适量

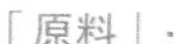

「制法」：

1．把嫩蚕豆用热水焯一下，捞出，放入搅拌机加水搅成泥备用。

2．米适量，放入搅拌机搅成米粉备用。

3．将米粉和蚕豆泥混合，并加入适量水、白砂糖，搅拌均匀。

4．将蚕豆大米糊放入模具中，放入微波炉，中火烤制8分钟即可。

益肾补元

温中下气

刀豆

Sword bean

刀豆是豆科刀豆属的栽培亚种，一年生缠绕性草本植物，也是豆科植物刀豆的种子。秋、冬季采收成熟荚果，晒干，剥取种子备用，或秋季采摘嫩荚果鲜用。刀豆富含尿毒酶、血细胞凝集素、刀豆氨酸等，对治疗肝性昏迷和抗癌有一定作用。刀豆不仅营养丰富，也可食用，它质地脆嫩，肉厚鲜美可口，清香淡雅，是菜中佳品，可单作鲜菜炒食，和猪肉、鸡肉煮食尤其美味，还可腌制酱菜或泡菜食之。

别　名：挟剑豆、刀豆子、大戈豆

性　味：性温、味甘

籍　贯：美洲热带地区、西印度群岛

主　治：利肠胃、止呕吐

适宜人群：肾虚腰痛者、气滞呃逆者

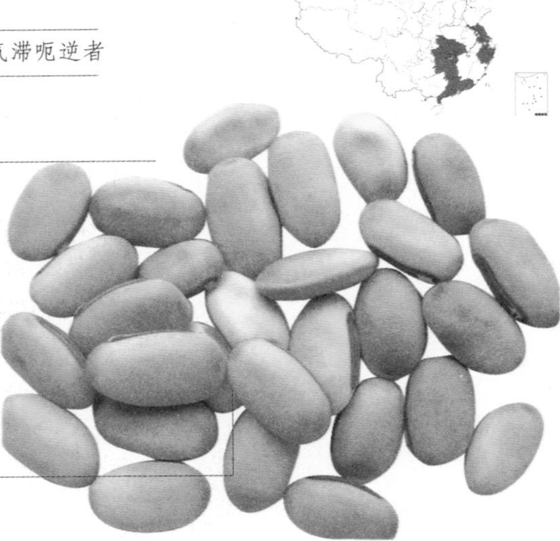

刀豆根

性温，味苦；治头风、风湿腰脊痛、疝气、久痢、经闭、跌打损伤。

刀豆果实

性平，味甘；利肠胃、止呃逆。

产地分布

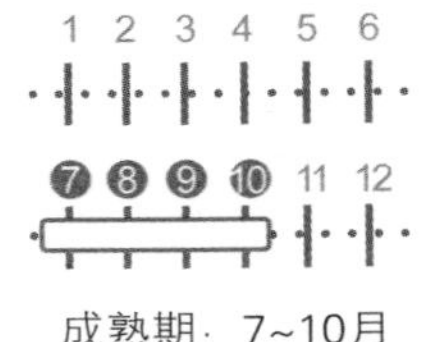

主产地：主要分布在广东、湖南、湖北、江苏、浙江等地区。

成熟周期

1 2 3 4 5 6

7 8 9 10 11 12

成熟期：7~10月

储存和清洗窍门

刀豆适宜放置在阴凉、通风、干燥处保存，一般放在密闭的坛子、罐子中最好，可以保存更长的时间。刀豆在清洗时要注意，切忌清洗次数过多，以免破坏其表皮结构，造成营养成分的流失。

药典精要

李时珍说：刀豆，人们多有种植。三月下种，藤蔓可长到一二丈长，叶子像豇豆叶但稍长、稍大些，五六七月开紫色花，像飞蛾。结的豆荚长约一尺，有点像皂荚，但比皂荚扁而且有剑脊，三个棱很分明。

挑选妙招 选购刀豆嫩荚时，以荚绿色、表皮光滑无毛、大而宽厚者为佳。老熟时，荚皮变浅黄褐色，坚硬不堪食用。选购刀豆干种子时，要选择种子无虫蛀，表皮光滑、饱满，粉红色或淡紫红色，扁椭圆形，脐黑褐色为佳。新鲜的刀豆种子容易煮酥，且沙而糯。

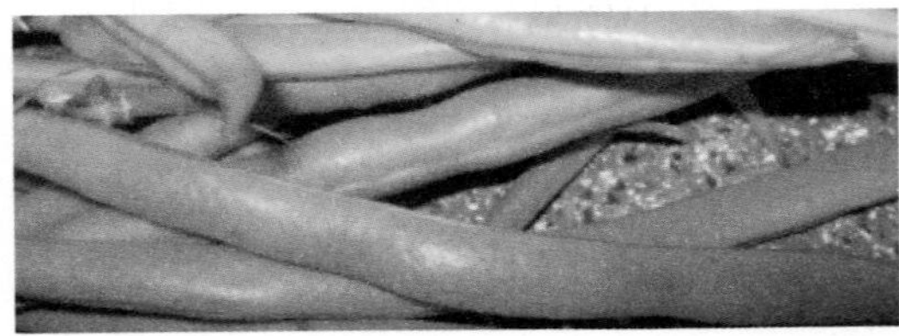

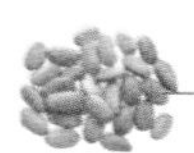

实用偏方

「肾虚腰痛」：猪肾1个剖开，将刀豆10克研为细末，放入其中，外用白菜、荷叶之类包裹，置火灰中煨熟，碎嚼食。

「久痢久泻」：嫩刀豆120克，蒸熟，蘸白糖细细嚼食。

「小儿疝气」：刀豆研粉，每次6克，开水冲服。

营养解码

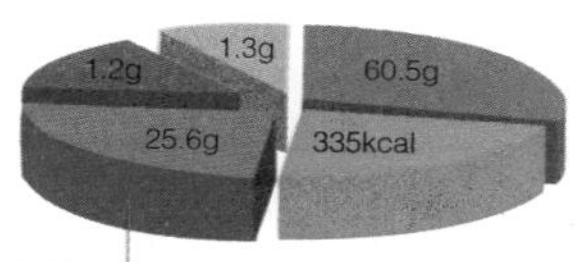

每100克刀豆的营养成分

单位：[g=克 kcal=千卡]

刀豆的蛋白质中含有刀豆氨酸等，刀豆嫩荚中富含刀豆赤霉等，具有治疗肝性昏迷和抗癌的作用。

膳食专家指南

一般人群均可食用，女性白带多者、皮肤瘙痒、急性肠炎等肠胃不适者更适合食用。烹调前应将豆筋摘除，否则既影响口感，又不易消化。烹煮时间宜长不宜短，要保证熟透。新鲜的刀豆中含有大量的皂甙和血球凝集素。食用时若没有熟透，则会发生中毒，若发生中毒则应该及时抢救治疗。

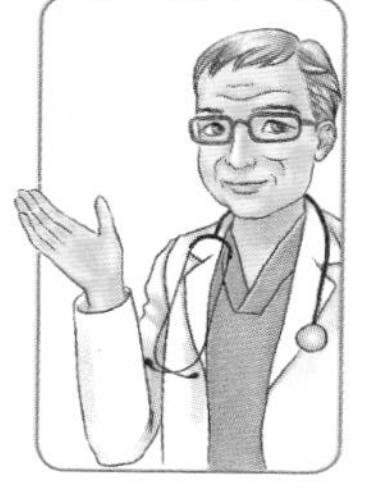

保健疗效驿站

「调理消化系统」：刀豆含丰富维生素C和植物蛋白质，能够调理消化系统，消除胸膈胀满。

「健脑安神」：刀豆中含有调节大脑和神经组织的重要成分，具有安神醒脑、增强记忆力的良好作用。

「健脾益肾」：刀豆具有解渴健脾、补肾止泻、益气生津的功效。食用刀豆可以防治急性肠胃炎、呕吐、腹泻等。

「止膈止吐」：吃刀豆还能治疗呕吐、打嗝等。

刀豆食用安全

刀豆所含的皂素、植物血球疑集素、胰蛋白酶抑制物等为有毒成分，在一百摄氏度的温度下会受到破坏，如果烹饪温度不够、时间过短就很容易导致食物中毒。如果食用未煮熟的刀豆，会出现恶心、腹胀、腹痛、呕吐的症状，病程一般二至三天。一旦发生中毒可采用及早主动呕吐的方法，同时应及时去医院进行救治。

饮食搭配

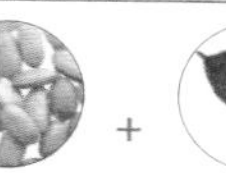
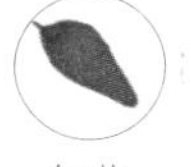

刀豆 + 红薯 ▶ 具有补肝益肾、强健筋骨的功效。

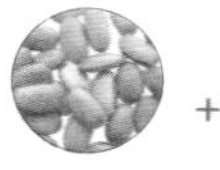

刀豆 + 黑芝麻 ▶ 具有温中下气、益肾健脾、活血养血的功效。

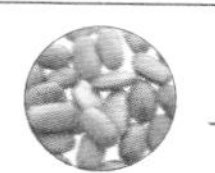
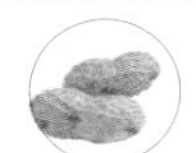

刀豆 + 花生 ▶ 具有养血安神、温暖脾胃的功效。

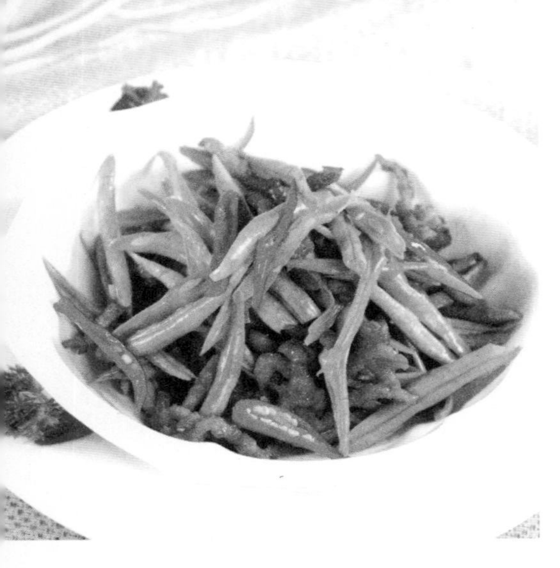

刀豆炒肉丝 传统

「原料」：

A
- 新鲜刀豆200克
- 猪肉100克
- 红辣椒10克

B
- 盐适量
- 酱油适量
- 胡椒粉适量
- 葱、姜、蒜适量

「制法」：

1．将刀豆去筋，洗净，滤干水分，焯水熟透晾干备用。

2．猪肉洗净切丝备用；葱、姜、蒜切成末备用。

3．将锅置于火上放入油，油热加入葱、姜、蒜、辣椒煸炒，再放入肉丝和刀豆爆炒，烹入酱油，放入胡椒粉、盐，翻炒均匀，即可出锅装盘。

香甜三豆粥 新式

「原料」：

A
- 刀豆100克
- 红腰豆50克
- 黄豆50克
- 百合50克

B
- 糖适量
- 水适量

「制法」：

1．将刀豆、红腰豆、黄豆用清水洗净备用，百合洗净备用。

2．开水下锅，放入刀豆、红腰豆、黄豆、百合，大火烧开后，转为小火煮熟。

3．熟后，可按个人喜好放入适量的糖。

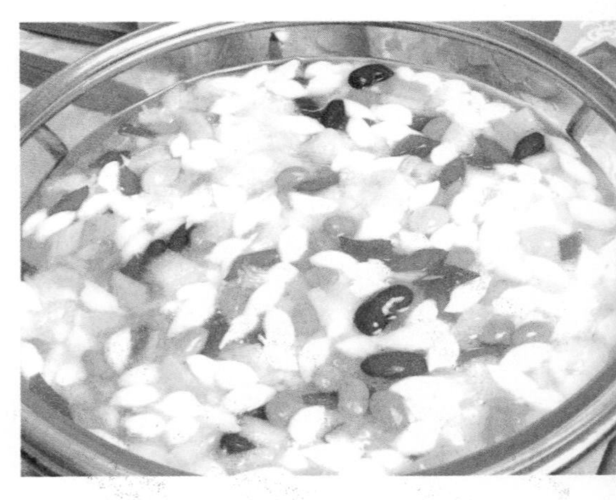

刀豆肉包 新式

「原料」：

A
- 刀豆300克
- 去皮五花肉200克
- 面粉300克

B
- 酵母适量
- 料酒适量
- 葱适量
- 姜适量
- 蒜均适量
- 调味料适量

「制法」：

1．五花肉剁碎后，加适量葱、姜、蒜、调味料、料酒拌匀备用。

2．刀豆洗净，煮熟，捞出沥干切碎，放入肉馅中拌匀。

3．将面粉加水混合揉成面团，发酵。

4．将面团揉成小圆团，擀成圆皮，放馅料包好，放在蒸锅内，蒸15分钟即可。

豌豆

Pea

清热解暑

利尿止泻

豌豆在我国的种植历史已经有两千多年，其生长适应能力较强，主要分布在四川、江苏、湖北、湖南等地区，具有极高的营养价值。豌豆既可作蔬菜炒食，子实成熟后又可磨成豌豆面粉食用。因豌豆豆粒圆润鲜绿，十分好看，因此也常被用来作为配菜，以增加菜肴的色彩，促进食欲。

别　名：	麦豌豆、寒豆、麦豆
性　味：	性平、味甘、无毒
籍　贯：	中国
主　治：	消炎、抗癌、清肠、利尿
适宜人群：	一般人群均可食用

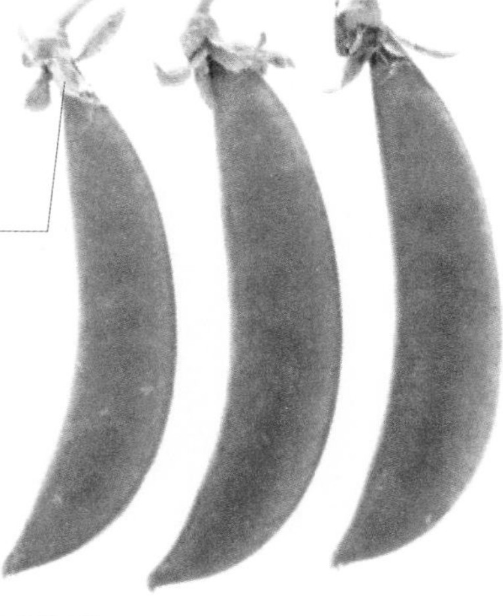

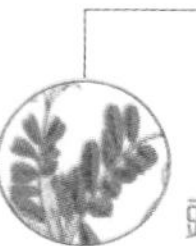

豌豆叶

性平，味甘，无毒；利小便，除腹胀满。

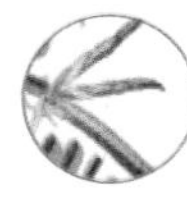

豌豆果实

性平，味甘，无毒；可消渴，除吐逆。

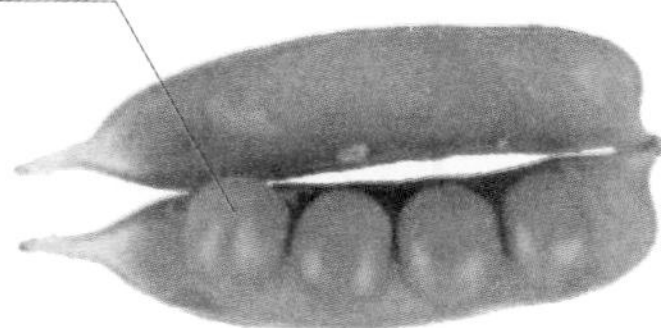

产地分布

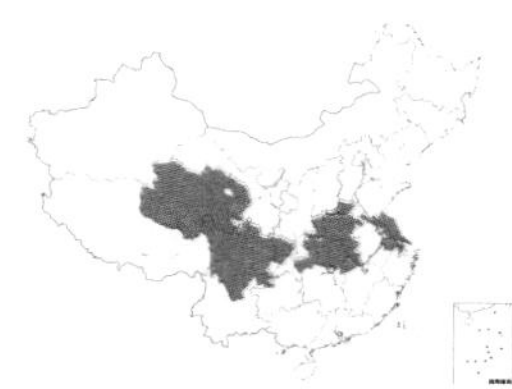

主产地：主要分布在四川、河南、湖北、江苏、青海等地区。

成熟周期

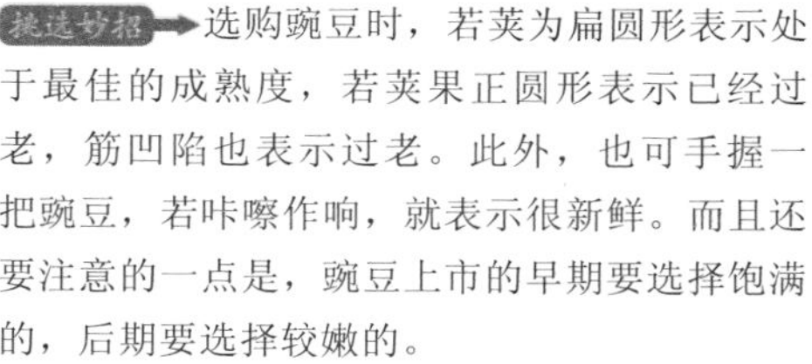

成熟期：8~9月

药典精要

李时珍说：现在北方很多豌豆。它在八九月间下种，豆苗柔弱如蔓，有须。叶像蒺藜叶，两两对生，嫩的时候可以吃。三四月间开小花，像小飞蛾形状，花呈淡紫色。结的豆荚长约一寸，里面的子圆如药丸，也像甘草子。胡地所产的豌豆子像杏仁一般大。

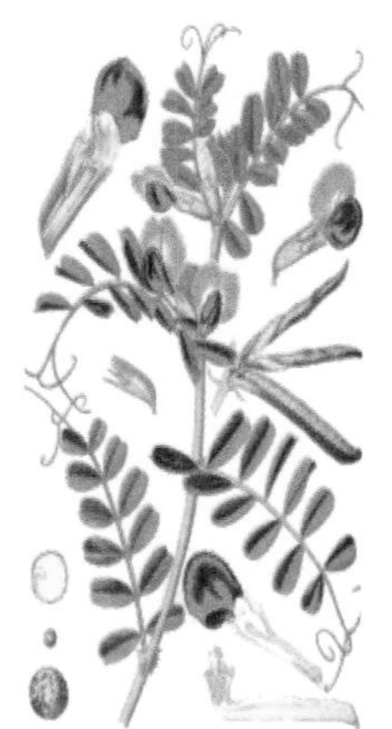

挑选妙招 选购豌豆时，若荚为扁圆形表示处于最佳的成熟度，若荚果正圆形表示已经过老，筋凹陷也表示过老。此外，也可手握一把豌豆，若咔嚓作响，就表示很新鲜。而且还要注意的一点是，豌豆上市的早期要选择饱满的，后期要选择较嫩的。

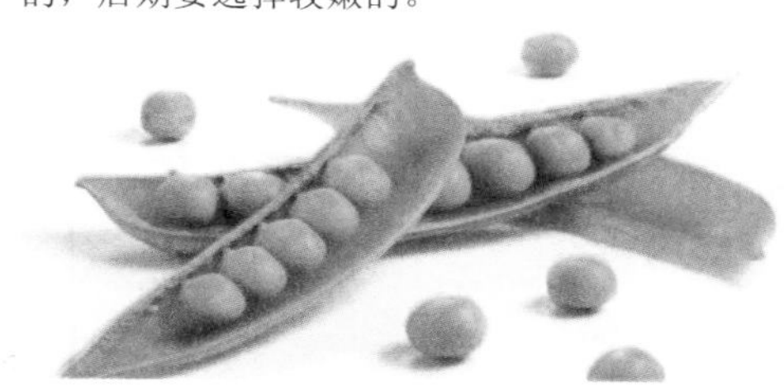

实用偏方

「产后少乳」：豌豆50克，以水煮熟，空腹食用，每日2次。

「脾胃不和」：豌豆150克、陈皮10克、香菜60克，加水煎汤，分2～3次温服。

「高血压」：将豌豆苗洗净捣烂榨汁，每次饮50毫升。

「下泄痢疾」：豌豆100克，面粉适量，豌豆和面油煎，煲汤食用。

「防治便秘」：鲜豌豆200克、核桃仁200克，煮烂，捣成泥，加水煮沸，每次吃50毫升，温服，一日2次。

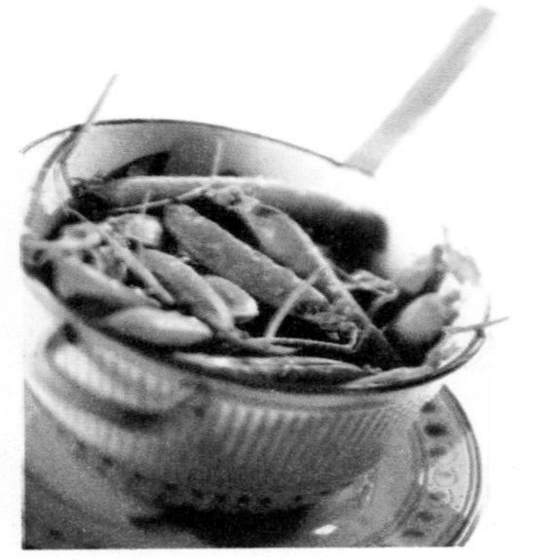

营养解码

■蛋白质 ■膳食纤维 ■热量
■脂肪 ■碳水化合物

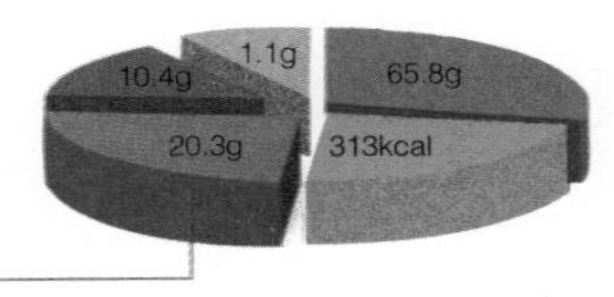

每100克豌豆的营养成分

单位：[g=克 kcal=千卡]

豌豆中富含优质蛋白质，可以提高机体的抗病能力和康复能力。尤其是豌豆中富含赖氨酸，这是其他粮食所没有的。

膳食专家指南

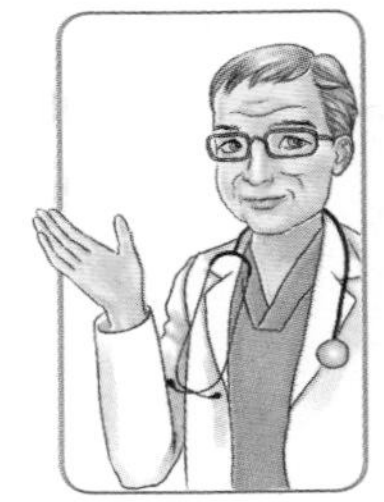

豌豆一般人群均可食用，尤其适合糖尿病患者食用，同时也适宜腹胀、下肢水肿的人食用，产后乳汁不下的妇女食用豌豆可起到治疗的功效。但是食用时要尤其注意多食会发生腹胀，因此不宜长期大量食用。若豌豆与富含氨基酸的食物一起烹调，则可明显提高豌豆的营养价值。

保健疗效驿站

「抗菌消炎」：豌豆含有止杈酸、赤霉素和植物凝素等物质，这些物质都具有抗菌消炎、增强新陈代谢的功效。

「利肠通便」：豌豆和豆苗中所含有的较为丰富的糖类、蛋白质、脂肪、胡萝卜素、磷、钙、铁、烟酸、维生素B_1、维生素B_2等成分，可以促进胃肠蠕动，防止便秘，益脾和胃，生津止渴，起到清肠、利尿的作用。

「防癌抗癌」：豌豆荚和豆苗的嫩叶中富含维生素C和能分解亚硝胺的酶，这种酶具有抗癌防癌的作用。豌豆中所含的胡萝卜素，也可防止人体致癌物质的合成，从而减少癌细胞的形成，预防癌症的发生。

贮存和清洗窍门

一般将豌豆剥皮后，装入食品袋里，放入冰箱冷冻室，可保存一年。需注意的是，剥皮后直接放入冷冻室，不要水洗，吃之前取出所需的量，室温下静置十分钟左右自然化冻即可。或者将豌豆放入密闭容器中，放几瓣大蒜，置于阴凉、干燥处保存。清洗豌豆时，水洗一至两遍即可，以免造成营养流失。

饮食搭配

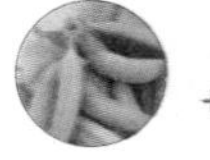
豌豆 + 大米

具有和中下气、通乳利尿的功效。

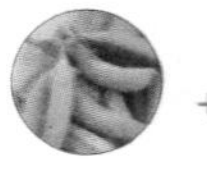
豌豆 + 腐竹

具有清热解毒、益气补脾的功效。

豌豆 + 糯米

具有滋补元气、润泽肌肤的功效。

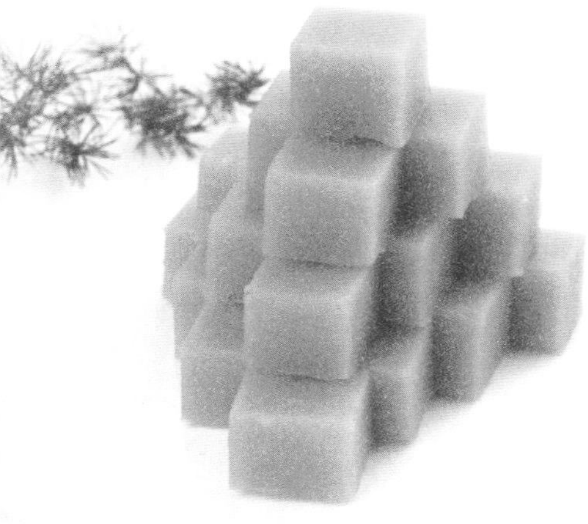

豌豆黄 传统

「原料」：

A
红枣150克
黄豌豆1000克

B
白糖500克
碱面适量
水适量

「制法」：

1. 将黄豌豆去皮碾碎，红枣洗净上锅煮烂制成红枣汁。
2. 沙锅中注水，加入黄豌豆渣、碱面，用小火煮约1.5小时，成稀糊状时，过细筛成细泥状。
3. 将豌豆泥加入白糖、红枣汁搅拌均匀，倒入盘里晾凉，上面盖湿布放入冰箱，吃时用刀切成小方块或棱形块即可。

雪梨豌豆炒百合 新式

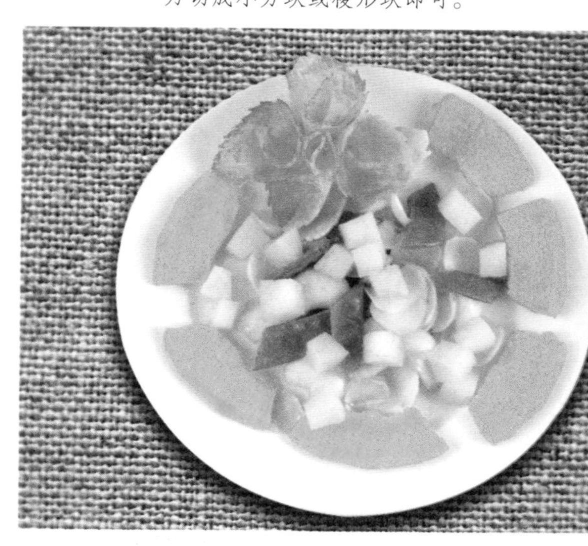

「原料」：

A
雪梨200克
豌豆200克
南瓜150克
柠檬半个

B
油50克
百合1个
盐5克
味精5克
太白粉适量

「制法」：

1. 雪梨削皮切块，豌豆、鲜百合掰开洗净，南瓜切薄片，柠檬挤汁。
2. 雪梨、豌豆、百合、南瓜过沸水后捞出，锅中油烧热，放入调料翻炒。
3. 用太白粉勾芡出锅即可。

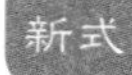

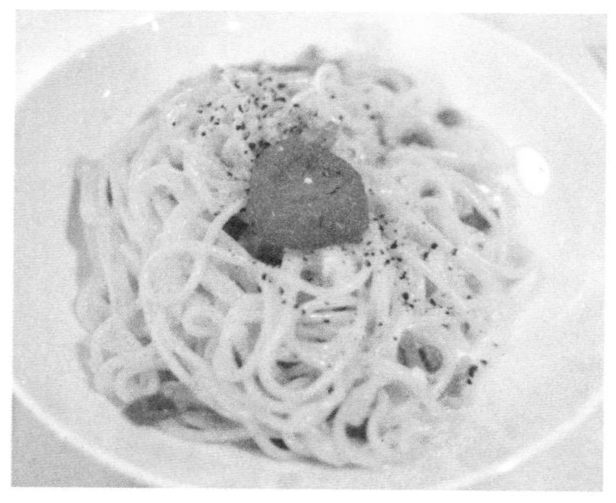

豌豆意大利面 新式

「原料」：

A
糯米粉500克
麦芽糖150克

B
砂糖适量
水适量

「制法」：

1. 将麦芽糖倒入水中混合，倒入锅中烧开。
2. 糖水沸腾后，倒入糯米粉，搅拌均匀。
3. 将面团擀成厚片，切成约1厘米宽的长条，分别搓成小圆棍再切成小段。
4. 凉油下锅，炸至面条呈金黄色即可食用。

花豆

Pinto beans

健脾益肾 强身健体

花豆栽种，迄今有两千多年的历史，属罗霄山脉一年生藤蔓作物，又名肾豆，因其表皮规则，形状如肾脏，全身布满红色经络花纹而得名。花豆富含蛋白质和维生素，有健脾益肾、增强食欲、抗风湿的作用，对肥胖症、高血压、冠心病、糖尿病、动脉硬化等症有食疗作用最为神奇的是花豆能把各种肉类中的脂肪降低，实为神奇的煲汤佳品，在民间享有『豆中之王』的美称。

别　名：	肾豆、大赤豆、虎豆、福豆
性　味：	性平、味甘
籍　贯：	中国
主　治：	高血压、糖尿病、高血脂、便秘
适宜人群：	心血管疾病、糖尿病、高血压等患者

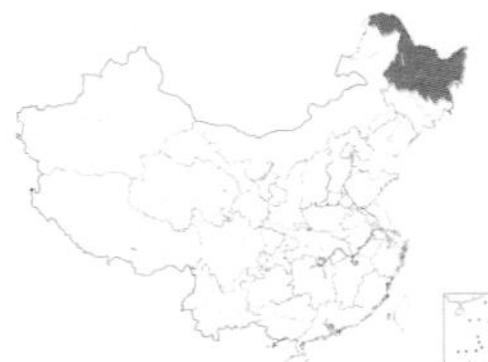

主产地：主要分布在黑龙江等地区。

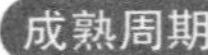

1 2 3 4 5 6

7 8 9 10 11 12

成熟期：8~10月

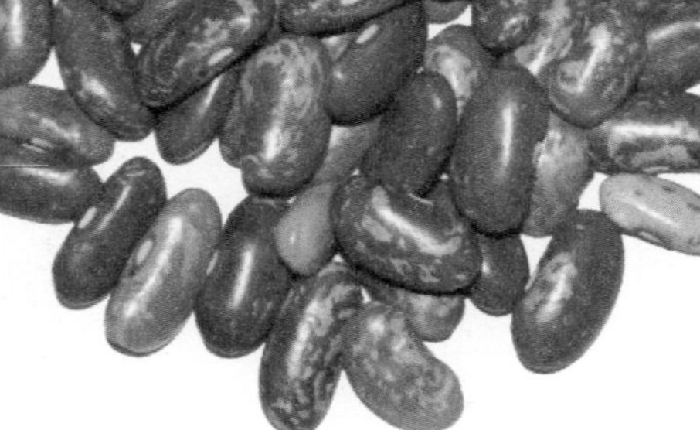

花豆根

性平，味甘；祛脂、降压、降糖。

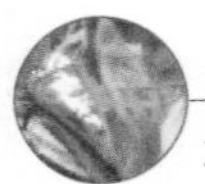

花豆果实

性平，味甘；主利尿消肿、治脚气。

药典精要

李时珍说：花豆系藤本作物，粒大，又名红花菜豆、多花菜豆、多花豆、肾豆、大赤豆、虎豆、福豆、虎仔豆、虎斑豆、花圆豆等。其种子形如动物的肾脏，颜色为白色与褐红色相间。花豆为豆科菜豆属中的一种一年生草本植物。果实营养丰富，可食用，适宜在海拔高地种植。

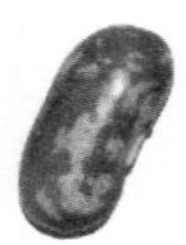

挑选妙招 花豆一般有红色和紫色两种，选购花豆时，要选择颜色润亮，颗粒饱满，花色均匀，无虫蛀，表皮光滑、饱满，扁椭圆的为佳。如果是陈年的花豆，那么花豆的颜色会不鲜艳，质地也很干涩。优质花豆通常具有正常豆类的香气和口味。购买时，可到商品流动率较高的商店购买。

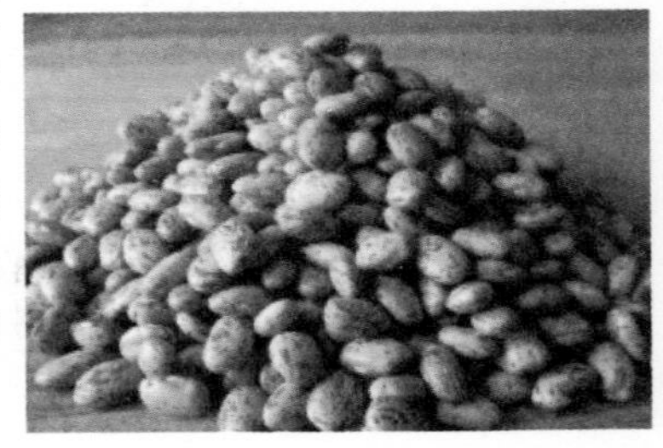

实用偏方

「水肿」：花豆100克，大米50克，加水同煮熬粥服用，每日1次。

「肾虚」：花豆100克、核桃80克，加水同煮后服用，每日1次。

「祛斑」：花豆120克、银耳50克，加水同煮，熟后加入白糖即可。

「补血润肤」：花豆100克、黑芝麻50克、紫米30克，加水同煮熬粥服用，每日1次。

营养解码

蛋白质　膳食纤维　热量
脂肪　碳水化合物

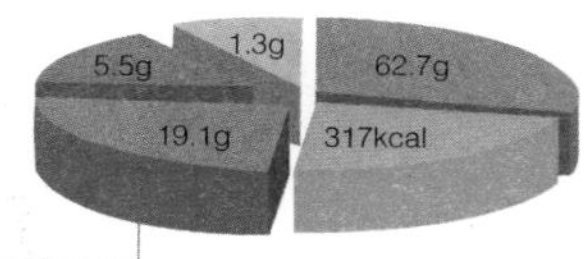

花豆中的蛋白质含量很高，属于高蛋白、低脂肪的健康保健食品，对肥胖症、高血压、冠心病、糖尿病、动脉硬化等症都具有较好的食疗作用。

每100克花豆的营养成分

单位：[g=克　kcal=千卡]

膳食专家指南

一般人群均可食用，尤其适宜气虚体质、痰湿体质的人食用。花豆具有降糖降压的良好功效，有助于降低体内多余的脂肪，消炎化淤，因此适合糖尿病、高血压等人食用，需要注意的是患有痛风的人不能吃花豆。

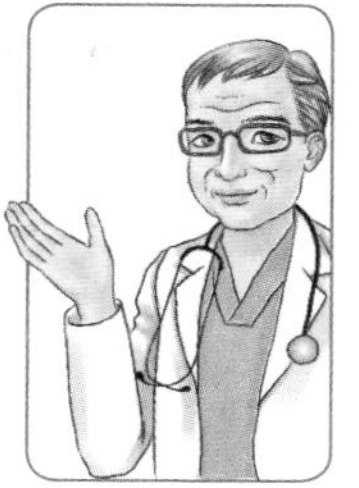

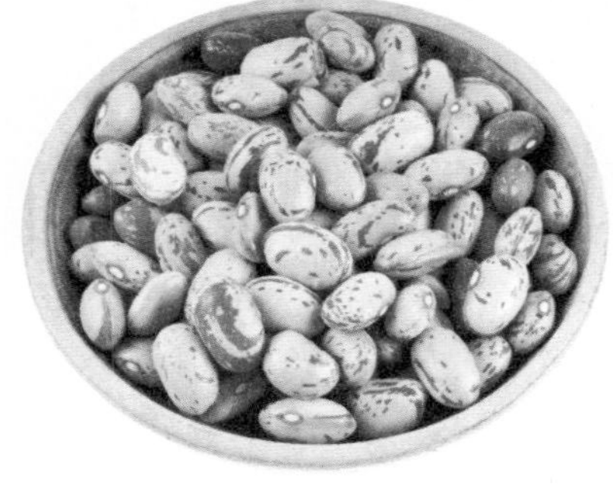

保健疗效驿站

「滋肾补肾」：花豆具有滋肾壮阳、抗风湿的功效，肾虚的人食用花豆具有很好的食疗效果。

「改善便秘」：花豆中含有的膳食纤维、低聚糖等能帮助肠道蠕动，促进消化，排除毒素，改善便秘等症状。

「消肿利尿」：花豆具有很好的利尿作用，尤其对肾脏性水肿、肝硬化腹水具有良好的辅助疗效。

「美容润肤」：花豆皮含有花青素，花青素是抗氧化剂的来源，能清除体内自由基，具有养颜美容、润肤补血的功效。

相思豆的传说

传说白马山千年不枯的泉眼是织女对心爱的牛郎和帮她找到人间真爱的白马所留下的伤心泪。泪滴成泉，生长在旁边的豆科植物成了相思豆。由于这种原产的相思豆比较大而且有花纹，当地人又把它称为『花豆』。

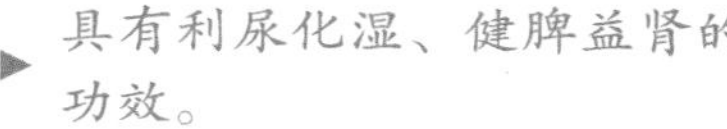

饮食搭配

花豆 + 排骨：具有利尿化湿、健脾益肾的功效。

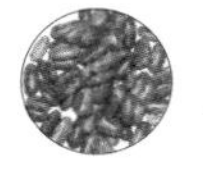
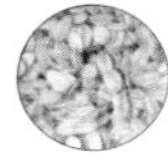

花豆 + 麦片：具有排毒养颜、调理肠胃的功效。

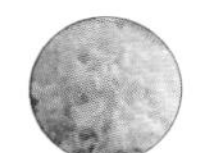

花豆 + 银耳：具有补血安神、滋润肌肤的功效。

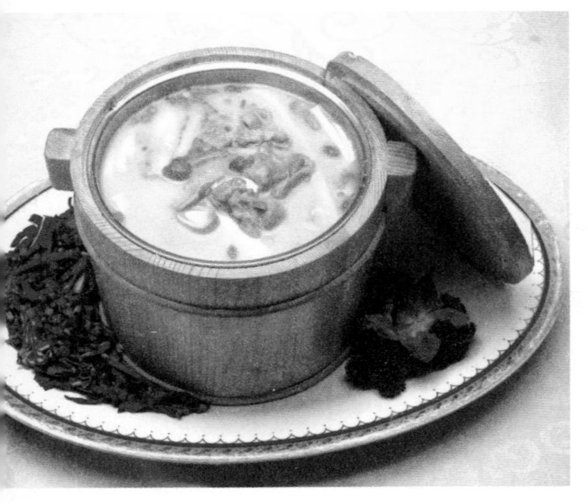

花豆炖猪蹄 传统

「原料」：

A
- 花豆200克
- 猪蹄500克

B
- 姜适量
- 葱适量
- 盐适量
- 枸杞适量

「制法」：

1．花豆洗净泡2小时以上，将猪蹄过水，去掉血腥味备用。

2．花豆、姜、葱、猪蹄放瓦罐内，加冷水3000毫升左右。

3．大火煮开5分钟，文火炖2小时加盐即可。

花豆玉米粥 新式

「原料」：

A
- 花豆300克
- 玉米粒200克
- 赤豆50克

B
- 白砂糖适量
- 水适量

「制法」：

1．将花豆、赤豆泡发洗净备用，玉米粒洗净备用。

2．开水下锅，放入花豆、赤豆、玉米粒，大火烧开，转为小火煮熟。

3．熟后放入适量白糖即可食用。

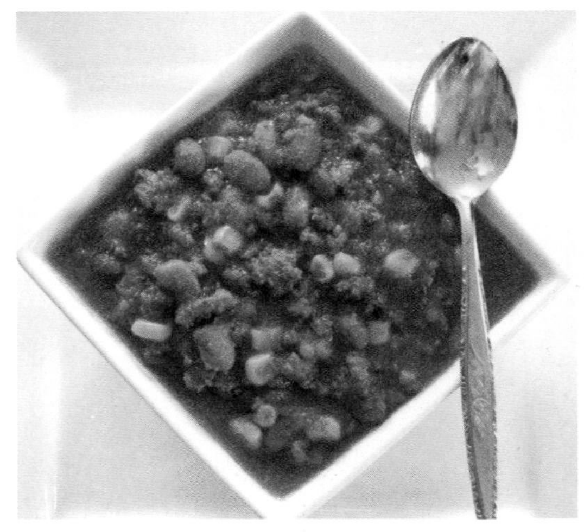

花豆水果汁 新式

「原料」：

A
- 花豆200克
- 苹果100克

B
- 冰糖适量
- 水适量

「制法」：

1．将花豆洗净泡发，然后放入高压锅中，加入适量水，压15分钟左右。

2．把苹果切成小丁，将切好的苹果丁和煮烂的花豆一起放入豆浆机中，加入适量清水，搅成浆。

3．在搅好的苹果花豆汁中放入冰糖和冰块即可。

芸豆

Kidney bean

益肾固元 润燥瘦身

芸豆分大白芸豆、大黑花芸豆、黄芸豆、红芸豆等品种，前两种尤为著名。芸豆营养丰富，蛋白质、钙、铁、B族维生素等含量都很高。常食芸豆，可加速肌肤新陈代谢，缓解皮肤、头发的干燥。芸豆中的皂甙类物质能促进脂肪代谢，因此，芸豆是减肥者的理想食品之一。

别　名：白肾豆、架豆、玉豆、去豆

性　味：性温、味甘

籍　贯：墨西哥、阿根廷

主　治：高血压、高血脂、肥胖

适宜人群：动脉硬化、低血钾症患者

产地分布

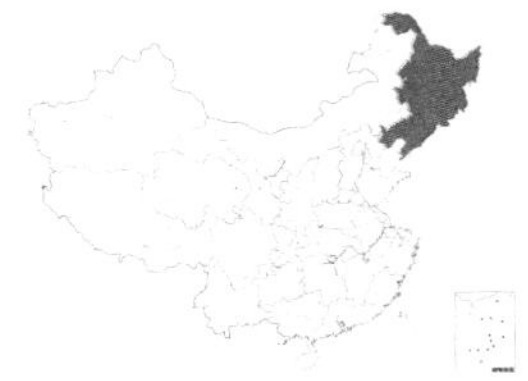

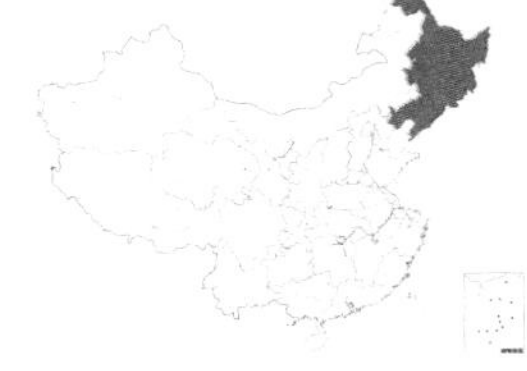

主产地：主要分布在东北、华北等地区。

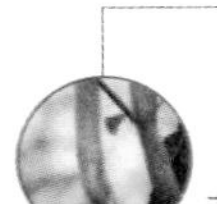

芸豆根

性温，味甘；止呃逆、降糖。

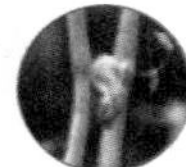

芸豆花

性平，味甘；主益肾补元。

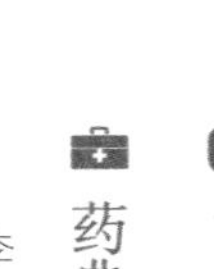

成熟周期

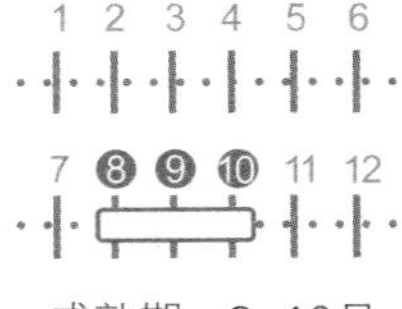

成熟期：8~10月

药典精要

李时珍说：芸豆是蝶形花科菜豆属，芸豆根系发达，叶绿色，互生，心脏形，花为虫叶形花，总状花序，花梗长十五至十八厘米，开花多结荚少。每荚含种子四至八粒，种子肾形，有红、白、黄、黑及斑纹等颜色，千粒重零点三至零点七千克。营养丰富，果实可食用。

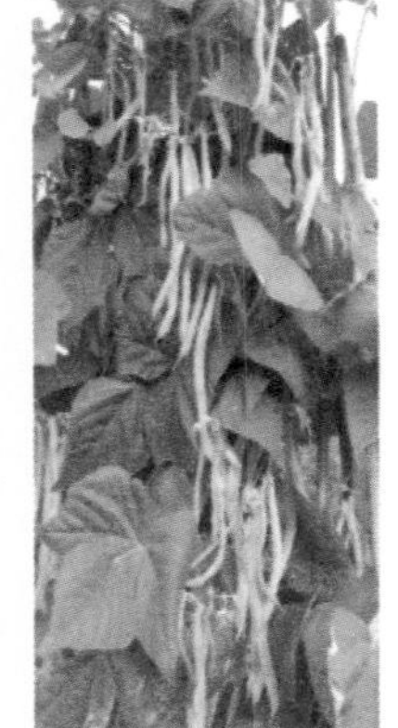

挑选妙招 新鲜的芸豆一般挑选豆荚均匀饱满、色泽青嫩、表面平滑无虫蛀和划痕的较好，如果芸豆发老，表面就会多皱纹，出现变黄或者乳白色多筋的状态。芸豆种要选择颜色润亮，颗粒饱满，花色均匀，无虫蛀，表皮光滑、饱满，扁椭圆的为佳。优质芸豆种子通常具有正常豆类的香气和口味。

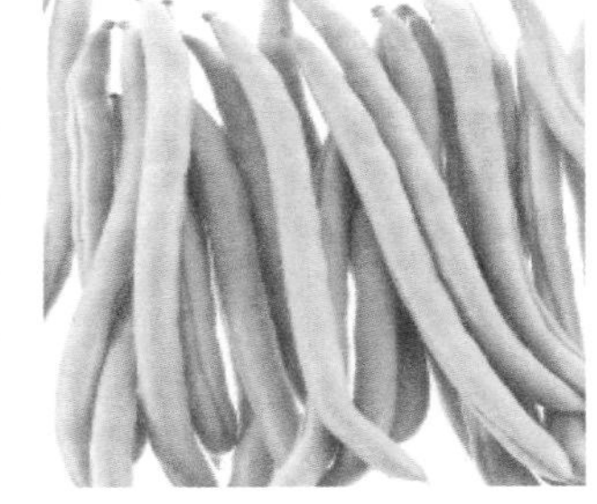

实用偏方

「气滞呃逆」：取芸豆15~30克、生姜3片，水煎去渣，加红糖适量，每日2~3次分服。

「胃寒呕吐」：鲜芸豆壳60克，水煎后加糖，多次饮服。

「小儿百日咳」：取芸豆子15克，水煎去渣后加适量冰糖，分次饮服。

「糖尿病口干」：芸豆50克，切碎煎汤内服，每日2次。

营养解码

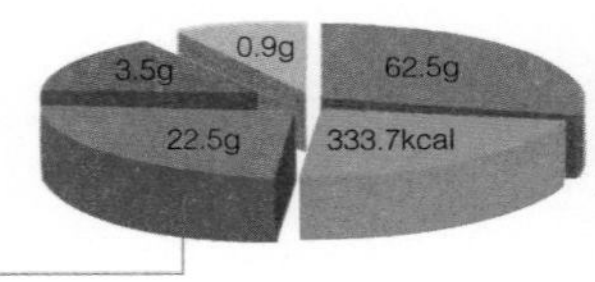

芸豆中富含尿毒酶和多种球蛋白等独特成分，具有提高人体免疫力、激活淋巴细胞的功能。对心脏病、高血压具有较好的食疗作用。

每100克芸豆的营养成分

单位：[g=克 kcal=千卡]

膳食专家指南

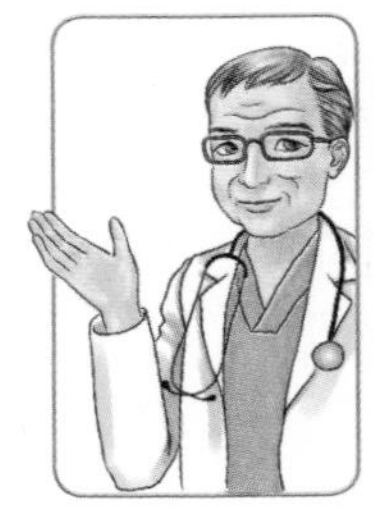

一般人群均可食用。芸豆不能生食，必须煮透后才能食用，夹生芸豆不能吃，否则可能引起中毒。芸豆在消化吸收过程中会产生过多的气体，造成胀肚，消化功能不良、有慢性消化道疾病的人应尽量少吃。

保健疗效驿站

「排毒养颜」：食用芸豆可加快肌肤新陈代谢的速度，促进机体排毒机能，令肌肤保持红润光泽。

「减肥瘦身」：芸豆中的皂甙类物质能降低脂肪的吸收功能，促进脂肪代谢；而膳食纤维则可以加快食物通过肠道的时间，因此能达到减肥的目的。

「提高机体抗病和再生能力」：芸豆含有的皂甙、尿毒酶和多种球蛋白等成分，能提高人体自身的免疫能力，增强抗病能力，对肿瘤细胞的发展起到抑制作用，还对肝昏迷患者有很好的效果。此外，芸豆还可刺激骨髓的造血功能，增强患者的抗感染能力，诱导成骨细胞的增殖，促进骨折后骨骼愈合。

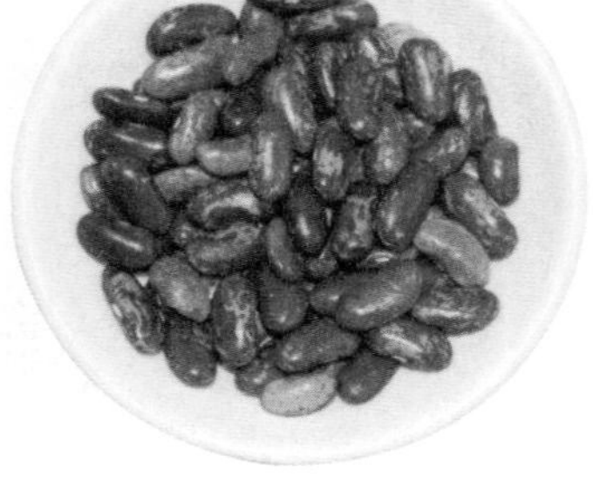

贮存和清洗妙招

新鲜芸豆一般可以放在干燥、通风处保存，或可摘去筋蒂，用清水洗净，入锅略蒸一下；然后用菜刀切成长条，挂到绳子上或摊在木板上晒；把晒好的干豆角拌少量精盐，装在塑料袋里，放在室外通风处。吃时用开水洗净，再用温水浸泡两小时左右，捞出控干水分，与各种肉类食品同炒。

饮食搭配

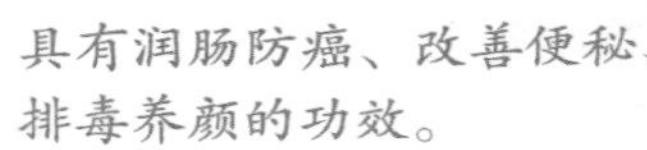

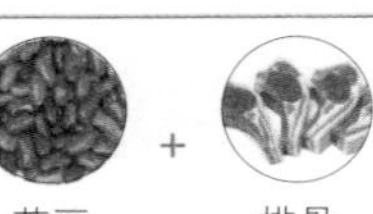

芸豆 + 排骨：具有润肠防癌、改善便秘、排毒养颜的功效。

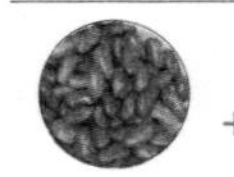

芸豆 + 莴笋：具有降低胆固醇、清洁肠胃、利尿止泻的功效。

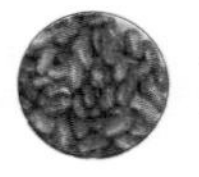

芸豆 + 猪蹄：具有润发明目、美容润肤的良好功效。

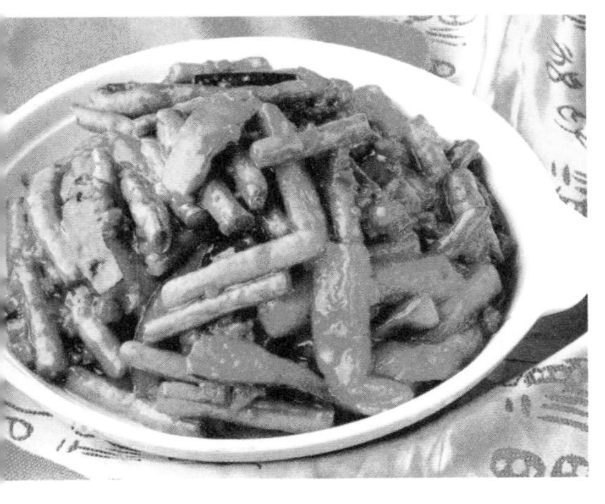

芸豆烧茄子 传统

「原料」：

A
- 芸豆200克
- 茄子200克

B
- 姜适量
- 葱适量
- 调味料适量

「制法」：

1．芸豆摘好洗净备用，茄子洗净切成条备用。

2．将芸豆过油，茄子条过油后沥干油备用。

3．锅底放少许油，葱、姜、蒜炒香后放入芸豆和茄子同炒，放入少许调味料即可。

芸豆包 新式

「原料」：

A
- 芸豆500克
- 鲜肉馅200克
- 面粉300克

B
- 盐适量
- 水适量

「制法」：

1．芸豆大火蒸10分钟，取出放凉，切成丁，加入到调好的鲜肉馅里拌匀加盐。

2．发好的面团分成40克左右的等份，擀成中间厚两边薄的面片，包入搅拌好的芸豆馅。

3．分成两层放入蒸锅，盖盖静置20分钟。

4．开大火蒸，锅边冒气后，继续蒸15分钟即可。

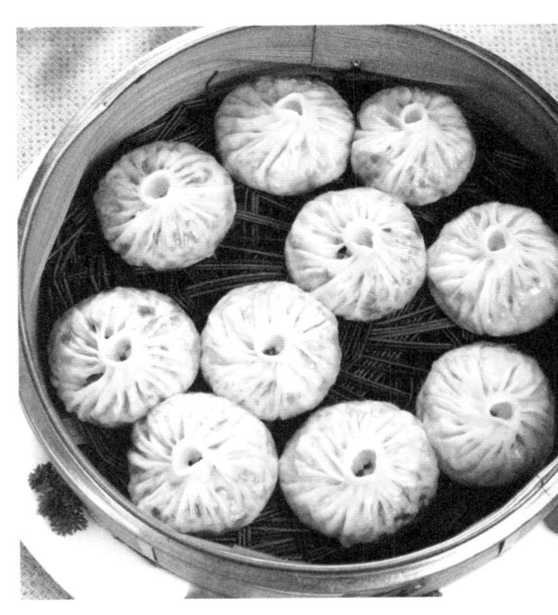

豆沙芸豆饼 新式

「原料」：

A
- 白芸豆200克
- 豆沙馅100克

B
- 糖适量
- 糕粉适量
- 水适量

「制法」：

1．芸豆洗净浸泡1天后剥去外皮，加水煮熟。

2．捞出煮熟的芸豆，沥干水分，过筛或用搅拌机搅成芸豆泥，和豆沙馅混合搅拌，根据口味加些糖拌匀。

3．取少许芸豆泥，用手压成圆片，放上拌好的馅，包成圆球。

4．月饼模子内撒少许糕粉，把豆泥球放入，压出花纹烘烤即可。

青豆

Green soya beans

益气健脾

和胃宽中

青大豆亦称『青豆』，豆科大豆属一年生草本植物，原产我国。按其子叶的颜色，又分为两种：青皮青仁大豆，青皮黄仁大豆。青豆在我国至今已有五千年的种植史，现在全国普遍种植，其中以东北大豆质量最优。它是更年期女性、糖尿病和心血管病患者的理想食品，脑力工作者和减肥者也适合食用。

别 名：青大豆

性 味：性平、味甘

籍 贯：中国

主 治：疳积泻痢、腹胀羸瘦

适宜人群：高血压、高血脂

产地分布

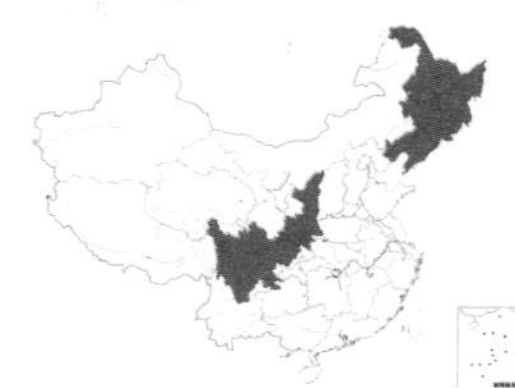

主产地：主要分布在东北地区、华北地区、陕西、四川等地区。

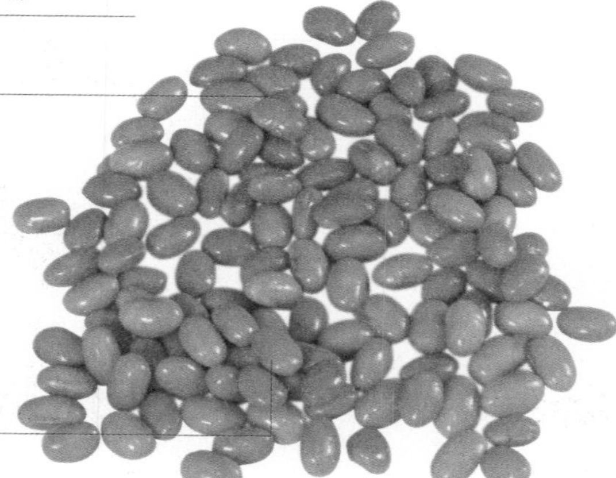

青豆根

性温，味甘；主补肝养胃。

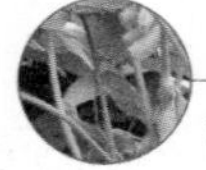

青豆花

性平，味甘；主滋补强壮。

成熟周期

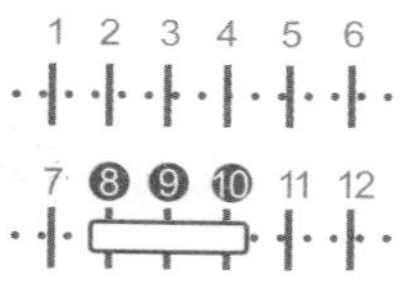

成熟期：8~10月

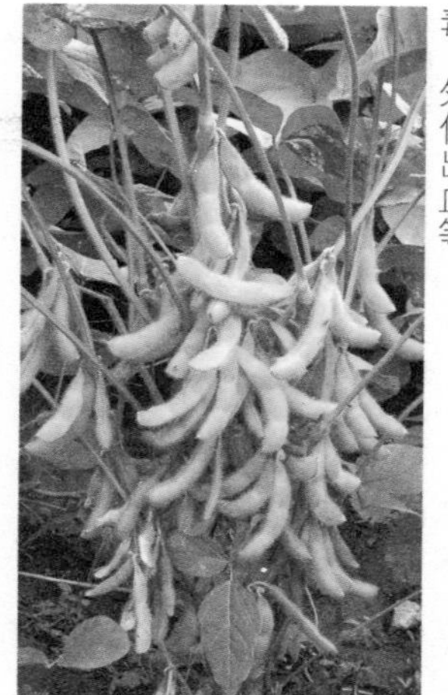

药典精要

李时珍说：青豆味甘、性平，入脾、入肠经；具有健脾宽中、润燥消水的作用；主治疳积泻痢、腹胀羸瘦、妊娠中毒、疮痈肿毒、外伤出血等。

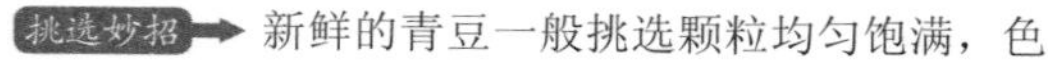

挑选妙招 新鲜的青豆一般挑选颗粒均匀饱满，色泽青嫩，表面光滑，无虫蛀，无霉变的较好。青豆皮较薄、嫩，有茸毛感的质量更佳。且优质青豆通常具有正常豆类的香气和口味。若要购买优质的青豆，最好在流动率较高的商店购买。

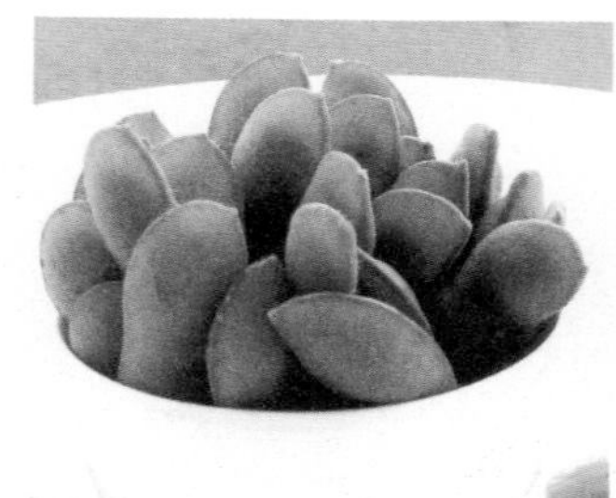

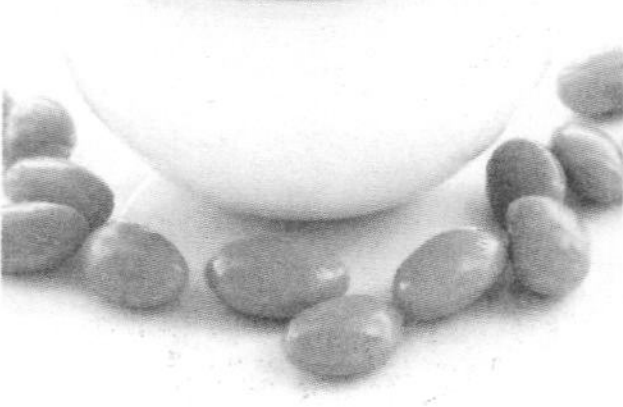

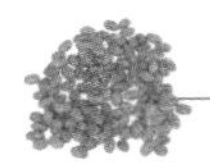

实用偏方

「高血压」：青豆30克、大米50克、桂花10克，水煎去渣，加糖适量，分服。

「少白发」：青豆60克、黑芝麻50克、何首乌10克，水煎后多次饮服。

「明目解暑」：青豆15克、银耳10克、枸杞5克，水煎后加适量冰糖，分次饮服。

「胆囊炎」：青豆100克、鸭肉100克、香菇50克，煲汤内服，每日2次。

「抗癌」：青豆适量，水煮熟即可。

营养解码

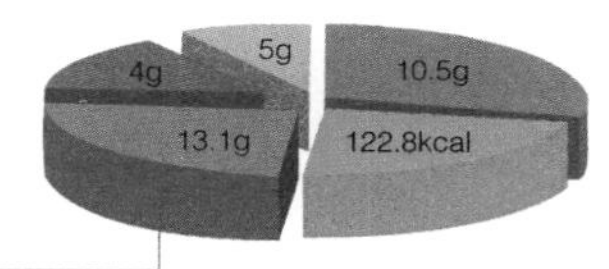

青豆含丰富的蛋白质，其中含有人体必需的多种氨基酸，以赖氨酸含量较高。具有促进人体发育、增强免疫功能、提高中枢神经组织功能的作用。

每100克青豆的营养成分

单位：g=克 kcal=千卡

膳食专家指南

一般人群均可食用，尤其适宜心脏病、动脉硬化、高血脂、低血钾患者食用。青豆中含有较多的嘌呤，因此患有严重肝病、糖尿病、肾病、痛风、消化性溃疡、动脉硬化、低碘者应禁食。面色发青的人群也不宜吃青豆。煮青豆时，时间不宜过长，否则会变色。

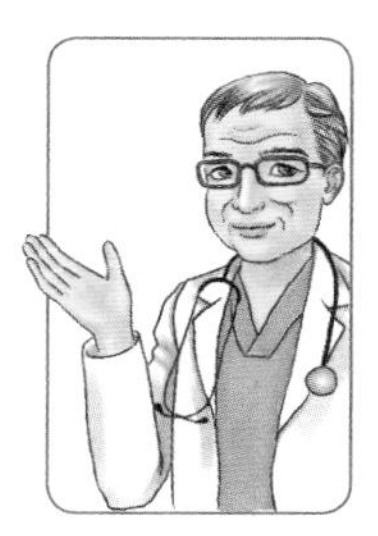

保健疗效驿站

「健脑护肝」：青豆富含不饱和脂肪酸和大豆磷脂，有保持血管弹性、健脑和防止脂肪肝形成的作用。

「抗癌防癌」：青豆中富含皂角苷、蛋白酶抑制剂、异黄酮、钼、硒等抗癌成分，对前列腺癌、皮肤癌、肠癌、食道癌等几乎所有的癌症都有抑制作用。

「预防心脑血管疾病」：青豆富含B族维生素、叶酸、铜、锌、镁、钾等，可预防心血管疾病，也可降低血液中的胆固醇。

贮存和清洗妙招

新鲜青豆不要立即清洗，可以放进袋子中，然后放入冰箱中存放，保鲜期为一周左右。青豆仁干硬后，很难煮熟，口感也不好。为了能吃到鲜嫩的青豆，可以用清水静泡2天左右进行返鲜，不但口感鲜嫩，营养也能发挥到极致。青豆吃前一般要用温开水洗净，捞出控干水分，与各种肉食品同炒。

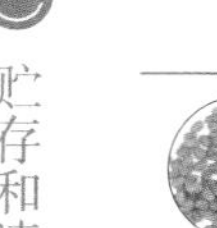

饮食搭配

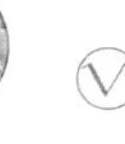

青豆 + 虾仁：具有壮腰健肾、补虚养身的功效。

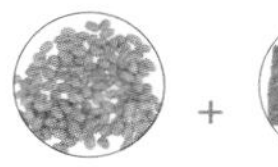

青豆 + 牛肉：具有清热去火、健脾开胃的功效。

青豆 + 豆腐：具有补钙安神、滋润肌肤的功效。

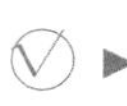

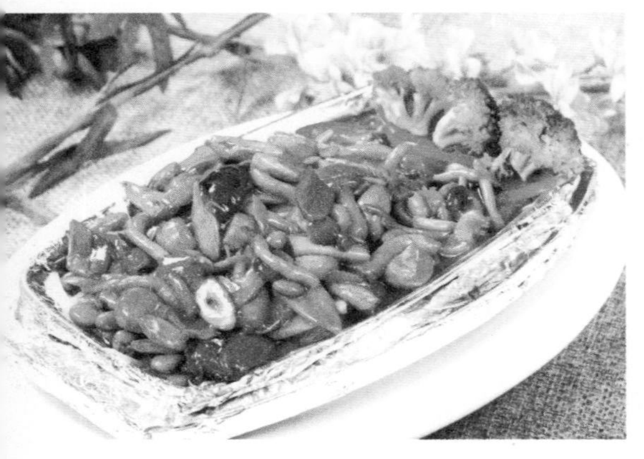

青豆炒蘑菇 传统

「原料」：

A
蘑菇150克
青豆200克
素鲜汤100克

B
油适量
淀粉适量
调味料适量
素鲜汤适量

「制法」：

1．蘑菇洗净，去根，入沸水锅中略焯捞出，沥干水，切成小丁。

2．炒锅上旺火，放油烧热，放入青豆、蘑菇丁煸炒片刻，倒入素鲜汤，放调味料烧沸，用湿淀粉勾芡，出锅装盘。

青豆萝卜干 新式

「原料」：

A
萝卜干50克
青豆100克

B
葱适量
植物油适量
调味料适量
胡椒粉适量

「制法」：

1．萝卜干、青豆用清水洗干净备用。

2．在锅里倒入植物油，油热将萝卜干、青豆煸炒，然后放入调味料，撒上胡椒粉、葱花即可。

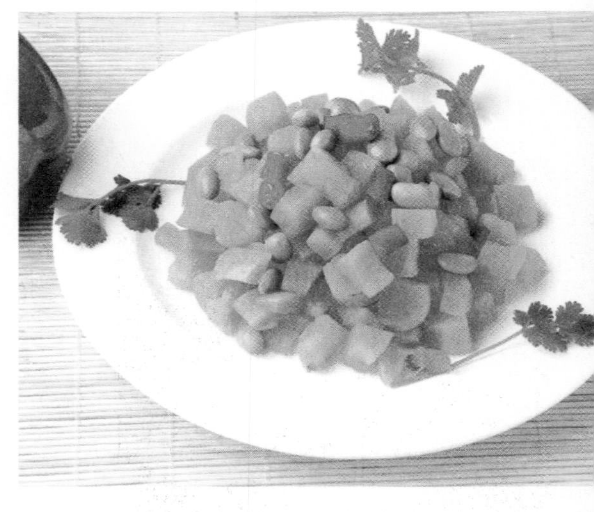

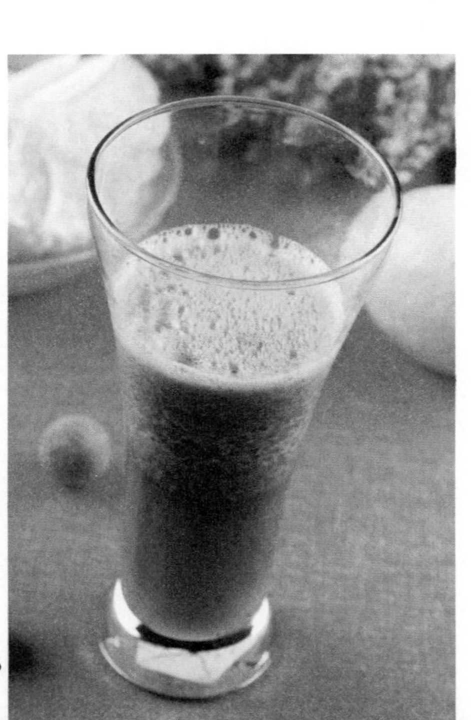

柠檬青豆汁 新式

「原料」：

A
青豆100克
新鲜柠檬50克

B
糖适量
水适量

「制法」：

1．将青豆用清水洗干净。

2．剥去青豆外皮，煮熟后，放入搅拌机搅成青豆泥。

3．柠檬去皮，将其搅成柠檬汁，倒入青豆泥中。

4．在柠檬青豆汁中加入少许糖即可。

红腰豆

Red kidney beans

补血养颜

增强免疫

红腰豆又名猪腰豆、大赤豆、肾豆，原产于南美洲，营养较为丰富，它富含维生素A、B族维生素、铁、钾，具有补血、增强机体免疫力、帮助细胞修补及防衰老的功效。其中红腰豆含有的高纤维数量非常高，能帮助降低胆固醇及控制血糖，红腰豆不仅营养丰富，它的食用方法多种多样，可用来煮饭、烧菜，也可用来煲汤，为家人（特别是成长中的儿童）增添营养。

别　名：猪腰豆、大赤豆、肾豆

性　味：味甘、性平

籍　贯：南美洲地区

主　治：身体虚弱、贫血无力

适宜人群：糖尿病、高脂血症患者等

产地分布

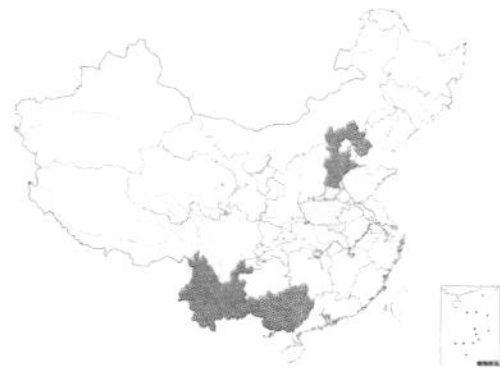

主产地：主要分布在河北、云南、广西等地区。

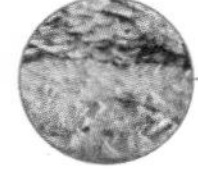

红腰豆花

性平，味甘，无毒；主美容养颜、益气补血。

红腰豆叶

性平，味甘，无毒；主滋阴养血。

成熟周期

1 2 3 4 5 6

7 8 9 10 11 12

成熟期：9~10月

保健疗效驿站

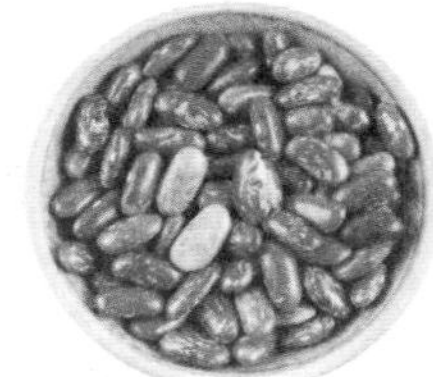

红腰豆所含有的植物血球凝集素会刺激消化道黏膜，降低身体对营养物质的吸收能力。所以，在食用红腰豆时，一定要将其煮熟煮烂。红腰豆富含丰富的维生素E，还有利于女性胸部发育。

膳食专家指南

红腰豆一般人群均可食用。特别适宜气虚体质、阳虚体质、淤血体质者食用。但红腰豆所含有的植物血球凝集素会刺激消化黏膜，并破坏其细胞，降低细胞吸收养料的能力。经过科学研究发现，煮至80℃时的未全熟的红腰豆，毒素反而会更高，因此必须煮得熟透才能食用。

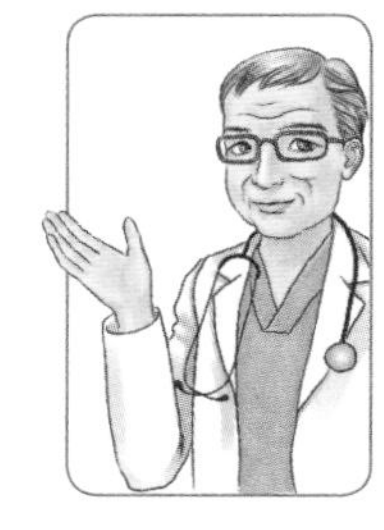

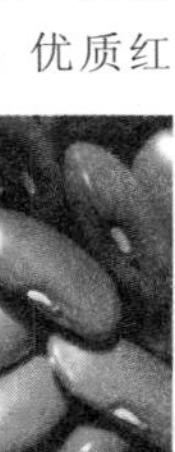

挑选妙招 优质的红腰豆，外形似“鸡腰子”，颗粒饱满，色泽红润自然。优质红腰豆通常具有正常豆类的香气和口味。一般要挑选稍微干燥的红腰豆较好，以防止出现虫蛀、发霉等情况。

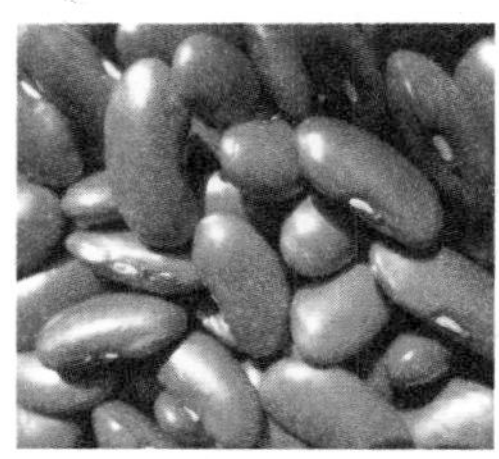

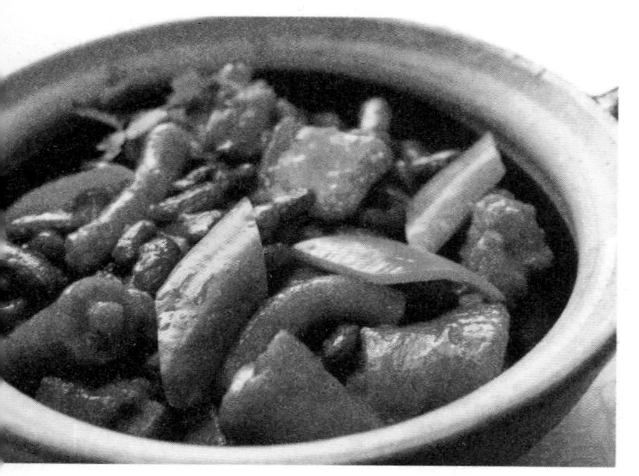

莲藕红腰豆煲猪尾骨 传统

「原料」：

A
红腰豆100克
猪尾骨200克
莲藕50克
无花果50克

B
盐适量

「制法」：

1．红腰豆浸泡1~2小时，洗净备用。

2．莲藕洗净，切块，无花果洗净。

3．将猪尾骨洗净切块，汆水捞起。

4．把8碗水倒入煲内烧开，放入所有材料大火煮沸，转中小火煲1.5小时，下盐调味即可。

红腰豆蛋炒饭

「原料」：

A
米饭150克
鸡蛋1个
红腰豆35克
小虾仁50克

B
油适量
葱花适量
调味料适量

「制法」：

1．红腰豆放入沸水中烫。

2．然后捞出放在冷水中冷却后沥干。

3．锅内入油烧至四成热后，放入小虾仁过油至熟。

4．再放入红腰豆略过油，然后一起盛出沥油。

5．锅内留油，放入打散的蛋液炒匀，再放入米饭。

6．加入过油的小虾仁、红腰豆、调味料，旺火把米饭炒香。

7．撒上葱花装盘即可。

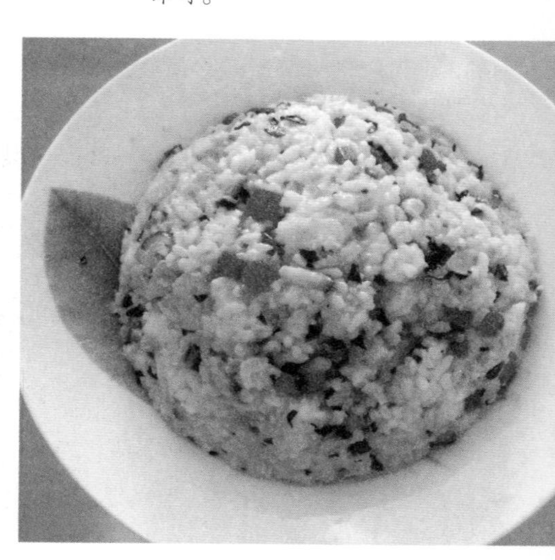

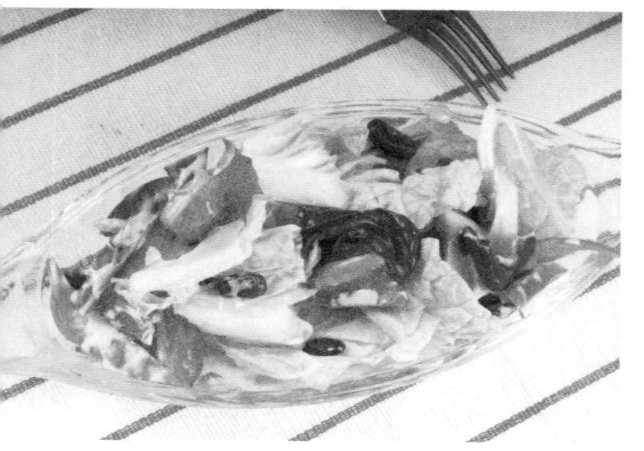

红腰豆杂蔬沙拉

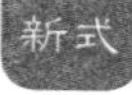

「原料」：

A
蜜柚100克
红腰豆150克
生菜心200克

B
橙汁适量
胡萝卜丁适量
甜玉米粒适量
甜豌豆适量
沙拉酱适量

「制法」：

1．准备好所需食材，生菜洗净控干水分，蜜柚去皮掰成小块，红腰豆沥干水分备用。

2．锅中清水烧开，放入胡萝卜丁、甜玉米粒、甜豌豆焯水。

3．焯过水的蔬菜丁沥干水分放在大碗中。拌沙拉首选木碗，不会被液体腐蚀。

4．沙拉酱放在碗中，加入1小勺浓缩橙汁，即可食用。

纳豆 Natto

养胃和血

延年益寿

纳豆源于中国。纳豆类似中国的发酵豆、怪味豆。由黄豆通过纳豆菌发哮而成。古书记载有：『纳豆自中国秦汉以来开始制作。初始于中国的豆豉。后传于日本，根据日本的风土发展成为纳豆，如日本不用豆豉而用大酱，或用酱油不用豉汁。而且由于系禅僧从中国传播到日本寺庙，所以纳豆首先在寺庙得到发展。例如大龙寺纳豆、大德寺纳豆、一休纳豆、大福寺的滨名纳豆、悟真寺的八桥纳豆等，均成为地方寺庙的有名特产。』

别　名：酱豆、豆豉

性　味：性平、味咸

籍　贯：中国

主　治：解烦热、寒热虚劳

适宜人群：一般人群均可食用

产地分布

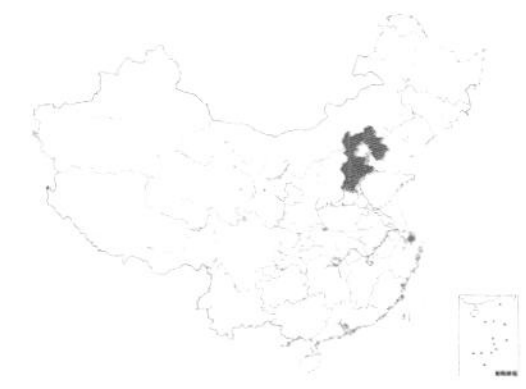

主产地：主要分布在上海、河北等地区。

成熟周期

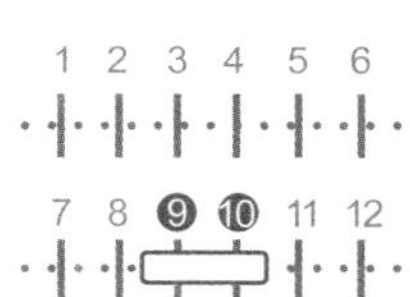

成熟期：9~10月

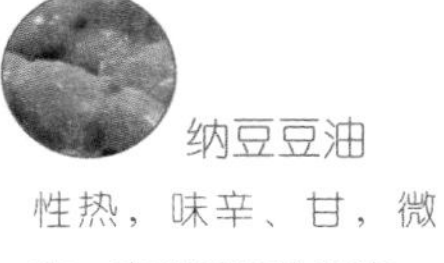

纳豆豆油

性热，味辛、甘，微毒；主要用于涂疮疥。

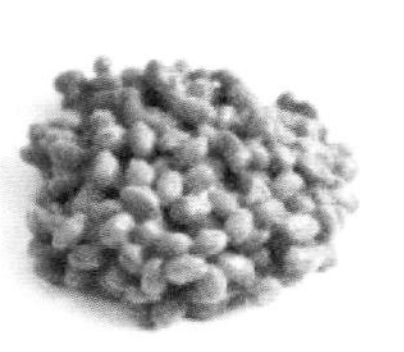

挑选妙招 纳豆以盒装出售，在各大超市均有销售，口味不一，可按照个人喜好选择购买。其中以日本纳豆最为出名，例如大龙寺纳豆、大德寺纳豆、一休纳豆等。

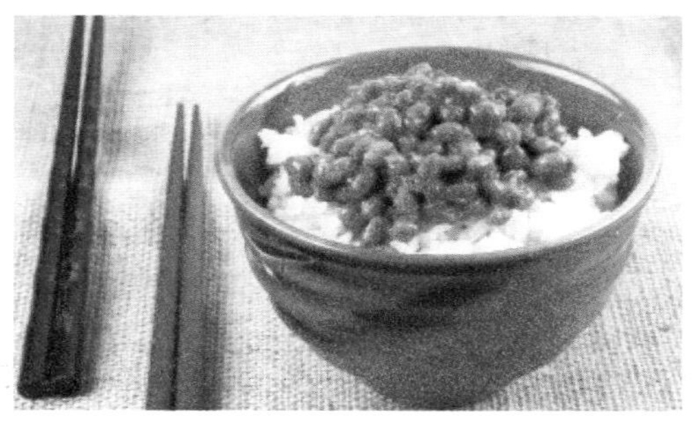

药典精要

《和汉三才图会》记载：纳豆自中国秦汉以来开始制作。始于中国的豆豉，日本也曾称纳豆为『豉』，平安京出土的木简中也有『豉』字。由于豆豉在僧家寺院的纳所制造后放入瓮桶贮藏，后由禅僧从中国传播到日本寺庙，所以纳豆首先在寺庙得到发展，是以亦称『唐纳豆』或『咸纳豆』。随后依当地环境发展出纳豆，如日本不用豆豉而用大酱，或用酱油不用豉汁。

实用偏方

「溶解血栓」：纳豆100克，生食或蒸至半熟食用。

「脑血管病」：纳豆100克、芥末适量，中老年人一天食用1~2次最佳。

「更年期综合征」：纳豆100克及麻油适量，与米饭一同食用，可达到最佳效果。

「伤寒寒热」：纳豆100克及山药适量，随饭同食，效果更好。

营养解码

■蛋白质 ■膳食纤维 ■热量
■脂肪 ■碳水化合物

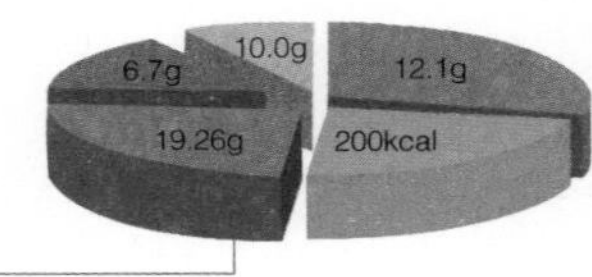

每100克纳豆的营养成分

单位：[g=克 kcal=千卡]

纳豆中含有游离的异黄酮类物质及多种对人体有益的酶类，如过氧化物歧化酶等，对提高记忆力、护肝美容有明显效果。

膳食专家指南

一般人群均可食用，特别适宜儿童、妇女、老年人食用。切记，使用香豆素系药物的患者、高血压患者忌食。纳豆不可与香豆素系药物同食。且纳豆含有较高的蛋白质及嘌呤等物质，可诱发痛风、加重肾脏负担，患有嘌呤代谢紊乱的痛风病人和血尿酸浓度增高的患者最好不要多吃。

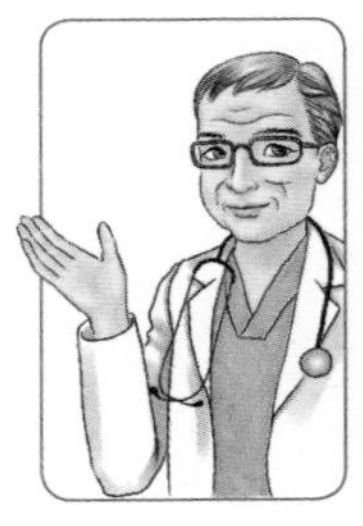

保健疗效驿站

「溶栓作用」：纳豆中含有的大量能溶解血栓的纳豆激酶是一种溶纤维蛋白酶，可预防血栓类疾病的发生。经常食用纳豆可周期性增加血浆中溶纤活性，有效预防心脑血管栓塞。痔也是血栓的一种，故纳豆也可用以口服或外涂。

「预防高血压」：纳豆中含有的醇素，食用后可排除体内部分胆固醇、分解体内酸化型脂质，使异常血压恢复正常。

「防止骨质疏松症」：纳豆菌含有相当高的维生素K_2，可生成骨蛋白质，再与钙共同生成骨质增加骨密度，防止骨折。

贮存和清洗窍门

纳豆菌菌种因处于孢子状态特别稳定，只要放在阴凉干燥处就能长期保存。但开封后一定要放在冰箱内低温保存。纳豆多为盒装销售，不用清洗。

饮食搭配

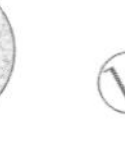

纳豆 + 大米：可治疗肠胃不和、暑热吐泻、小便不畅、烦渴。

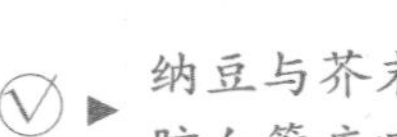

纳豆 + 芥末粉：纳豆与芥末粉同食，可预防脑血管疾病。

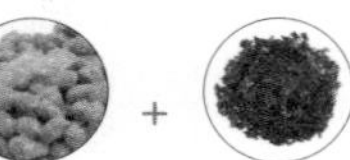

纳豆 + 紫菜：纳豆、紫菜一起食用，还可预防脑血管等疾病。

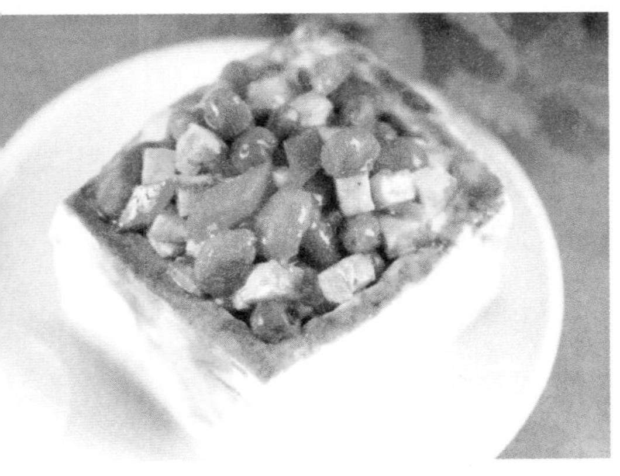

纳豆豆腐盅 传统

「原料」:

A
豆腐100克
纳豆50克

B
葱适量
绿芥末适量
酱油适量

「制法」:

1. 嫩豆腐放微波里转热，取出挖洞。
2. 挖出的豆腐与纳豆，自带的调味包(日本酱油，黄芥末)加色拉酱，一点香油或橄榄油拌匀后，填回洞里。
3. 酱油浇在豆腐上，撒葱末。

纳豆比萨 新式

「原料」:

A
纳豆1盒
吐司2枚

B
青椒丝适量
培根适量
奶酪片适量
番茄沙司适量

「制法」:

1. 培根切小条，平底不粘锅放入培根煸出油后，放入青椒丝。稍软后，盛出备用。
2. 把纳豆随付的料包倒盒里，用筷子朝一个方向打匀，打出泡沫最好。
3. 吐司表面抹匀番茄沙司，铺上一层纳豆，再铺上一层炒好的青椒丝、培根条，盖上一片奶酪片。
4. 平底不粘锅刷上一层薄油，放入做好的吐司比萨，小火煎烤吐司底部呈焦黄，奶酪片融化即可。

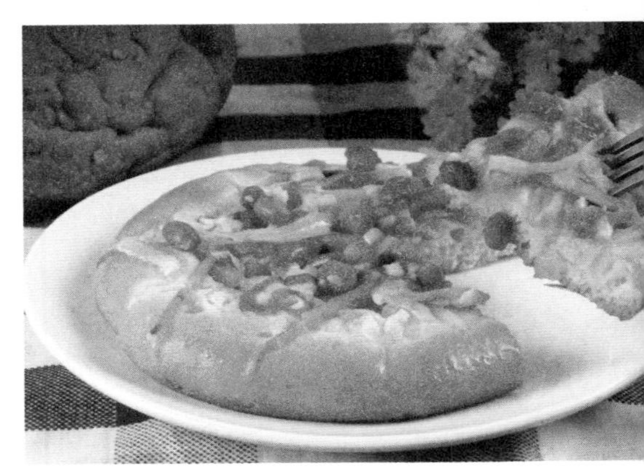

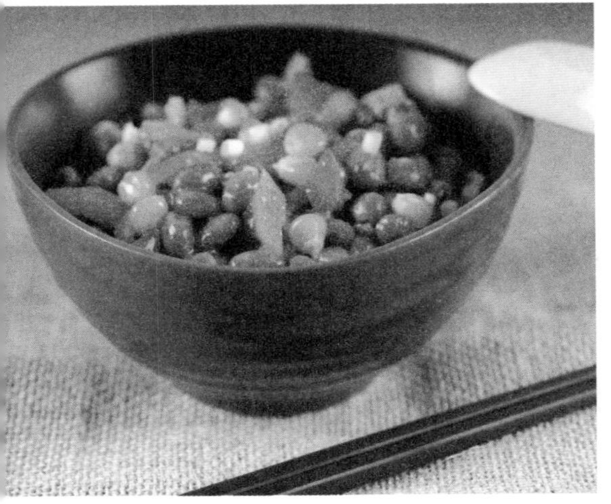

纳豆沙拉 新式

「原料」:

A
纳豆100克
腌制过的荞头8粒

B
黄瓜适量
苏打饼干适量
酱油适量
芥末适量

「制法」:

1. 纳豆中加入酱油和芥末，充分搅拌；把荞头和黄瓜切成丁。
2. 把以上食料放在一起充分搅拌成沙拉。
3. 把沙拉放在苏打饼干上即可食用。

红薯

Sweet potato

补中活血

益气通便

红薯为旋花科一年生植物。常见的多年生双子叶植物，草本，其蔓细长，茎匍匐地面。块根，无氧呼吸产生乳酸，皮色发白或发红，肉大多为黄白色，但也有紫色，除供食用外，还可以制糖和酿酒、制酒精。不同地区人们对它的称呼不同，山东人称其为地瓜，而北京人称其为白薯。块根为淀粉原料。全国广泛种植。

别　名：甘薯、番薯、山芋

性　味：性平、味甘、无毒

籍　贯：美洲

主　治：补血、通便、防癌抗癌

适宜人群：一般人群均可食用

产地分布

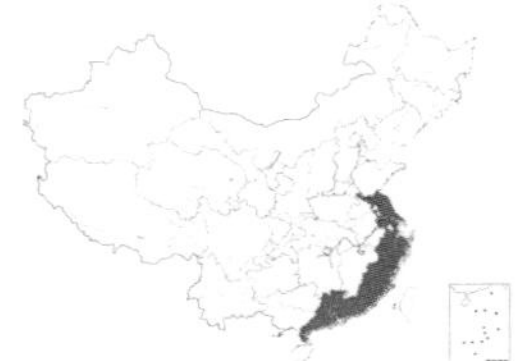

主产地：主要分布在东南沿海各省。

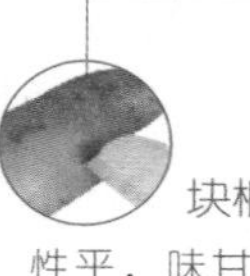

块根

性平，味甘；能补脾益气，宽肠通便，生津止渴。

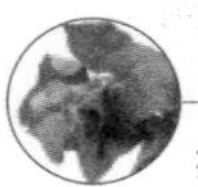

红薯叶

性平，味甘；有助于提高免疫力、止血、降糖、解毒、防治夜盲症等。

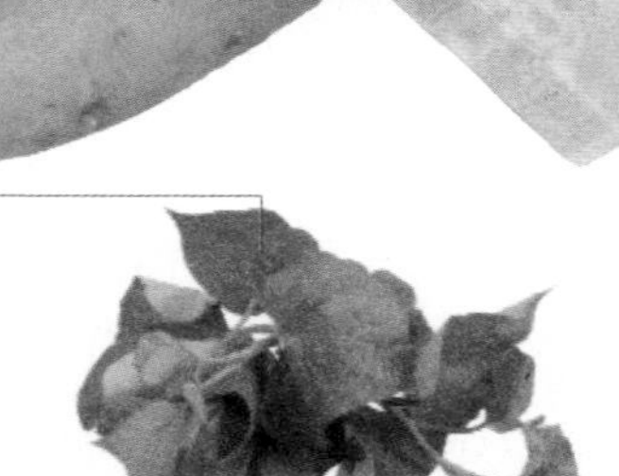

成熟周期

1 2 3 4 5 6

7 8 9 10 11 12

成熟期：8~10月

药典精要

《本草纲目》等古代文献记载，红薯有『补虚乏、益气力、健脾胃、强肾阴』的功效，使人『长寿少疾』。并且其还有补中活血、益气生津、宽肠胃、通便秘的功效。

挑选妙招 挑选红薯时，一般要选择外表干净、光滑、形状好、坚硬和发亮的。发芽、表面凹凸不平的红薯不要买，那表示已经不新鲜；表面有伤的红薯也不要买，因为不容易保存，容易腐烂；红薯表面上有小黑洞的，说明红薯内部已经腐烂。另外，红薯一般都是越放越甜，所以您买回来后最好放些日子，这样等到红薯里的糖分得到充分积累，煮熟后会格外甜。

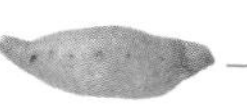

实用偏方

「小儿鹅口疮」：红薯叶250克，加油、盐炒熟，一天2次，可治便秘。

「小儿疳积、夜盲」：新鲜红薯叶90~120克，水煮服用，每日一次。

「失眠」：红薯150克、小米100克、枸杞子10克，煮30分钟，即可食用。

「开胃消食」：红薯200克、鸡蛋2个、橙汁适量，水煮服用，每日一次。

「小便不通」：生红薯叶，捣烂，调红糖，贴腹脐。

营养解码

蛋白质　膳食纤维　热量
脂肪　碳水化合物

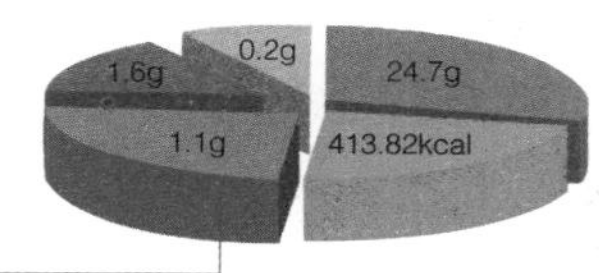

每100克红薯的营养成分

单位：[g=克　kcal=千卡]

红薯含有丰富的淀粉、膳食纤维、胡萝卜素、维生素A、B族维生素以及钾、铁、铜、钙等10余种微量元素和亚油酸等。

膳食专家指南

红薯一般人群均可食用，胃胀、胃溃疡、胃酸过多、腹痛及糖尿病患者不宜多食。不可与柿子同食，否则易形成胃结石。特别注意的是生了黑斑病的红薯有毒，不宜生食。且红薯与米面搭配食用，有助于蛋白质互补。

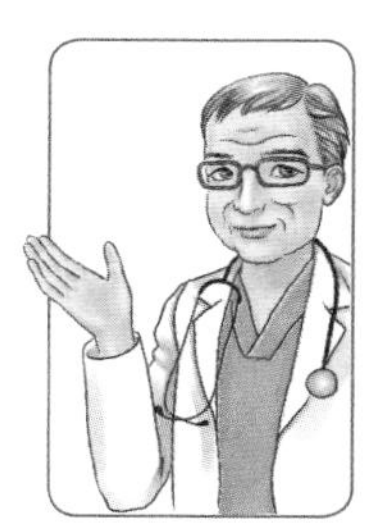

保健疗效驿站

「防癌抗癌」：红薯中含有一种抗癌物质，具有消除诱发癌症的活性氧的作用，能有效地抑制癌细胞的生成。

「润肠通便」：红薯蒸熟后，部分淀粉会发生变化，膳食纤维会大量增加，能有效刺激胃肠蠕动。

「防止动脉硬化」：红薯内含有的特殊黏蛋白成分能维持人体心血管壁的弹性，防止动脉发生硬化。

「美容养颜」：红薯可抑制黑色素的产生，还可以抑制肌肤氧化，延缓人体衰老。

贮存和清洗窍门

红薯适宜放置在阴凉、通风、干燥处保存。需注意防潮、防霉。清洗时要注意，用刷子轻轻刷掉红薯表皮上的泥土，刷洗干净即可，尽量不要破坏红薯的外皮，以免导致红薯贮存时间变短。

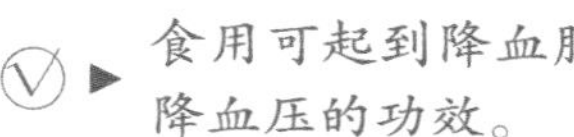

红薯 + 燕麦 + 粳米 ▶ 食用可起到降血脂、降血压的功效。

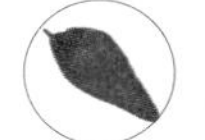

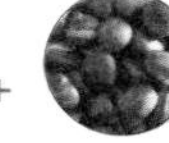

红薯 + 赤豆 + 栗子 ▶ 有消水肿、顺气益脾的功效。

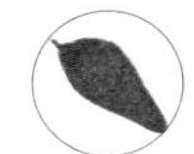

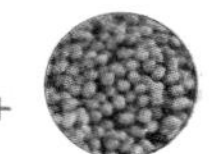

红薯 + 蜜枣 + 绿豆 ▶ 有开胃生津、提神、助消化的作用。

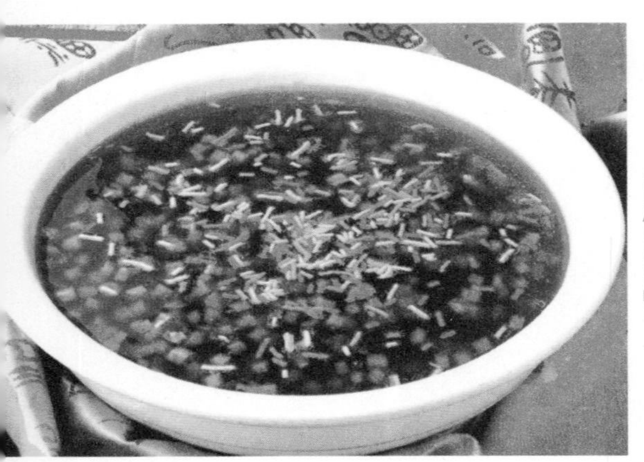

红薯粥 传统

「原料」：

A
红薯500克
粳米100克

B
水适量

「制法」：

1．将洗净的红薯去皮切成丁，粳米淘洗干净。

2．在锅中放入适量的清水，将红薯丁和粳米放进去一起煮粥。

3．先用大火烧开，然后再换成小火熬成粥即可。

红薯芝麻团 新式

「原料」：

A
红薯200克
芝麻10克
赤豆沙70克

B
葡萄干适量
砂糖适量

「制法」：

1．红薯洗净、削皮，切成2~3厘米厚的薄片。

2．放入高压锅，不用任何调料，加水稍过红薯片，放入赤豆沙和芝麻。

3．高压锅上汽后用小火再煮几分钟，撒上葡萄干、砂糖即可。

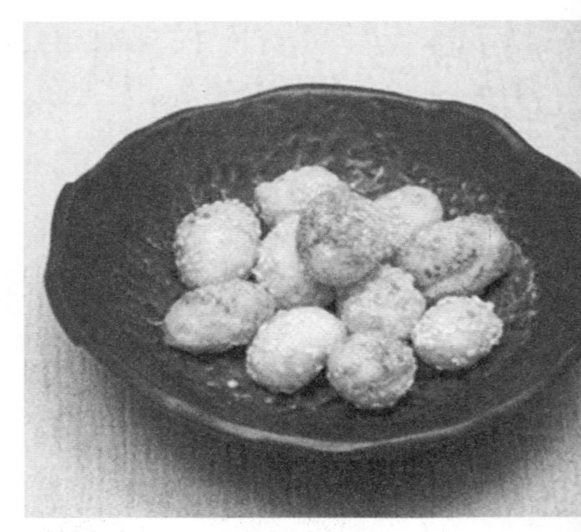

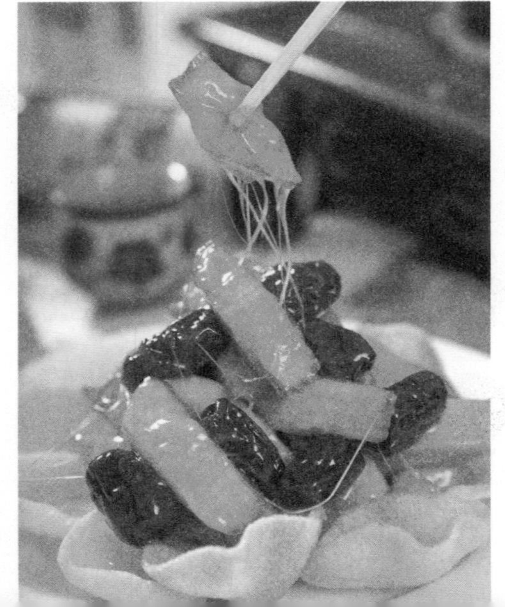

蜜烧红薯 新式

「原料」：

A
红薯500克
红枣100克
蜂蜜100克

B
植物油适量
冰糖适量
水适量

「制法」：

1．将红薯洗净，去皮，切成长条。将红枣洗净，去核，切碎末，备用。

2．锅置火上，倒油烧热，放入红薯炸熟，捞出，沥油，备用。

3．干锅置火上，加入少许清水，放入冰糖熬化，放入过油的红薯，煮至汁黏，加入蜂蜜，撒入红枣搅匀，再煮5分钟即可。

马铃薯 Potato

和胃健中　**解毒消肿**

马铃薯原产于安第斯山脉，在一五八九年由荷兰人经过雅加达带入东亚地区。它是一种十分健康的蔬菜，在欧洲被称为『大地的苹果』。马铃薯的主要成分为淀粉，同时还含有丰富的蛋白质、B族维生素、维生素C等，能很好地促进脾胃的消化功能。此外，它所含有的大量的膳食纤维能帮助机体及时排泄，起到润肠通便、预防肠道疾病的作用。

别　名：土豆、洋芋、山药蛋、馍馍蛋

性　味：性平、味甘

籍　贯：南美洲

主　治：高血压、健胃

适宜人群：一般人群均可食用

产地分布

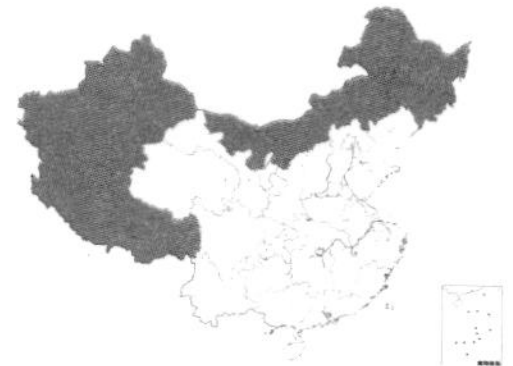

主产地：主要分布在西南、西北、东北地区。

成熟周期

1 2 3 4 5 6

7 8 9 10 11 12

成熟期：8~9月

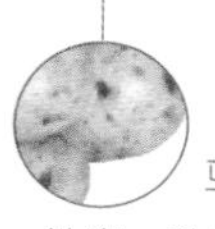

马铃薯根

性寒，味甘、辛，有小毒；解药毒，如生研水服，吐出恶物就止。

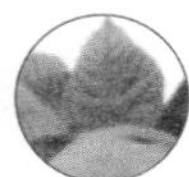

马铃薯叶

性寒，味辛，无毒；通过青贮，可作饲料。

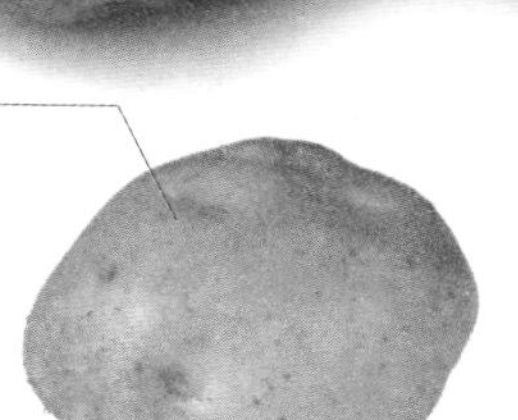

药典精要

《植物名实图考》云：黔滇有之。绿茎青叶，叶大小、疏密、长圆形状不一，根多白须，下结圆实，压其茎则根实繁如番薯，茎长则柔弱如蔓，盖即黄独也。疗饥救荒，贫民之储，秋时根肥连缀，味似芋而甘，似薯而淡，羹臛煨灼，无不宜之。叶味如豌豆苗，按酒侑食，清滑隽永。开花紫筒五角，间以青纹，中擎红的，绿蕊一缕，亦复楚楚。山西种之为田，俗称山药蛋，尤硕大，花白色。

挑选妙招→购买马铃薯，要挑选表面完整、干净且触手坚实光滑的，避免选择外皮有皱纹或枯萎、软黑、呈绿色的马铃薯。购买时，可到商品流动率较高的商店购买。

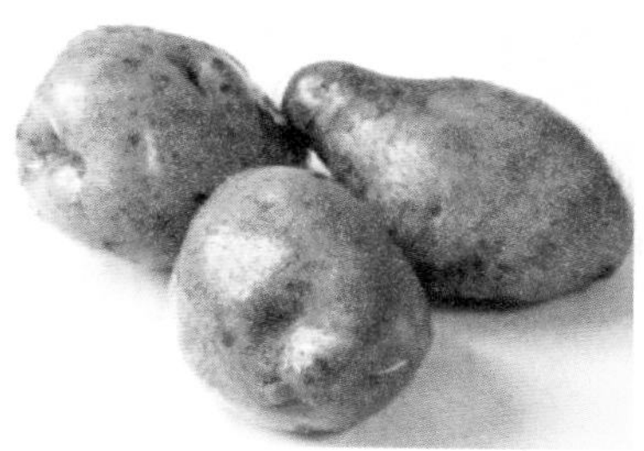

实用偏方

「烫伤」：生马铃薯1个，切薄片，贴在烫伤处可止痛消肿。

「膝关节痛」：适量的生马铃薯和生姜，将二者捣烂后敷在红肿的关节处。

「慢性便秘」：鲜马铃薯10克、鲜莲藕15克，将二者洗净捣烂，挤汁服用。

「头晕目眩，四肢乏力」：马铃薯15克、樱桃和苹果各5克，共同榨汁饮用即可。

营养解码

■蛋白质 ■膳食纤维 ■热量
■脂肪 ■碳水化合物

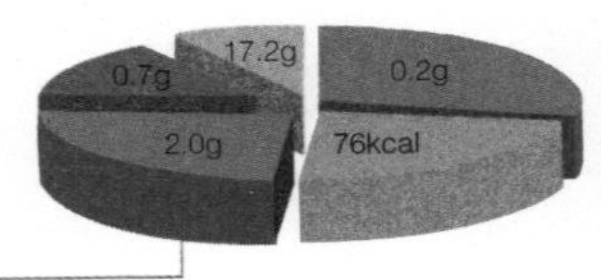

马铃薯含大量有特殊保护作用的黏液蛋白，能使呼吸道保持润滑，预防心血管系统的脂肪沉积，有助于预防动脉粥样硬化的发生。

每100克马铃薯的营养成分

单位：[g=克 kcal=千卡]

膳食专家指南

马铃薯一般人群均可食用，特别适宜脾胃气虚、营养不良、胃溃疡及十二指肠溃疡患者及癌症、高血压、动脉硬化、习惯性便秘患者。但需注意的是，已经长芽的马铃薯应禁止食用，以免中毒，且消化不良者不宜多食。

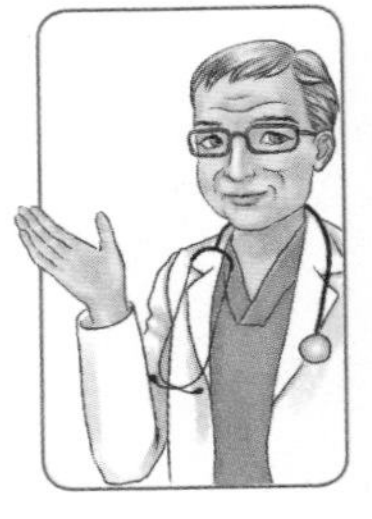

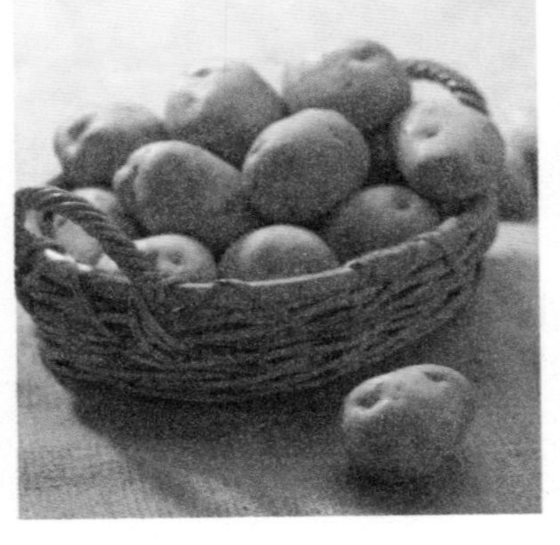

保健疗效驿站

「宽肠通便」：马铃薯的主要成分为淀粉，同时还含有丰富的蛋白质、B族维生素、维生素C等，能很好地促进脾胃的消化。此外，它还含有大量膳食纤维，能帮助机体及时排泄，起到宽肠通便、预防肠道疾病的作用。

「解毒消肿」：马铃薯富含钾元素，可以将盐分排出体外，降低血压，消除水肿。同时马铃薯还是一种碱性蔬菜，可以保持体内酸碱平衡，因此具有美容和抗衰老的作用。

「和胃健中」：马铃薯对消化不良和排尿不畅有很好疗效，也是治疗胃病、心脏病、糖尿病、习惯性便秘、皮肤湿疹等病症的优质保健食物。

贮存和清洗窍门

马铃薯适宜放置在避光、阴冷、干燥处保存。并且马铃薯在收获后可以贮存到第二年秋天，一般要用稻草覆盖，冬天要防冻，春季要避免发芽。清洗时需注意，用刷子刷洗掉表皮上的泥土即可，尽量不要破坏马铃薯的外皮。

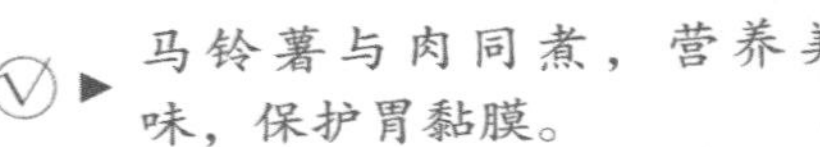

马铃薯 + 肉 ▶ 马铃薯与肉同煮，营养美味，保护胃黏膜。

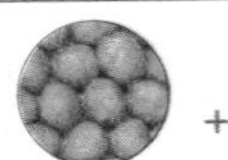
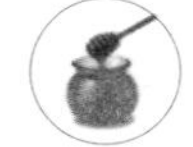

马铃薯 + 蜂蜜 ▶ 对治疗胃溃疡和十二指肠溃疡有很大的帮助。

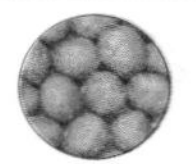

马铃薯 + 生姜 ▶ 搭配白饭食用，能起到治疗风寒、腹痛的效果。

土豆奶汁浓汤 传统

「原料」：

A
土豆4个
培根1片

B
黄油适量
洋葱适量
调味料适量
水适量
牛奶适量

「制法」：

1．土豆洗净，去皮，切成小块泥；洋葱切丝，培根切碎。
2．锅内放入黄油，黄油融化后，放入洋葱丝，不停翻炒，洋葱炒软，然后放入土豆块，加入清水将土豆煮软煮烂。
3．煮土豆的同时，煎一下培根，煎的时候要用木铲不停地翻炒，直到它的颜色变深、肉质变脆。
4．把煮软的土豆块和洋葱丝盛到搅拌机里，再加一点点剩下的汤汁，一起搅成泥。
5．把搅好的土豆泥汤再倒回到汤锅中，加入牛奶，最后加入调味料即可。

炝拌土豆丝 新式

「原料」：

A
土豆2个
青椒1个
红椒1个

B
大料适量
调味料适量
蒜适量

「制法」：

1．将土豆洗净切丝，过冷水；青椒、红椒洗净切丝。
2．将红椒、青椒、土豆先后在沸水中焯熟，捞出冲凉，控干水分。
3．炒锅上火，放油烧热，放入大料爆出香味，淋在土豆丝上，加适量调味料，搅拌均匀，撒上蒜即可。

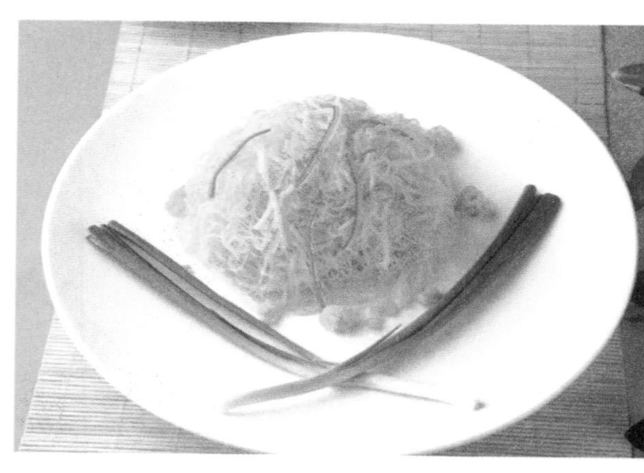

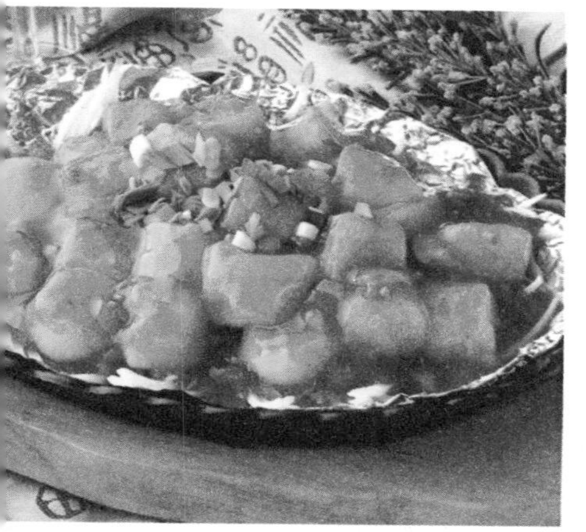

红烧土豆 新式

「原料」：

A
土豆300克
肉600克
干菇50克

B
葱适量
姜适量
蒜适量
调味料适量
白糖适量

「制法」：

1．肉切成大方块，土豆去皮切块，葱姜蒜切末。
2．锅热后，下入肉，中火煎至肉皮微黄后翻面，待另一面煎至微黄后，把多出的油盛出。
3．在原锅内下入葱、姜、蒜末炒出香味，烹入调味料，把肉大火翻炒一分钟至肉皮上色。
4．加水和白糖提味，改中火炖20分钟，加入土豆块和水发干菇，继续用中火炖至土豆熟透。
5．加入适量调味料，大火收汁，出锅撒上葱末即可。

芋头

Taro

整肠利便 补中益气

芋头又称青芋、芋艿，多年生块茎植物，常作一年生作物栽培，原产自印度，在我国多种植在珠江流域和台湾省，长江流域和其他省市也有种植。它营养价值丰富，富含钾、钙、胡萝卜素、维生素C、B族维生素、皂角甙等多种成分，有助于增强人体的免疫功能。且芋头所含的矿物质中，氟的含量较高，因此芋头具有洁齿防龋、保护牙齿的功效。

别　名：青芋、芋艿

性　味：性平，味甘、辛，有小毒

籍　贯：印度

主　治：胃炎、便秘整肠、消除疲劳

适宜人群：身体虚弱者

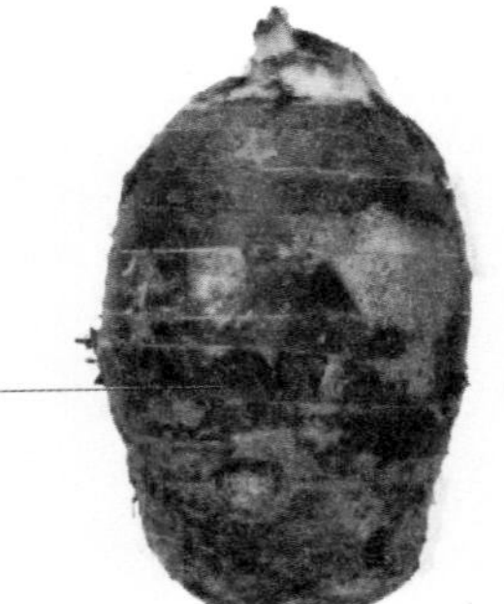

产地分布

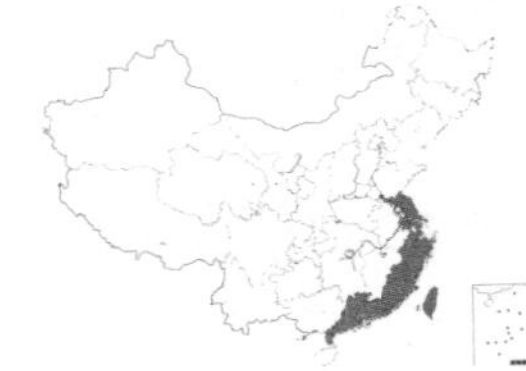

主产地：主要分布在珠江流域及台湾省等地区。

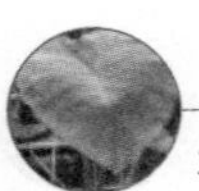

芋头果实

性平、滑，有小毒；宽肠胃，滋润肌肤。

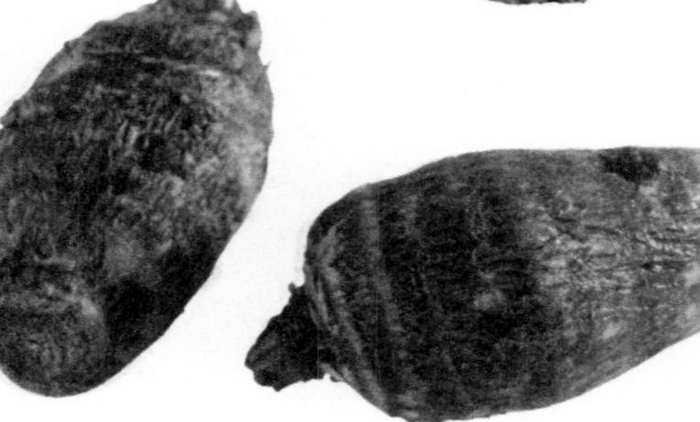

芋头叶

味辛，性冷、滑，无毒；对于治疗蜂刺毒非常有效。

成熟周期

1 2 3 4 5 6

7 8 9 10 11 12

成熟期：9~11月

挑选妙招 芋头的盛产季节为秋季到初冬。挑选时，以个体浑圆发达、左右对称、无肿包、外皮没有过多水分的为佳。如果个体瘦小且出现裂痕，则是由于干燥或高温所致，此时里面的肉质已经呈现硬化状态。

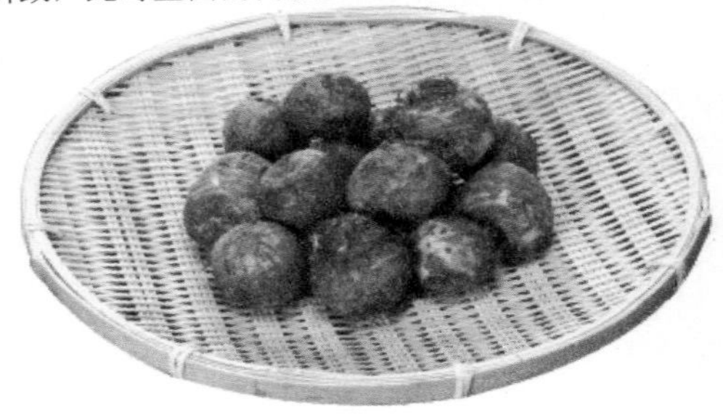

药典精要

李时珍说：芋的种类虽然很多，但可分为水、旱两种。旱芋可种在山地上，水芋种在水田中。两者的叶都相似，但水芋的味道更好。陶弘景说：芋，钱塘最多，生的时候有毒，不能吃。芋种三年不采，则成梠芋。另外还有野生的芋，名老芋，外形和叶子都与芋非常相似，根都有毒。

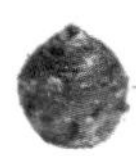

实用偏方

「蜂蜇，虫伤」：生芋梗适量，捣烂外敷患处，留出伤口排毒。

「淋巴结核」：干芋头100克，研末，同适量粳米煮粥食用。

「大便干燥」：芋头200克、粳米50克，二者煮粥，加油、盐调服食用。

「补虚养颜」：芋头100克、粳米50克，二者煮粥，加糖作早餐食用。

营养解码

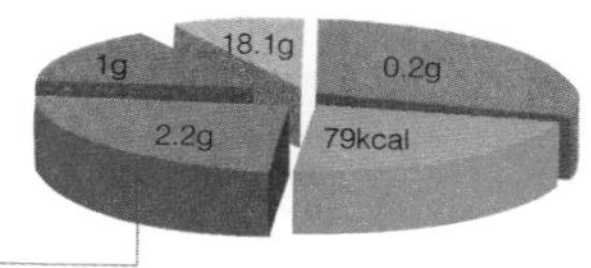

每100克芋头的营养成分

单位：g=克 kcal=千卡

芋头中含有蛋白质、钙、磷、铁、胡萝卜素等多种成分，营养价值丰富，能增强人体的免疫功能，对于术后放疗、化疗及康复，有补助治疗的作用。

膳食专家指南

芋头一般人群均可食用，尤其适宜身体虚弱者食用。有痰、过敏性体质、肠胃较弱的人应少食，糖尿病患者应慎食，食滞胃痛、肠胃湿热的人应忌食。不能与香蕉同食，会导致胃部不适，腹部胀满疼痛。

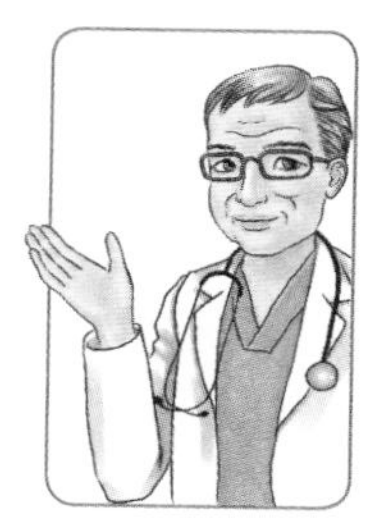

保健疗效驿站

「洁齿防龋」：芋头所含的矿物质中，氟的含量较高，因此芋头具有洁齿防龋、保护牙齿的功效。

「解毒防癌」：芋头还含有一种黏液蛋白，在被人体吸收后能产生免疫球蛋白，可以提高身体的抵抗力，因此芋头可以解毒，对人体的癌毒有抑制消解作用，可用来防治肿瘤等疾病。

「补中益气」：芋头为碱性食品，能中和体内过多的酸性物质，调节人体的酸碱平衡，达到美容养颜、乌黑头发的效果，还可用来防治胃酸过多。芋头还能增进食欲，帮助消化，故中医认为其具有补中益气的功效。

贮存和清洗窍门

芋头适宜放置在阴凉、通风、干燥处保存。买后尽量早食用，不宜久存。芋头清洗时要注意，清洗掉表皮上的泥土即可，以免破坏芋头表皮，造成芋头贮藏时间缩短。

饮食搭配

芋头 + 食盐：加入食盐捣烂，敷于伤口处，治筋骨疼、无名肿疼。

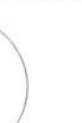

芋头 + 麻油：芋头加入麻油捣烂，敷于伤口处可治疗黄水疮。

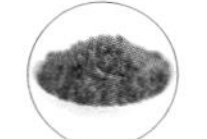

芋头 + 红薯 + 红糖：对于治疗女性痛经有很好的帮助。

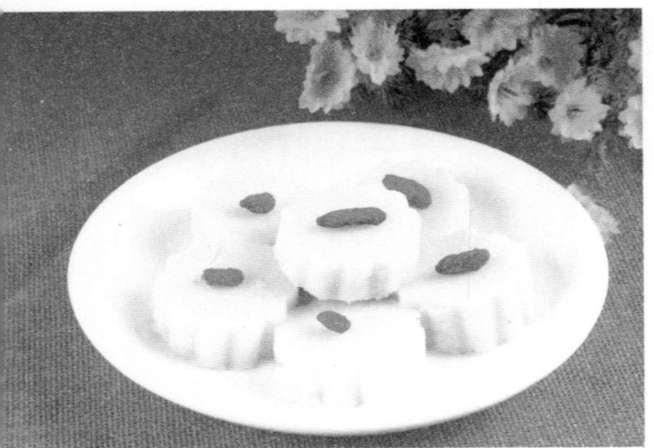

芋头糕 传统

「原料」：

A
芋头2500克
糯米浆1000克
虾仁50克

B
五香粉适量
小葱适量
盐适量

「制法」：

1．将芋头刨丝。糯米粉加水，制成糯米浆。

2．微波炉强功率加热2分钟，加芋头丝、盐，微波炉强功率加热5分钟。

3．加入糯米浆搅匀，微波炉强功率加热2分钟，呈浓稠状后，倒入年糕模型中。

4．表面抹平加保鲜膜，微波炉强功率加热15分钟，倒扣，待凉切块。

橙香芋头片 新式

「原料」：

A
芋头2个
橙子2个
圣女果1个

B
白糖适量

「制法」：

1．橙子、芋头均切片，圣女果切半。

2．将芋头投入锅中，焯熟后捞出过凉，沥水待用。

3．将橙片、芋头、圣女果摆入盘中，撒上白糖，即可上桌。

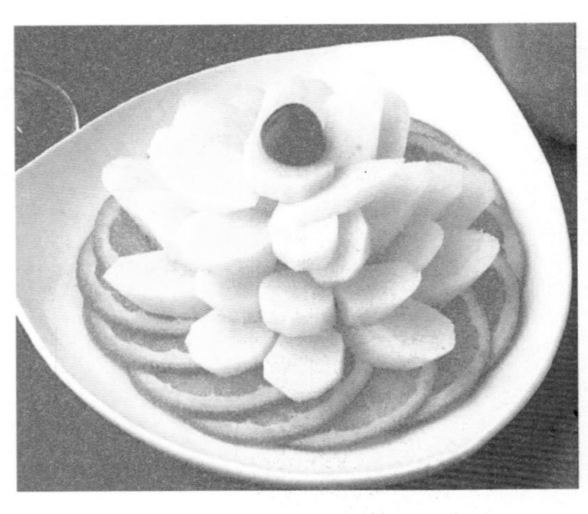

清蒸芋头 新式

「原料」：

A
芋头500克
白糖200克

「制法」：

1．将芋头用清水洗净去皮，备用。

2．用勺子将洗净后的芋头捣成泥，备用。

3．往芋头泥中加入白糖。

4．使用模具，把芋头泥整出正方形，放入高压锅，蒸10分钟即可。

山药

Yam

补脾益肾

益气止泻

山药原产山西平遥、介休，现分布于我国华北、西北及长江流域的江西、湖南等地区。其营养丰富，自古以来就被视为物美价廉的补虚佳品，既可做主粮，又可做蔬菜，还可以制成糖葫芦之类的小吃。山药富含碳水化合物和蛋白质，将山药煮粥或用冰糖煨熟后服用，具有补脾益肾、养肺等作用。

别 名：	山药、怀山药、淮山药
性 味：	性温、平，味甘，无毒
籍 贯：	中国
主 治：	益肾气、健脾胃、止泻痢
适宜人群：	一般人群均可食用

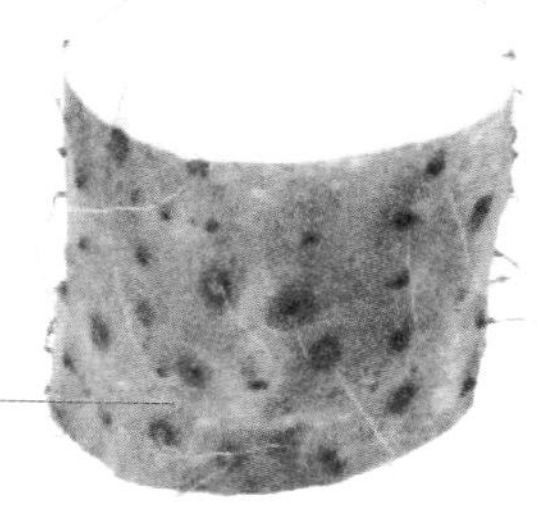

产地分布

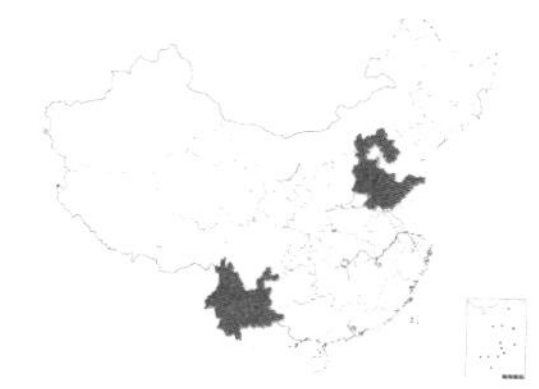

主产地：主要分布在山东、河北及中南、西南等地区。

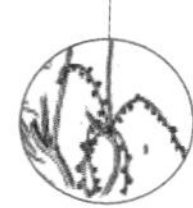

山药根

性温、平，味甘，无毒；有润肤养发、消肿的功效。

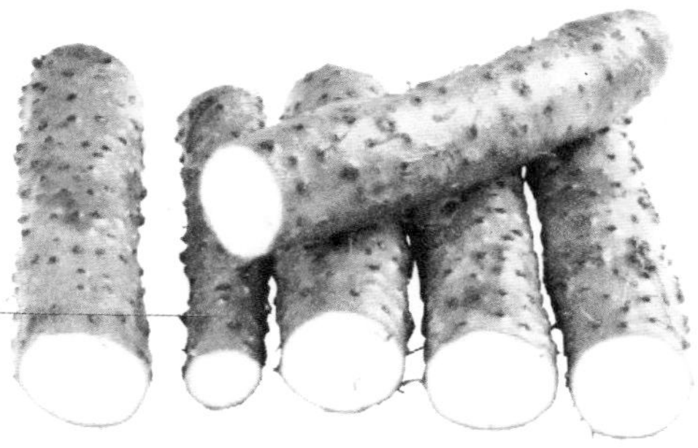

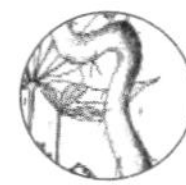

山药杆茎

性冷、滑，无毒，味辛；对于治疗妊娠期妇女心情烦闷、胎动不安有帮助。

成熟周期

1 2 3 4 5 6

7 8 9 10 11 12

成熟期：8~10月

药典精要

李时珍说：如果将山药做成药，野生的最好；如作食物，当然是家种的好。山药在四月蔓延生苗。茎紫叶绿，叶有三尖，像白牵牛却也更光润。在五六月开花成穗，淡红色，结一簇一簇的荚，荚都是由三个棱合成，坚硬无果核。子则长在一边，形状像雷丸，大小不一。

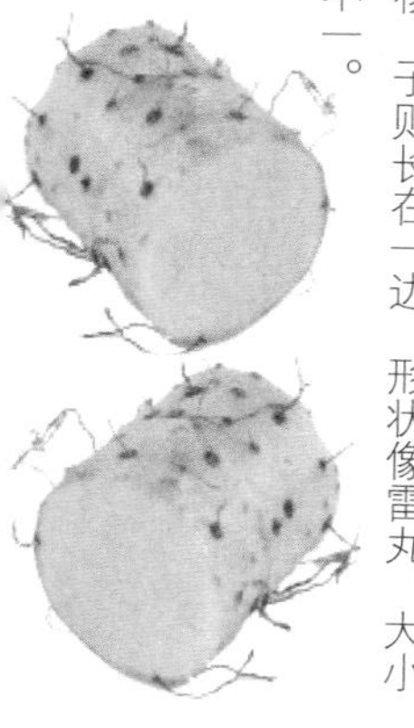

挑选妙招 购买山药时，要以外观完整、平直、粗细均匀、没有腐烂的最佳。大小相同的山药，选择较重的最佳。好的山药外皮无伤，带黏液，断层雪白，黏液多水分少。

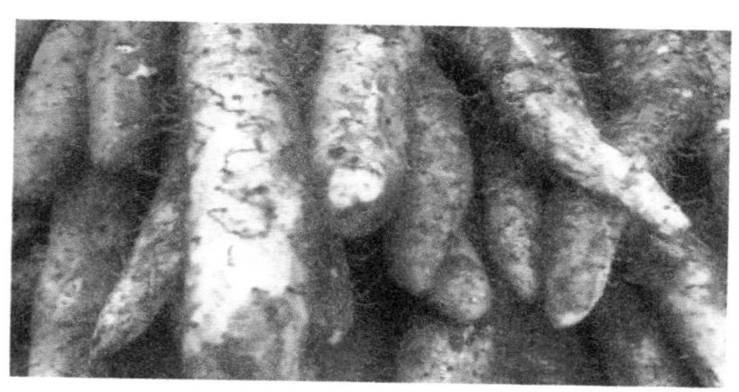

实用偏方

「痰风喘急」：生山药（捣烂）半碗，加甘蔗汁半碗，和匀，一次饮服。

「湿热虚泄」：用山药、苍术等份，加饭做成丸子，米汤送服。

「心腹虚胀，手足厥逆，不思饮食」：用山药半生半炒研为末。每服8克，米汤关定。一天服2次。

「小便数多」：用山药（矾水煮过）、白茯苓，等分为末。每服8克，水送下。

营养解码

■蛋白质 ■膳食纤维 ■热量
■脂肪 ■碳水化合物

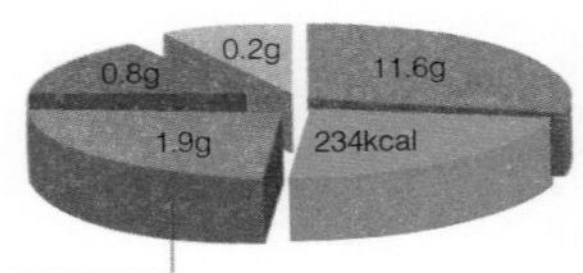

每100克山药的营养成分

单位：[g=克 kcal=千卡]

山药含有大量的黏液蛋白、维生素及微量元素，能有效阻止血脂在血管壁的沉淀，预防心血管疾病，也有益志安神、延年益寿的功效。

膳食专家指南

山药一般人群均可食用，尤其适宜糖尿病患者，腹泻、病后虚弱者，慢性肾炎患者，长期腹泻者食用。大便干燥者、有实邪者均忌食山药，特别注意的是山药不能和甘遂一起食用，也不可以与碱性药物同服。

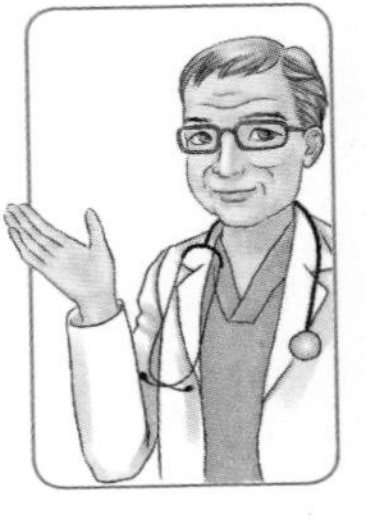

保健疗效驿站

「益肺止咳」：山药含有皂甙、黏液质，有润滑、滋润的作用，故可益肺气、养肺阴，治疗肺虚久咳、肺热、痰咳之症。

「降低血糖」：山药含有黏液蛋白，有降低血糖的作用，可用于治疗糖尿病，是糖尿病人的食疗佳品。

「滋肾益精」：山药含有多种营养素，有强健机体、滋肾益精的作用。大凡肾亏遗精、女性白带多、小便频数等症，皆可服之。

「健脾益胃、助消化」：山药含有淀粉酶、多酚氧化酶等物质，有利于脾胃的消化吸收功能，是一种平补脾胃的药食两用之品。不论脾阳亏或胃阴虚，皆可食用。临床上常用来治脾胃虚弱、食少体倦、泄泻等病症。

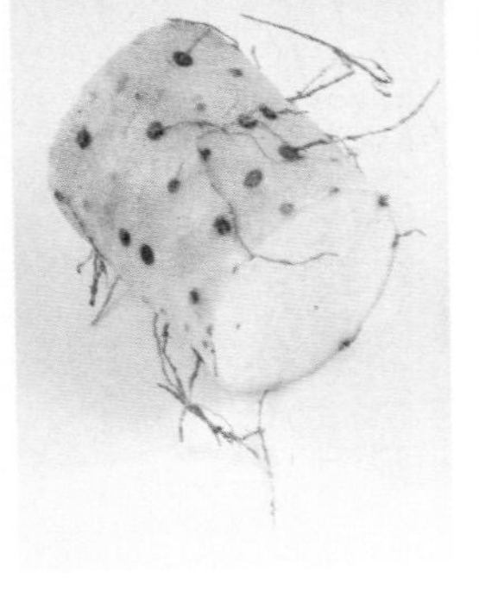

贮存和清洗妙招

山药适宜放置在阴凉、通风、干燥处保存，可用木箱存放，箱内用牛皮纸铺垫，箱角衬以刨花或木丝，然后将山药排列整齐装入，上面同样盖纸，钉箱密封，可以保存更长的时间。山药清洗时要注意，清洗掉表皮上的泥土即可。

饮食搭配

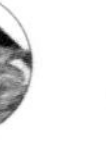

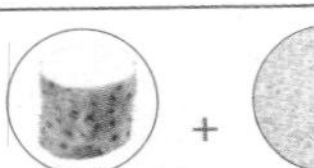

山药 + 鸭肉：可起到补阴养肺的作用，适宜体质虚弱者服用。

山药 + 粳米：具有补益脾胃的作用，特别适合脾胃虚弱者进补前食用。

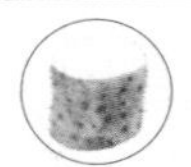

山药 + 白糖：对于治疗心腹虚胀、手足厥逆有良好效果。

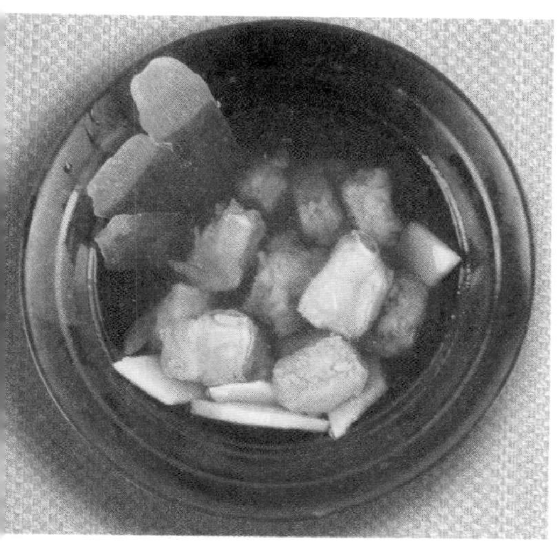

山药排骨汤 传统

「原料」：

A
- 排骨500克
- 山药20克

B
- 盐适量
- 水适量

「制法」：

1. 排骨入滚水中氽烫，去浮沫洗净。
2. 新鲜山药削去外皮洗净，用刀切成块或以药用山药代替亦可。
3. 将以上的材料加8碗水煮，以大火烧开后转小火煮3~4分钟，待排骨熟透后加调味料即可。

山药土茯苓煲瘦肉 新式

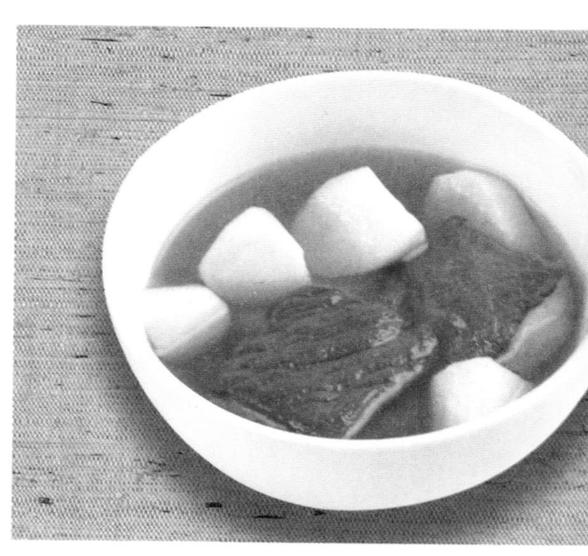

「原料」：

A
- 猪瘦肉450克
- 山药30克
- 土茯苓20克

B
- 盐适量
- 水适量

「制法」：

1. 山药、土茯苓洗净，沥干水分，备用。
2. 先将猪瘦肉氽烫，去除血水，再切成小块，备用。
3. 将适量清水放入砂锅内，加入全部材料，待大火煮沸后，改用小火煲3小时，直到药材的药性全都浸入汤汁中，然后加盐调味起锅。

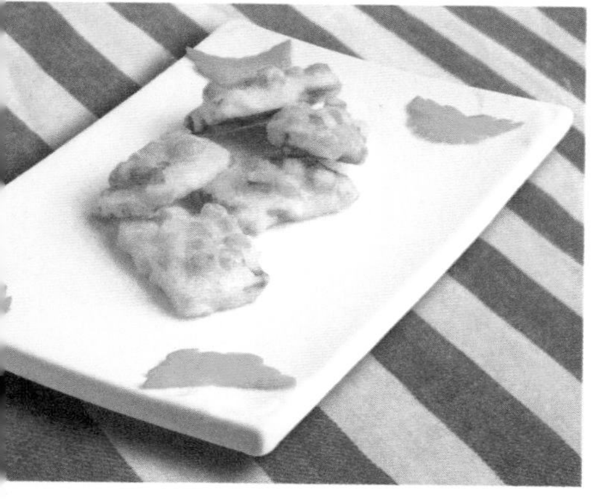

海鲜山药饼 新式

「原料」：

A
- 虾仁35克
- 山药粉20克
- 鲜干贝2颗
- 花枝50克
- 花椰菜1朵
- 黄精15克
- 枸杞10克

B
- 奶粉适量
- 色拉油适量

「制法」：

1. 黄精洗净，用水煮滚，转小火熬出汤汁备用。
2. 虾仁洗净去泥肠，枸杞、干贝、花枝、花椰菜分别洗净切小丁。
3. 药汤与备好的菜丁，以及奶粉、色拉油等材料一起搅匀，做成面糊，煎成金黄色即可。

荸荠

Water chestnut

清热解毒 利湿化痰

荸荠在我国已有两千多年的栽培历史，而且很早就开始食用。因其味甜多汁、清脆可口，自古便有『地下雪梨』之称，北方人视之为江南人参。荸荠既可作为水果，又可算作蔬菜，是当令大众喜爱的时令之品。

别 名：马蹄、地栗

性 味：性温、味甘

籍 贯：印度

主 治：咽喉肿痛、口腔炎、高血压

适宜人群：咳嗽多痰、咽干喉痛、癌症患者

产地分布

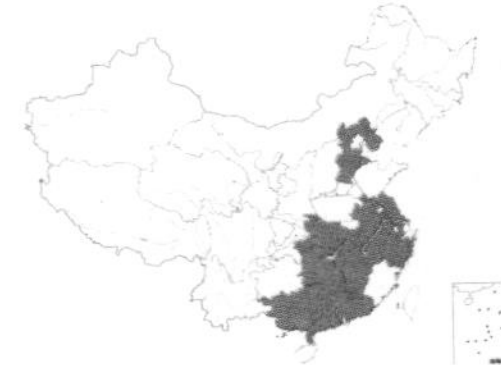

主产地：主要分布在广西、北京、江苏、安徽、浙江、广东、湖南、湖北、江西等地区。

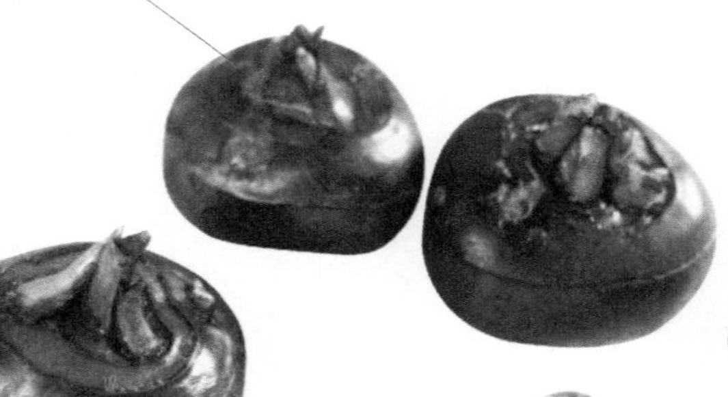

荸荠汁

性微寒、滑，味甘，无毒；对治疗阴津虚损造成的便秘有很好的疗效。

荸荠粉

性微寒、滑，味甘，无毒；可以作眼药，能去热消炎。对治疗轻度痢疾和肝炎有一定功效。

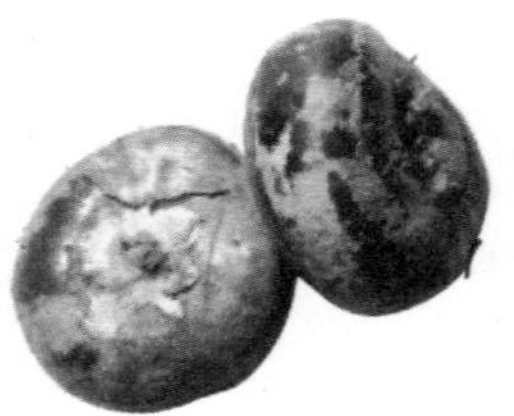

成熟周期

1 ❷ ❸ 4 5 6

7 8 9 10 11 12

成熟期：2~3月

药典精要

李时珍说：凫茈生长在浅水田中。其苗三四月出土，一茎直上，没有枝叶，状如龙须。种在肥田里的，茎粗如葱，高二三尺。其根白嫩，秋后结果，大如山楂、栗子，而脐有聚毛，累累向下伸入泥中。野生的，色黑而小，食时多滓。种植的，色紫而大，食时多汁。

品种辨识

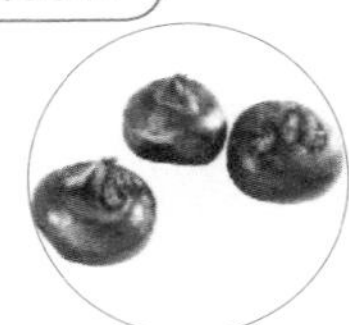

野荸荠

产于中国福建和广东，有长的匍匐根状茎。秆多数，丛生，直立，圆柱状。

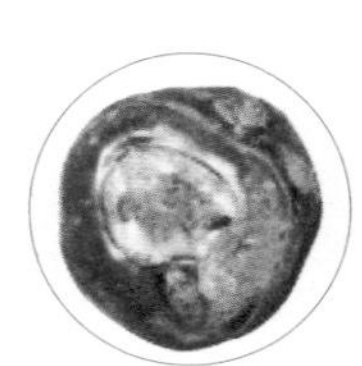

大基荸荠

产于黑龙江（牡丹江）。分布于日本、朝鲜、苏联、西伯利亚东部和远东地区。

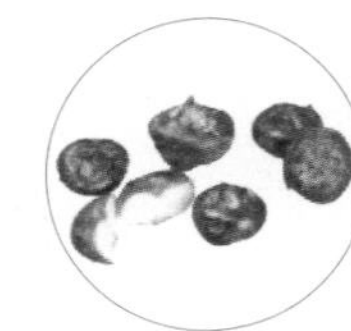

稻田荸荠

是莎草科荸荠属透明鳞荸荠的变种。分布于日本、朝鲜以及中国福建。

挑选妙招 荸荠的盛产季节在冬春两季。选购时，应选择个体大，外皮呈深紫色，而且芽粗短的。

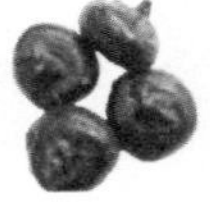

实用偏方

「流感」：鲜荸荠250克、甘蔗1根，切段，入锅煎煮，熟后食用。

「大便下血」：荸荠60克，榨汁加米酒1杯煎热，空腹饮用。

「咽喉肿痛」：荸荠适量，榨汁冷服，每次125克。

「咳嗽痰多」：鲜荸荠120克、鲜白萝卜250克、麦门冬50克，前二者榨汁，加麦门冬，煎汤。

营养解码

■蛋白质 ■膳食纤维 ■热量
■脂肪 ■碳水化合物

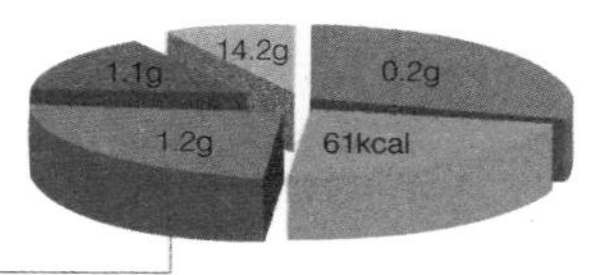

每100克荸荠的营养成分

单位：[g=克 kcal=千卡]

荸荠口感甜脆，营养丰富，含有蛋白质、脂肪、粗纤维、胡萝卜素、B族维生素、维生素C、铁、钙、磷和碳水化合物。

膳食专家指南

荸荠一般人群均可食用，尤其适宜儿童和发烧病人食用。咽喉干痛、咳嗽多痰者宜食，尤其是消化不良、大小便不利及癌症患者也可多食。需注意的是荸荠不宜生吃，小儿消化力弱者应忌食；脾胃虚寒的人不可食用。

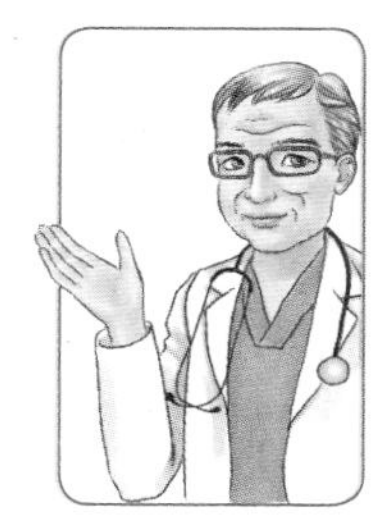

保健疗效驿站

「抗菌防癌」：荸荠含有不耐热的抗菌成分荸荠英，对金黄色葡萄球菌、大肠杆菌、绿脓杆菌等均有抑制作用，对降低血压也有一定效果，而且还可防治癌肿。另外其还含一种抗病毒物质，可抑制流脑、流感病毒。

「整肠通便」：荸荠富含黏液质，有润肺化痰、生津的作用。所含的淀粉及粗蛋白，能促进大肠蠕动，所含的粗脂肪加强了滑肠通便的作用。荸荠水煎汤汁能利尿排淋，对于小便不通有一定治疗作用。

「消热解毒」：荸荠生吃或煮食都可以，饭后生吃开胃下食，除胸中实热，消宿食。制粉食用有明耳目、消黄疸、解毒的作用。

贮存和清洗妙招

荸荠适宜放置在阴凉、通风、干燥处保存。清洗荸荠时需用刷子刷干净表皮上的泥土，清水洗净即可，以免破坏荸荠表皮结构。

饮食搭配

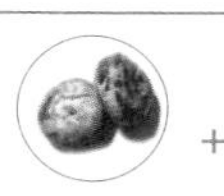

荸荠 + 莲藕

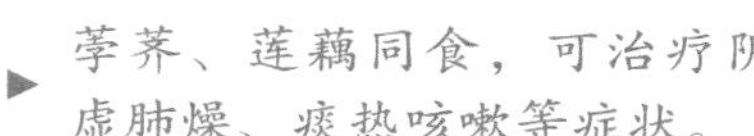

荸荠、莲藕同食，可治疗阴虚肺燥、痰热咳嗽等症状。

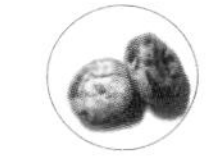
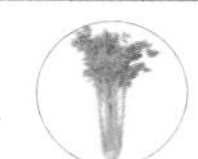

荸荠 + 芹菜

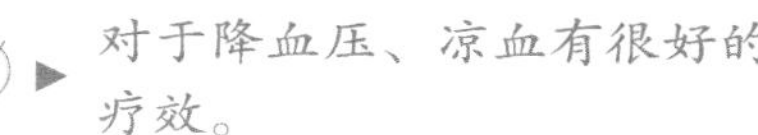

对于降血压、凉血有很好的疗效。

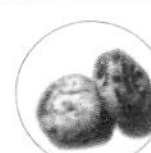

荸荠 + 话梅

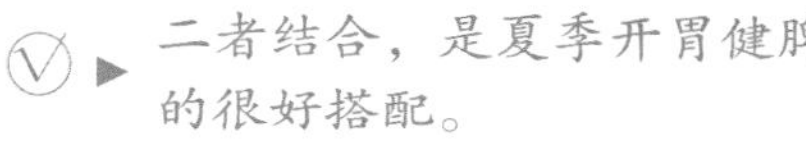

二者结合，是夏季开胃健脾的很好搭配。

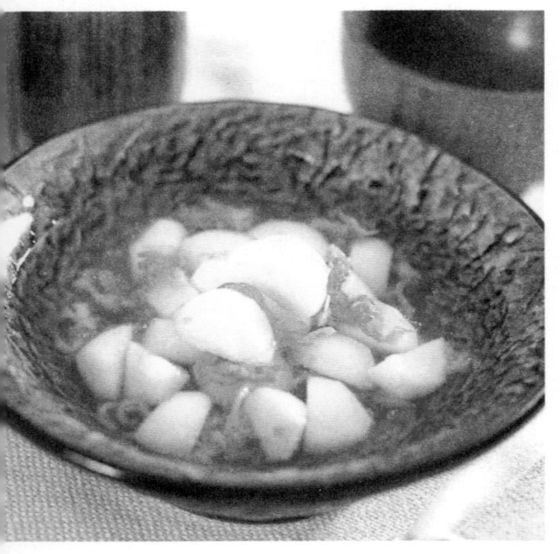

荸荠海蜇汤 传统

「原料」：

A
荸荠30克
海蜇丝50克

B
水适量

「制法」：

1．将荸荠洗净，去皮，切块；海蜇丝洗净。

2．将荸荠、海蜇丝一同放入砂锅中，加适量水，煎汤即可饮用。

好事黄金包 新式

「原料」：

A
面粉适量
酱猪肉20克
大干贝6个
冬笋1个
荸荠10个

B
香菜适量
料酒适量
生抽适量
清水适量

「制法」：

1．猪肉切成米粒丁；干贝加料酒和清水上笼蒸10分钟后在碗里碾碎。冬笋和荸荠去皮同样切成米粒丁。取一大碗把所有碎丁搅拌在一起，加入少许生抽。

2．将面粉放盆内，加入开水，并加少许盐，揉匀成面团，盖上湿布饧20分钟。

3．将面团分小块，每块包入馅料，捏成包子状，放入蒸锅，蒸熟即可。

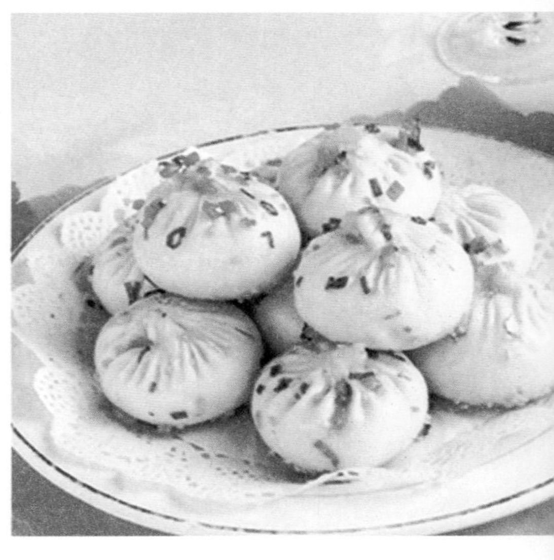

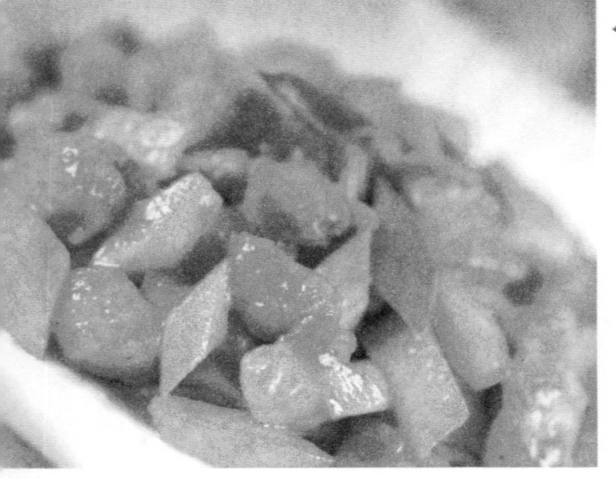

荸荠茄汁鸡丁 新式

「原料」：

A
鸡胸肉200克
荸荠200克

B
调味料适量
葱、姜适量
蛋清适量
生粉适量
蒜适量

「制法」：

1．鸡胸肉切丁，加少许盐、料酒、蛋清、生粉抓匀，腌制10分钟。

2．荸荠去皮切粒。

3．净锅入宽油，三四成热时倒入腌好的鸡丁，滑熟，捞出控油。

4．锅内留底油，下葱姜蒜末爆香，下荸荠粒炒匀，加糖、番茄沙司、鸡丁、盐、五香粉、水翻炒，至汁黏稠时翻炒出锅即可。

降糖降压五谷杂粮速查

花豆

「别名」胡豆、佛豆

「性味」性平、味甘

「归经」脾、肺

「功效」具有健脾壮肾、增强食欲、抗风湿的作用，对肥胖症、高血压、冠心病、糖尿病、动脉硬化等症有一定的食疗作用。

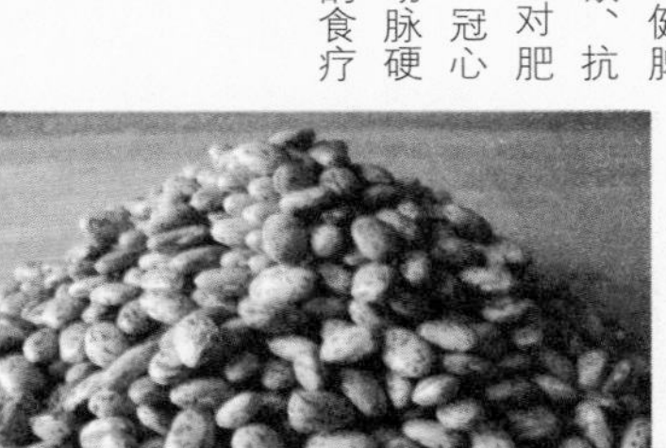

芋头

「别名」青芋、芋艿

「性味」性平，味甘、辛，有小毒

「归经」脾、肺

「功效」具有益胃、解毒、补中益肝肾、消肿止痛、益胃健脾、化痰、添精益髓等功效。

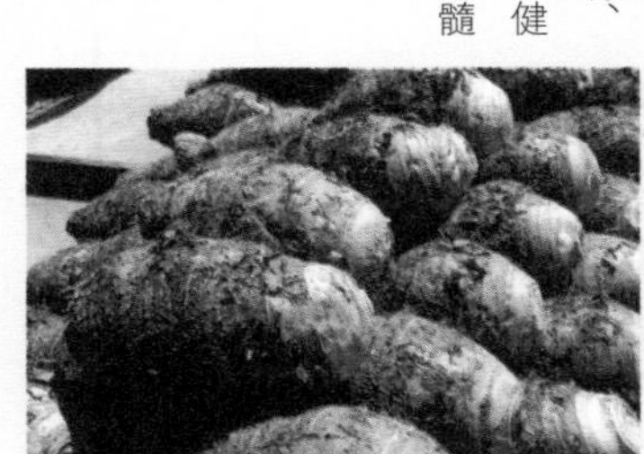

芸豆

「别名」菜豆、四季豆

「性味」性温、味甘

「归经」入脾、胃经

「功效」具有提高人体自身的免疫能力、增强抗病能力、激活淋巴T细胞、促进脱氧核糖核酸的合成等功能，对肿瘤细胞的发展有抑制作用。

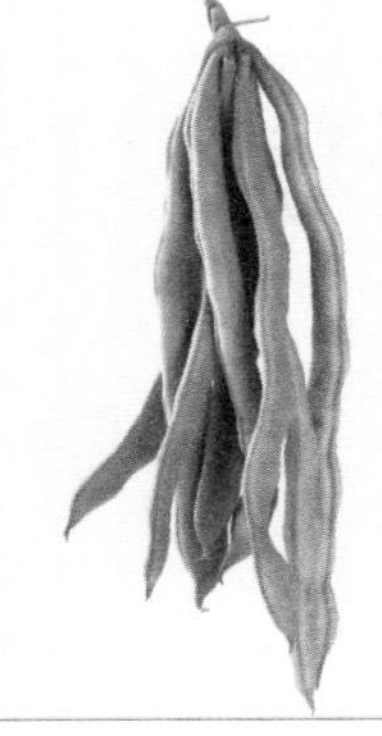

夏威夷果

「别名」昆士兰栗、澳洲胡桃

「性味」性温，味甘

「归经」肺、脾、胃

「功效」具有补虚强壮，降低血脂的功效。可起到调节血脂、改善脑部营养的作用。

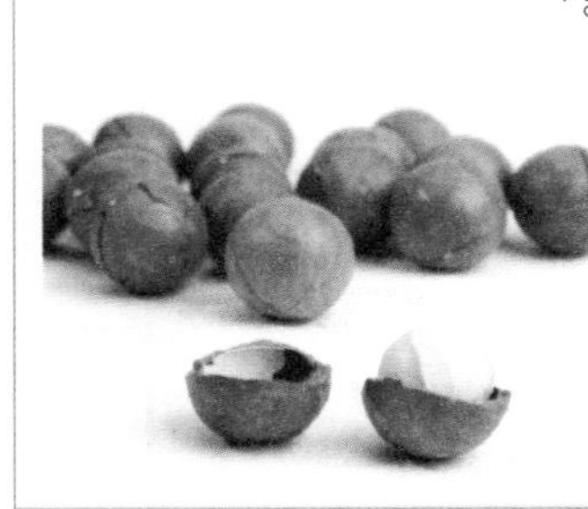

马铃薯

「别名」土豆、洋芋

「性味」性平、味甘

「归经」入肺、胃经

「功效」具有宽肠通便的作用，对肥胖症、高血压、糖尿病、动脉硬化有食疗作用。

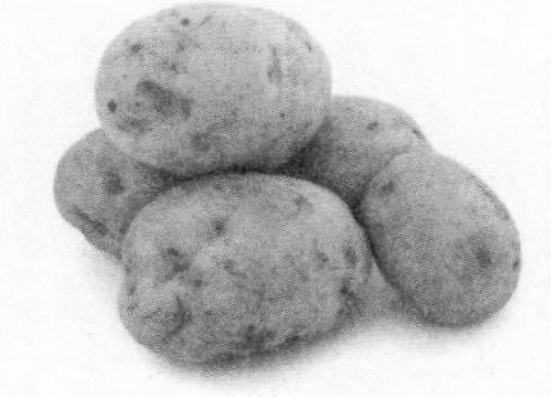

燕麦

「别名」麦、野麦、油麦、玉麦

「性味」性平、味甘

「归经」肾、肺

「功效」具用益肝和胃的功效。对便秘、糖尿病、脂肪肝、高血压、高血脂、动脉硬化有食疗作用。

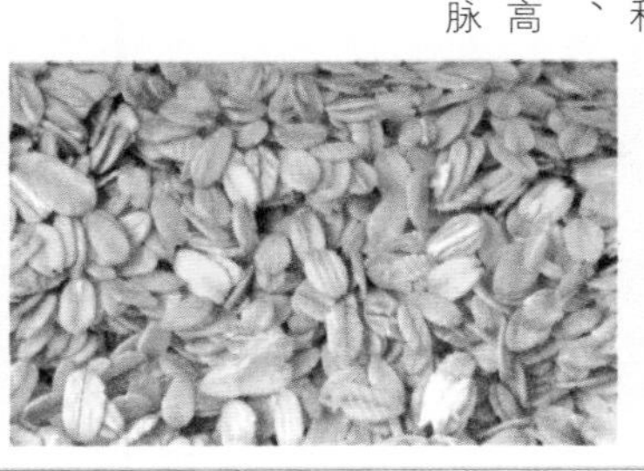

降糖降压五谷杂粮速查

荸荠

「别名」马蹄、地栗

「性味」性微寒、滑，味甘，无毒

「归经」脾、肺

「功效」具有清热化痰、开胃消食、生津润燥、明目醒酒的功效。对治疗高血压有良好功效。

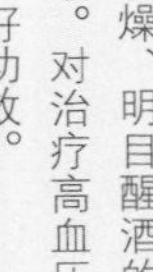

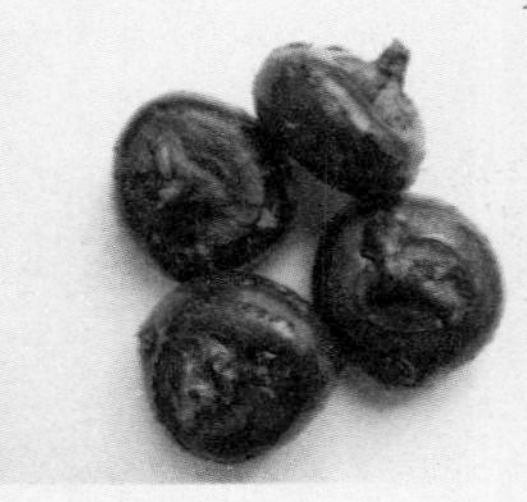

腰果

「别名」鸡腰果、介寿果

「性味」性平、味甘

「归经」脾、胃、肾经

「功效」腰果中的某些维生素和微量元素成分有很好的软化血管的作用，对保护血管、防治心血管疾病大有益处。

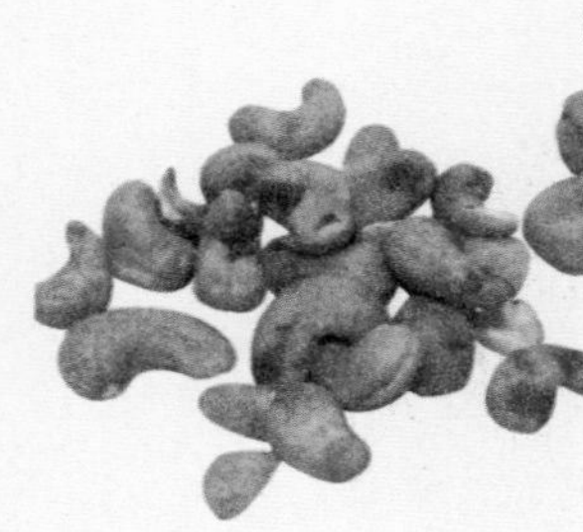

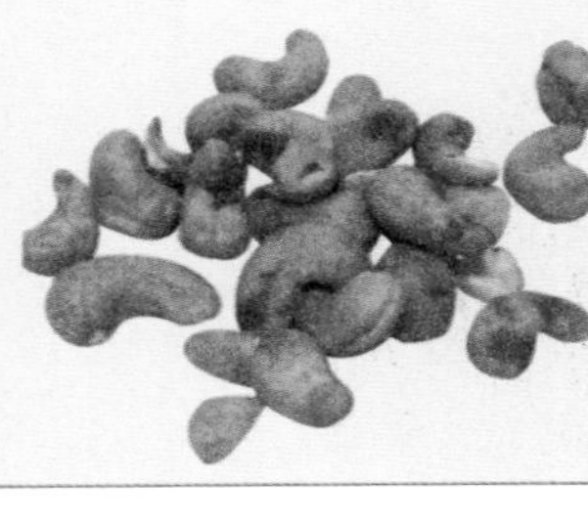

榛子

「别名」山板栗、尖栗

「性味」性温、味甘

「归经」脾、肺

「功效」具有养颜润肤的作用，对高血压、动脉硬化等心脑血管疾病有食疗作用，对体弱、易饥饿的人都有很好的补养作用。

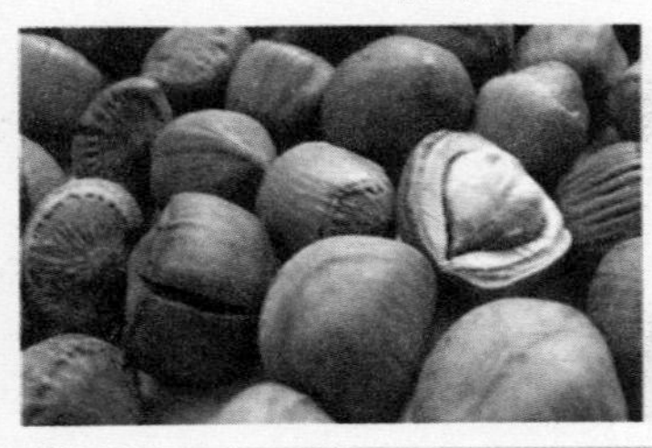

松子

「别名」海松子、罗松子

「性味」性平，味甘，无毒

「归经」脾、肺

「功效」松子具有滑肠通便、预防心血管病的作用。松子仁所含的脂肪，主要为亚油酸和皮诺敛酸。

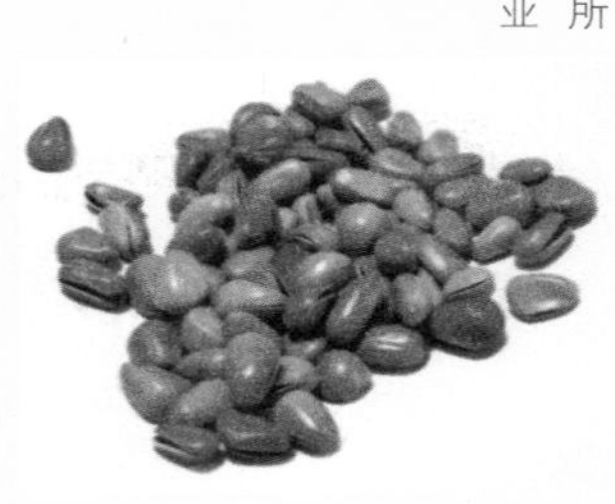

葵花子

「别名」向日葵子、天葵子

「性味」性平、味甘

「归经」脾、肺

「功效」具有降血脂、抗癌之功效，可治血痢，透痈脓，葵瓜子油可作为被敷药使用。

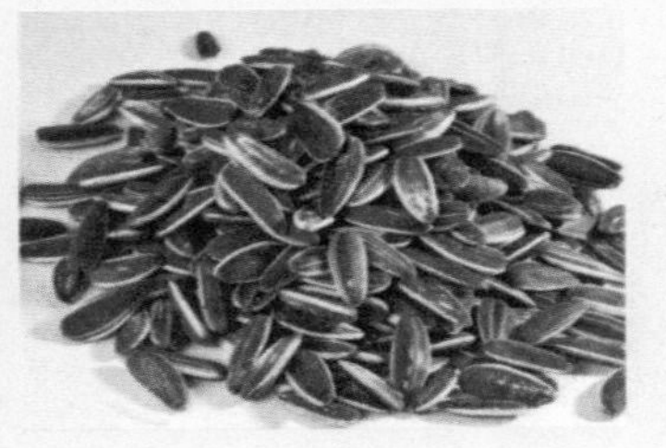

青稞

「别名」裸大麦、元麦、米大麦

「性味」性平凉，味咸，无毒

「归经」肝、脾、肺

「功效」具有益气宽中、壮筋益力、除湿发汗、止泻的功效。对高血压、糖尿病、心脑血管疾病有食疗作用。

降糖降压五谷杂粮速查

黑豆

「别名」黑大豆、乌豆

「性味」性平，味甘

「归经」脾、肾

「功效」黑豆具有利尿通淋、凉血解毒的功效。对治疗水肿胀满、风毒脚气、高血压、心脏病有食疗的功效。

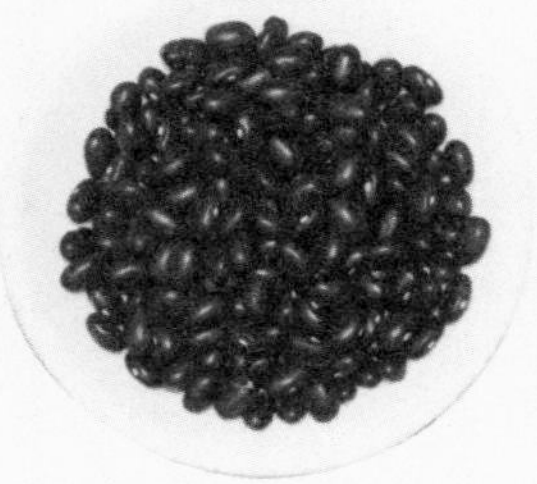

蚕豆

「别名」胡豆、佛豆、川豆

「性味」性平，味甘

「归经」脾、胃

「功效」蚕豆具有健脾利湿、补中益气、涩精实肠、止血利尿的功效。蚕豆皮中富含膳食纤维，其膳食纤维可以起到降低胆固醇的功效。

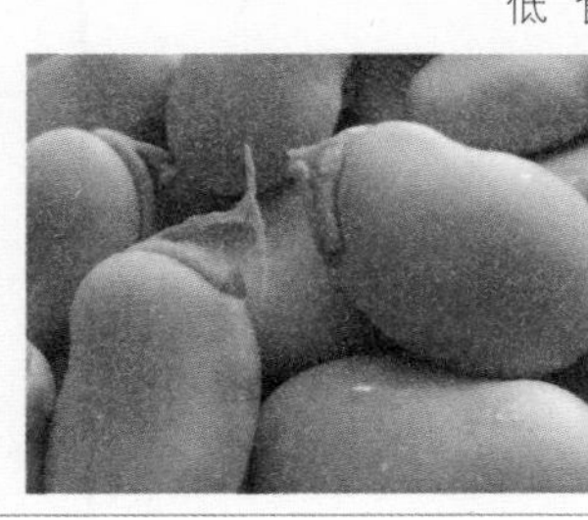

红腰豆

「别名」猪腰豆、大红豆

「性味」性温，味甘

「归经」脾、肺

「功效」具有补血养颜、增强免疫的作用，对高血压、动脉硬化等心脑血管疾病有食疗作用。

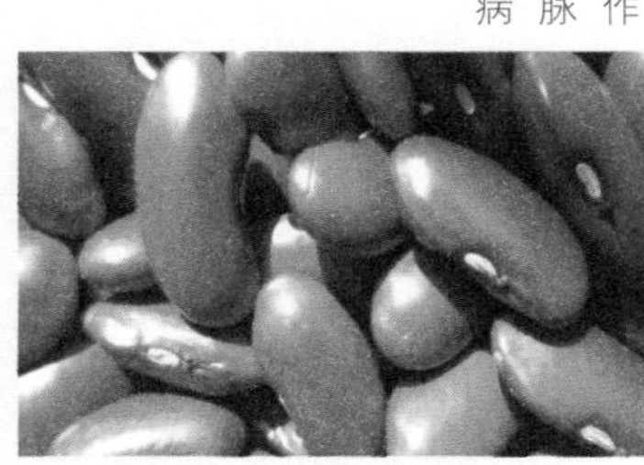

龙眼

「别名」桂圆

「性味」性平，味甘，无毒

「归经」肺、肾

「功效」具有益气补血，养血安神的功效。对增强记忆、补血、、降血脂、补充营养可起到食疗的作用。

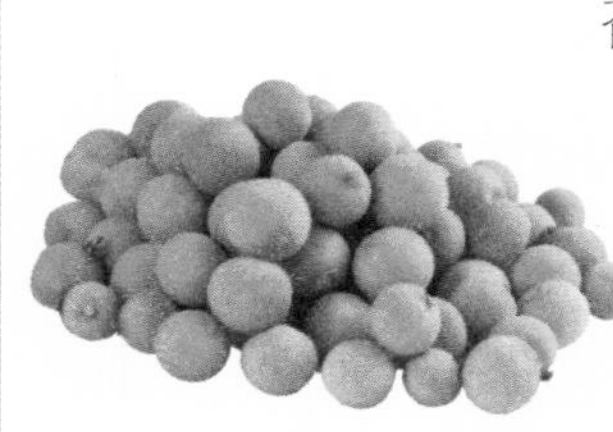

红枣

「别名」山枣子、野枣

「性味」性平、味甘

「归经」脾、肺

「功效」具有补血滋阴、健壮机体之功效，可起到强体、补血、预防胆结石的作用。

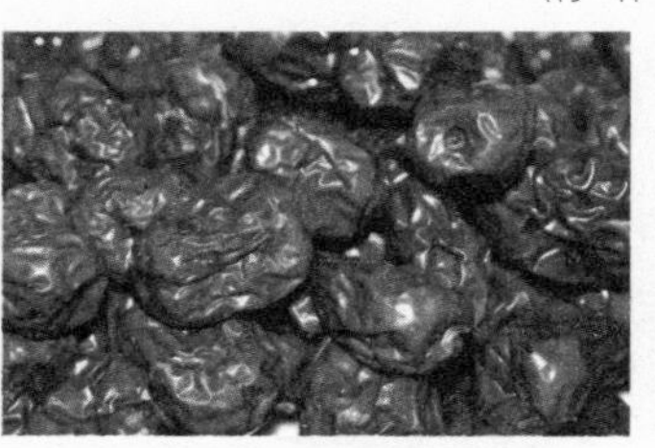

茯苓

「别名」茯菟、茯灵

「性味」性淡、平，味甘，无毒

「归经」脾、肺

「功效」具有渗湿利水，健脾和胃，宁心安神的功效。可治小便不利、水肿胀满、痰饮咳逆、呕逆、泄泻、高血压等症。

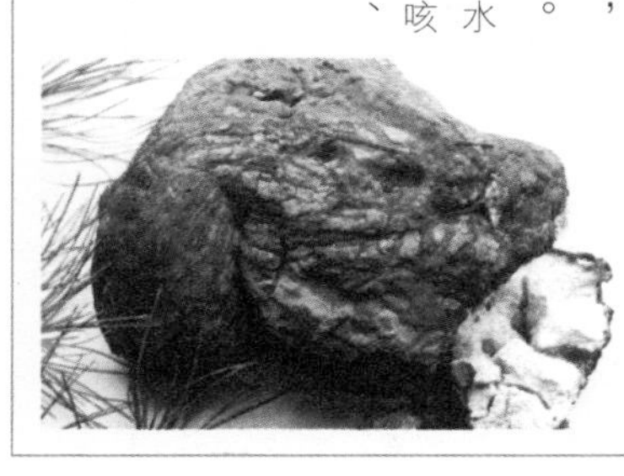

附录·『果』中珍品，健康加分

——坚果干果类

松子　花生

龙眼

酸枣　核桃　瓜子饼　杏仁

五香花生　榛子　百合

鹌鹑蛋

腰果　榧子　花生

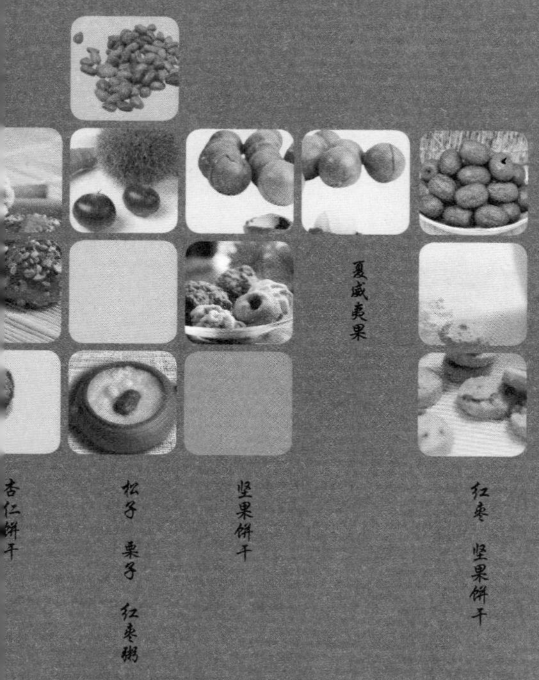

夏威夷果

红枣　坚果饼干

坚果饼干

松子　栗子　红枣粥

杏仁饼干

干果泛指有硬壳而水分少的一种果实或晒干后的水果，如栗子、榛子、核桃等，它富含丰富的维生素、微量元素、膳食纤维等。医学研究表明，一些干果类食物如葵花子等具有较强的清除自由基的能力。同时干果还可以降低患冠心病的概率，常食用干果可起到防止患心肌梗死等疾病的作用。此外，干果中还含有本酚素，可以起到降低胆固醇的功效。

本章讲解的食用干果，有核桃、芝麻、腰果、杏仁、开心果、榛子、松子、栗子、葵花子、南瓜子、西瓜子、花生、龙眼、莲子、红枣、黑枣、酸枣、椰枣、沙枣、茯苓、百合、白果、榧子、夏威夷果和鲍鱼果等。

核桃 Walnut

补肾固精　温肺定喘

核桃与扁桃、榛子、腰果并称为『世界四大干果』。核桃营养丰富，其主要成分为易吸收的脂肪与蛋白质，并且有将近七成的蛋白质都是亚油酸等良质不饱和脂肪酸，能够去除附着于血管上的胆固醇，因此有减缓衰老、预防动脉硬化的功效。

别　名： 山核桃、羌桃、黑桃

性　味： 性温、味甘

籍　贯： 地中海东部沿岸地区

主　治： 补肾固精、温肺定喘

适宜人群： 肺虚者、神经衰弱者

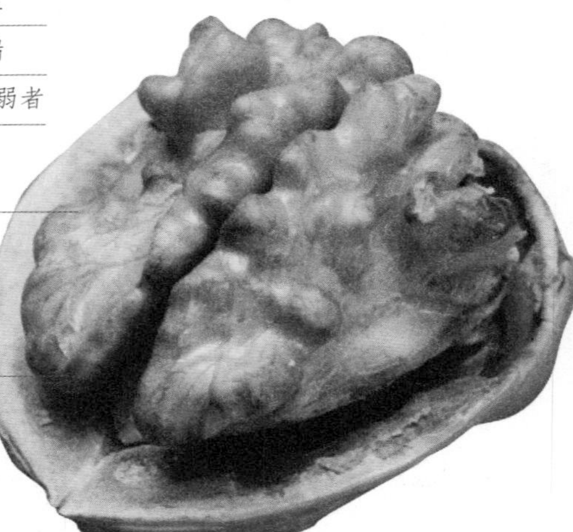

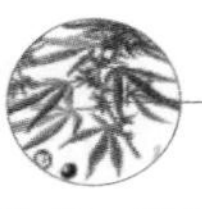

核桃树皮

味甘，性平，无毒；主治水痢。春季研皮汁洗头，可黑发。

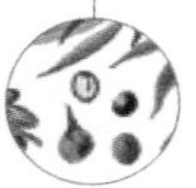

核桃果实

性平，味甘；食用可使人健壮，润肌，黑须发。

产地分布

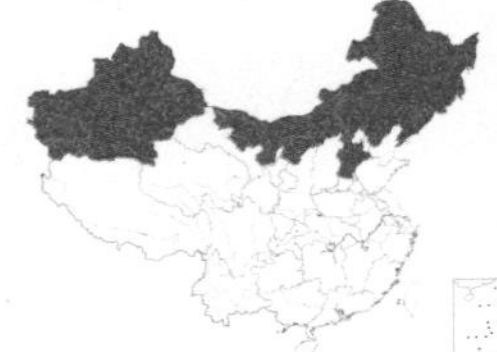

主产地：主要分布在河北、新疆、山西、云南等地区。

成熟周期

1 2 3 4 5 6

7 8 9 10 11 12

成熟期：8~9月

药典精要

李时珍说：核桃树高有一丈。初春长叶，长四五寸，两两相对，有臭气。三月开花，穗呈苍黄色，果实到秋天像青桃，熟时用水泡后，可取果核，止泻痢，便血脱肛，崩中带下。

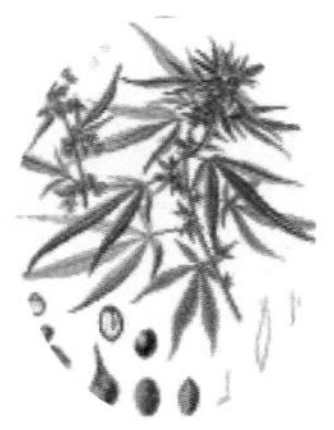

品种辨识

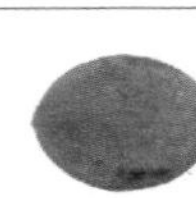

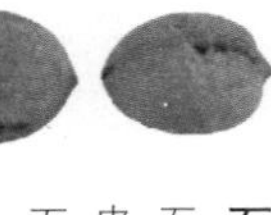

石门核桃

石门核桃产于河北，纹细、皮薄、口味香甜，出仁率在百分之五十左右，出油率高达百分之七十五，有『石门核桃举世珍』之誉。

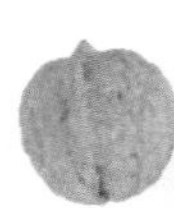

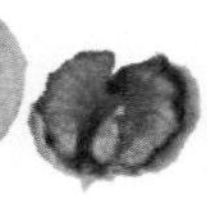

纸皮核桃

纸皮核桃产于新疆库车一带，维吾尔族人称其为『克克依』，意思就是壳薄。纸皮核桃结果较快，含油量达百分之七十五。

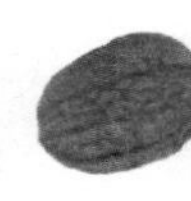

绵核桃

绵核桃被认为是最好的核桃品种，皮薄肉厚。将两个核桃握在手里，稍用劲一捏，核桃皮就碎了。

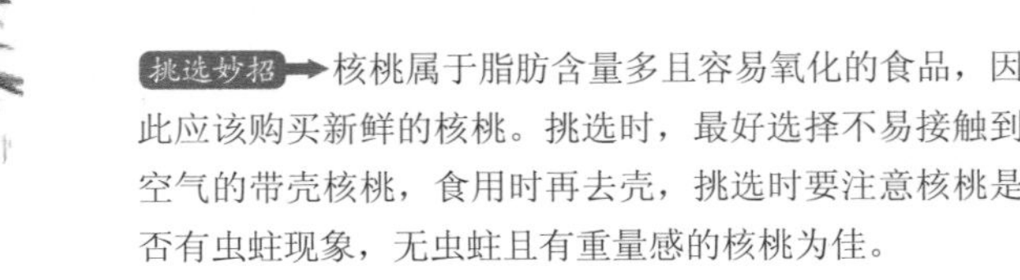

挑选妙招→核桃属于脂肪含量多且容易氧化的食品，因此应该购买新鲜的核桃。挑选时，最好选择不易接触到空气的带壳核桃，食用时再去壳，挑选时要注意核桃是否有虫蛀现象，无虫蛀且有重量感的核桃为佳。

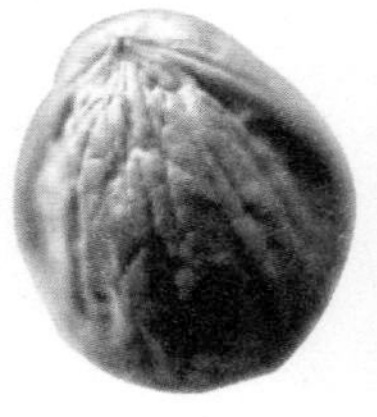

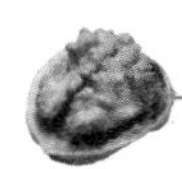

实用偏方

「胆结石」：核桃仁、冰糖、麻油各500克，同蒸熟，在7～10天内食完。

「神经衰弱」：核桃仁、芝麻及桑叶各30克，捣成泥状，做成丸，每日服10克。

「慢性支气管炎」：核桃仁适量，每次3个，早晚各1次。

「石淋、尿路结石」：核桃仁120克、粳米100克，加水适量，煮成稀粥。

「治疗虚喘」：核桃肉500克、蜂蜜500克，核桃肉搅烂，与蜂蜜搅拌在一起，用瓶装好，每次食一匙，一日两次，开水食用。

营养解码

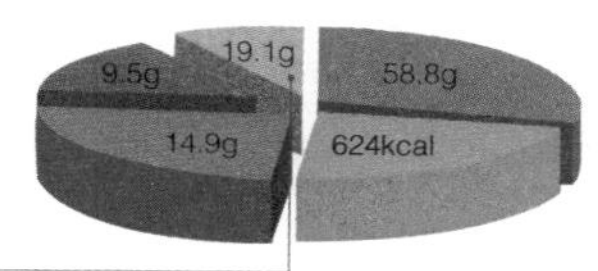

每100克核桃的营养成分

单位：g=克　kcal=千卡

核桃的蛋白质内，含有许多色氨酸等优良氨基酸。其中许多能促进糖类的新陈代谢。核桃中还含有保护肝脏、提升记忆力的维生素B_1。

膳食专家指南

核桃一般人群均可食用。尤其适宜肾虚、肺虚、神经衰弱、气血不足、癌症患者以及脑力劳动者与青少年食用。但腹泻、阴虚火旺、痰热咳嗽、便溏腹泻、内热盛及痰湿重者均不宜食用；特别需要注意的是，核桃不能与野鸡肉同食，与酒同食易引起咯血。

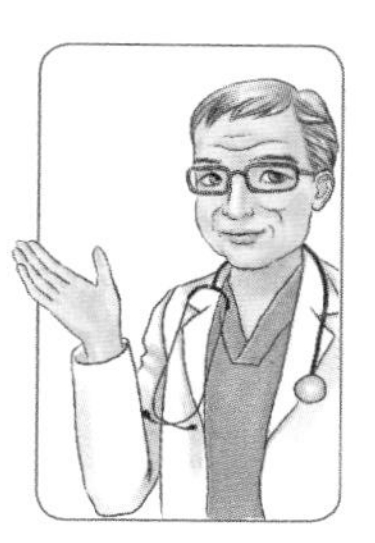

保健疗效驿站

「美肤」：核桃可消除面部皱纹，防止肌肤衰老，有护肤护发和防治手足皴裂等功效，是可以『吃』的美容护肤品。

「防癌」：核桃中含丰富的单不饱和脂肪酸与多不饱和脂肪酸，其中多不饱和脂肪酸中的ω-3脂肪酸能降低癌肿从血液中提取的亚油酸数量，因此可抗癌。

「防辐射」：由于核桃含有多酚和脂多糖成分，所以核桃还有防辐射的功能，因此核桃常被用来制作宇航员的食品。经常使用电脑者更视其为保健护肤的佳品。

「延迟衰老」：核桃的主要成分为易吸收的脂肪与蛋白质，而且有将近七成的蛋白质都是亚油酸或亚麻酸等良质不饱和脂肪酸，能够去除附着于血管上的胆固醇，可减缓衰老。

储存和清洗小窍门

核桃适宜放置在阴凉、干燥处保存，要注意防潮。一般放在有盖容器里，密封装好。核桃清洗时要注意，带壳的核桃敲破核桃皮取出核桃仁即可食用，不要清洗；无壳核桃用清水清洗即可。

饮食搭配

核桃仁 + 芡实 + 红枣  ▶ 对体质湿寒、虚弱者有益。

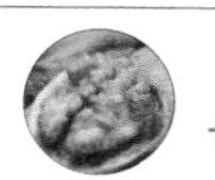
核桃仁 + 枸杞子 + 粳米  ▶ 核桃仁内含有蛋白质，对提高智力有很好的作用。

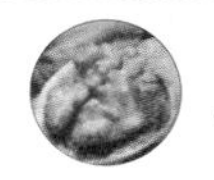
核桃仁 + 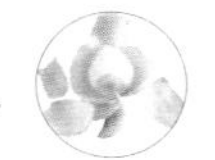
百合  ▶ 核桃仁与百合同食，可起到润肺益肾、止咳平喘的功效。

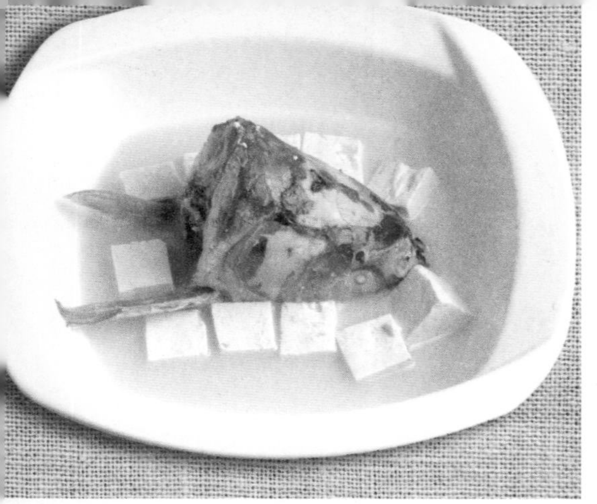

核桃鱼头汤 传统

「原料」：

A
桂圆肉25克
鱼头1个
豆腐250克
核桃仁30克

B
米酒适量
姜适量
葱适量
调味料适量

「制法」：

1. 将桂圆肉、核桃仁洗净；鱼头刮去鳞、除去脏物，洗净，豆腐切成块状。
2. 将鱼头、桂圆肉、核桃仁、姜、葱、豆腐、米酒同放入炖锅中，用大火煮沸，再转小火煮30分钟，再加入调味料即成。

香菜拌核桃 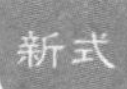

「原料」：

A
核桃仁100克
香菜20克

B
盐2克
香油3克

「制法」：

1. 将核桃去壳取出里面的核桃仁，并放于清水中浸泡15分钟后去皮，并用盐腌好。
2. 将香菜洗净备用。
3. 将核桃仁与香菜充分拌匀，加入香油调味。

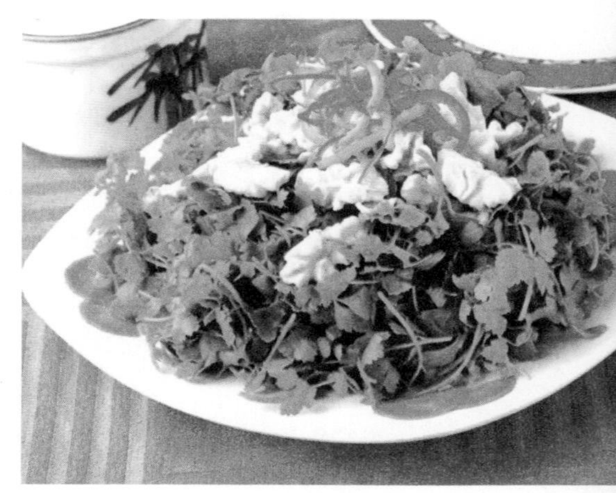

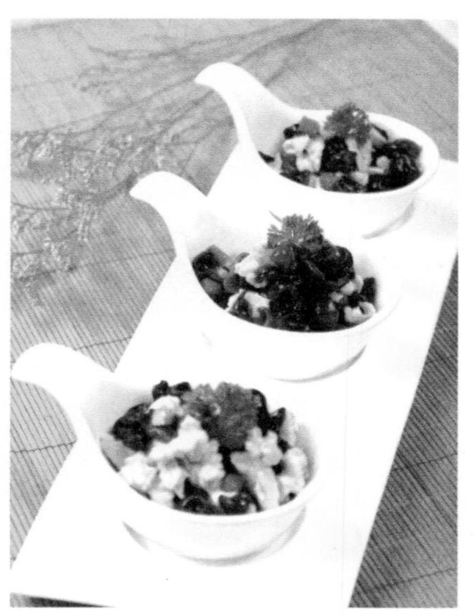

凉拌核桃黑木耳 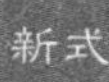

「原料」：

A
黑木耳150克
核桃碎50克

B
红绿辣椒适量
姜适量
蒜适量
调味料适量
水适量

「制法」：

1. 黑木耳洗净撕小块，红绿辣椒切丝，姜蒜切末。
2. 黑木耳、红绿辣椒丝焯水，备用。
3. 核桃碎用小火炒香。
4. 碗中放入黑木耳、红绿辣椒丝、核桃碎和姜、蒜末，加入调味料拌匀。

鲍鱼果

Brazil nut

补中益气　健脑养血

鲍鱼果又称巴西栗、巴西坚果，是一种干果。因为看起来非常像鲍鱼，从而得名。它们有一般坚果的重要特性，比如外皮坚硬、果仁特别香脆等。鲍鱼果味道清香浓郁，松脆香酥，长期食用可以健脑、益脑。鲍鱼果有『坚果之王』之称号。鲍鱼果营养丰富，果仁中蛋白质等也很丰富。

别　名：巴西栗、巴西坚果、巴西果

性　味：性温、味咸、无毒

籍　贯：中东地区

主　治：健脑、益脑

适宜人群：一般人群均可食用

产地分布

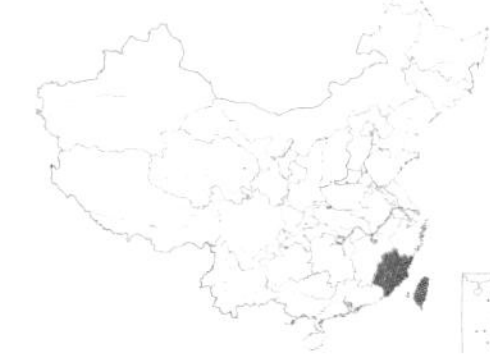

主产地：主要分布在福建、台湾等地区。

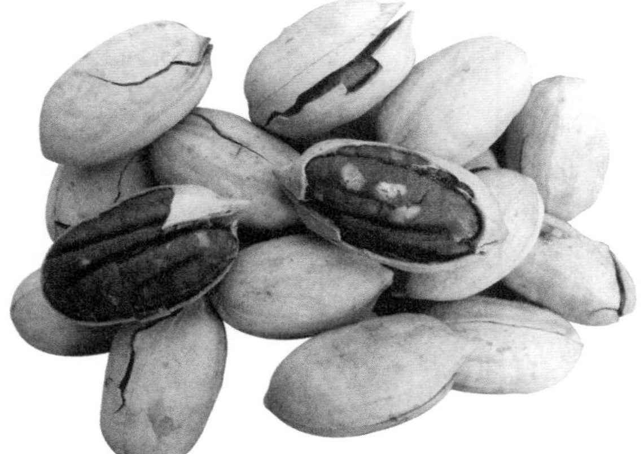

成熟周期

1 2 3 4 5 6

7 8 9 10 11 12

成熟期：9~10月

保健疗效驿站

「缓解作用」：鲍鱼果中的有益油脂含量高，Ω-3脂肪酸含量和其他不饱和脂肪酸含量比核桃高，有高血压、脑血管病等慢性病的患者，适当吃点可以对病情起到缓解作用。

「增强记忆力」：鲍鱼果果仁中除含蛋白质、脂肪、胡萝卜素外，维生素B_1、维生素B_2、维生素E含量也非常丰富，其中钙、磷、铁含量也高于其他坚果。不但能防止大脑衰老，对儿童的大脑发育和老年人记忆力也有一定的促进作用。

营养解码

■蛋白质　■膳食纤维　■热量　■脂肪　■碳水化合物

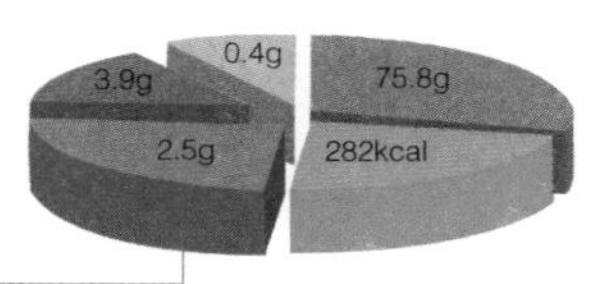

每100克鲍鱼果的营养成分

单位：[g=克　kcal=千卡]

鲍鱼果含有丰富的硒、维生素B_1、维生素E等，钙、磷、铁含量也高于其他坚果。它是当今已知富含有机硒素最高的植物，能够促进谷胱甘肽的合成。

膳食专家指南

一般人群均可食用，但服用维生素K时应禁止食用，不应和黄瓜、萝卜、动物肝脏、海鲜、葱一起食用。

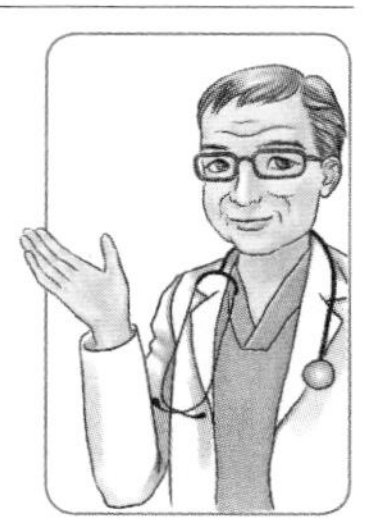

腰果

Cashew

补肾健脾 润肠除痰

腰果因形状类似于肾而得名，其与榛子、核桃、杏仁并称为『世界四大干果』。腰果味道香浓甘甜，清脆可口，是一种营养丰富的干果，既可当零食食用，又可制成美味佳肴。腰果也具有一定的食疗作用、保健价值。腰果中含有的维生素和微量元素成分有很好的软化血管的作用，可以保护血管、防治心血管疾病。而且腰果含有丰富的油脂，可以润肠通便、润肤美容及延缓衰老。

别　名：	鸡腰果、介寿果
性　味：	性平、味甘
籍　贯：	巴西东北部
主　治：	心血及病
适宜人群：	一般人群均可食用

产地分布

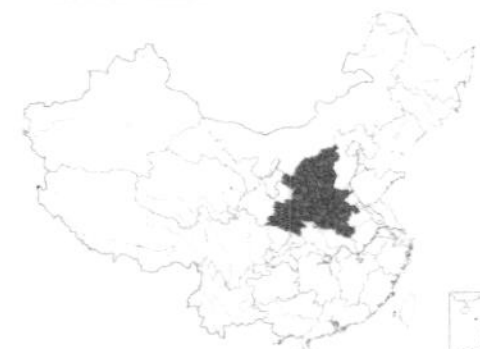

主产地：主要分布在河南、山西、陕西等地区。

成熟周期

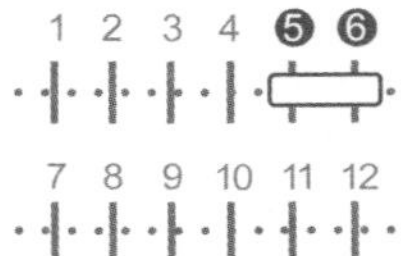

成熟期：5~6月

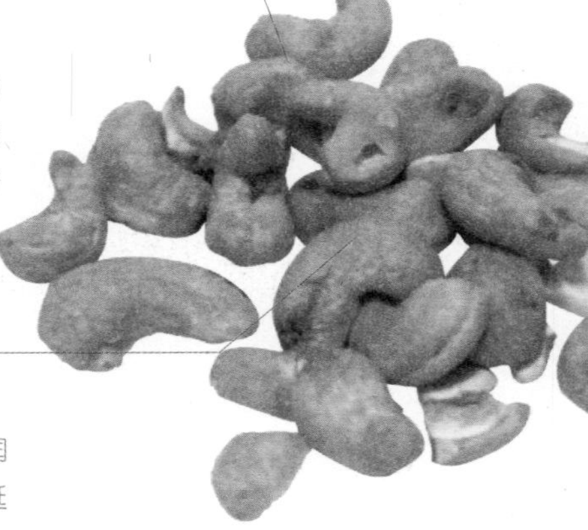

腰果树

味甘，性平；可治疗心血管疾病，对因神经衰弱而引起的失眠有很好的疗效。

果梗

味甘，性平；可起到润肠通便，润肤美容，延缓衰老的效果。

预防腰果过敏

腰果易引起过敏反应，为防止此现象发生，过敏体质者不宜食用。一般食用时，可吃一两粒后，停十几分钟，未出现嘴内刺痒等现象后再食用。如食用腰果后产生过敏反应，需及时请医生用抗过敏药物治疗。

药典精要

《本草拾遗》云：腰果仁『主渴、润肺、去烦、除痰』。《海药本草》亦云：『腰果主烦躁、心闷、痰、伤寒清涕、咳逆上气』。

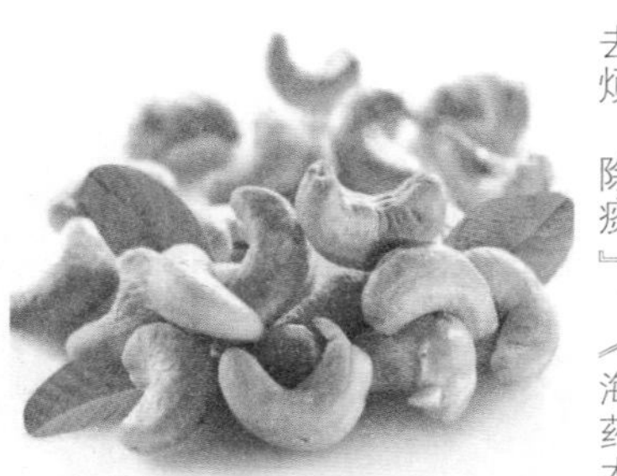

挑选妙招 选购腰果时，应该选外观呈完整月牙形，颜色较白，饱满，气味香浓，油脂丰富，无蛀虫和斑点的。若腰果有黏手或受潮现象，则表示不够新鲜。

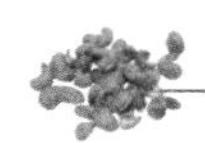

实用偏方

「延年益寿」：无花果3个、腰果10粒、鸡腰300克、青椒片适量。每日服用1次。

「利尿降温」：野菜200克、花生50克、腰果50克、鸡肉50克、蛋清适量。每日服用1次。

「补润五脏」：猪腰250克、熟核桃35克、熟腰果25克、熟花生25克。每日服用1次。

「失眠」：粳米100克、腰果30克、栗子30克、白果20克、发菜5克、圆白菜15克、香菇15克、胡萝卜10克、姜5克、色拉油10克、盐2克。每日服用1次。

营养解码

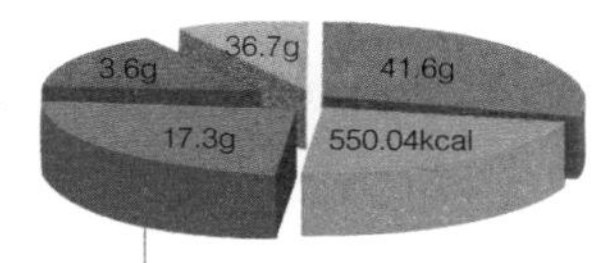

每100克腰果的营养成分

单位：g=克 kcal=千卡

腰果富含大量的蛋白质、淀粉、糖、钙、镁、钾、铁和维生素A、维生素 B_1、维生素 B_2、维生素 B_6。适当摄入腰果可以帮老年人预防动脉硬化、心血管疾病。

膳食专家指南

腰果一般人群均可食用，但由于腰果含有丰富的油脂，因此胆功能严重不良者，肠炎、腹泻患者和痰多者应慎食，而且肥胖的人也要少食。此外，腰果含有多种过敏原，过敏体质的人食用时应特别注意。

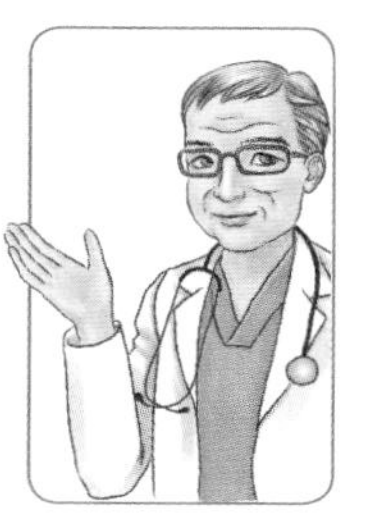

保健疗效驿站

「防止发胖」：腰果所含的脂肪酸属于良性脂肪酸的一种，虽不易使人发胖，但仍不宜食用过多，尤其肥胖的人更要慎用。

「延年益寿」：腰果味甘、性平，有降压、美颜、延年益寿、利尿降温之功效，且腰果还含有丰富的油脂，可以起到润肠通便的功能。

「心血管疾病」：腰果中的某些维生素和微量元素成分有很好的软化血管的作用，对保护血管、防治心血管疾病大有益处。

饮食搭配

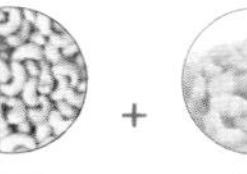

腰果 + 虾仁 → 腰果和虾仁搭配，具有滋补肝脏、强生健体的功效。

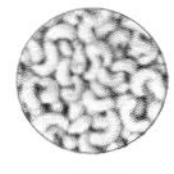 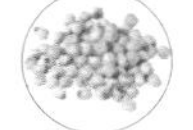 

腰果 + 糯米 + 莲子 → 可起到补润五脏、安神的作用，适用于因神经衰弱而引起的失眠。

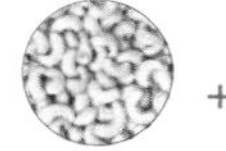 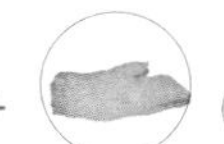

腰果 + 木瓜 + 猪蹄 → 适合孕妇食用，腰果和猪蹄都具有催奶的功效。

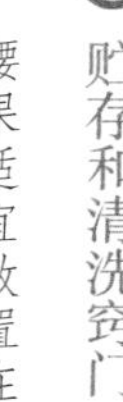

贮存和清洗窍门

腰果适宜放置在阴凉、通风、干燥处保存，一般放在密闭的坛子、罐子中最好，可以保存更长的时间。

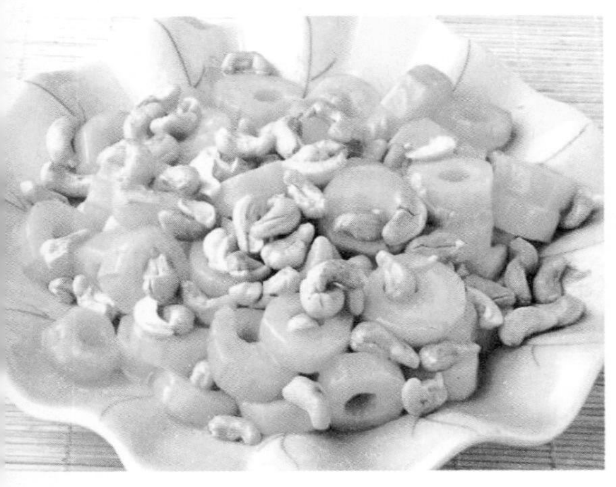

黄瓜拌腰果 传统

「原料」:

A
黄瓜200克
胡萝卜200克
腰果100克

B
橄榄油适量
盐适量
鸡精适量

「制法」:

1. 将黄瓜切成小块，胡萝卜切丁备用。
2. 将腰果用油炸一下，捞出沥干备用。
3. 锅中加少许油，倒入黄瓜和胡萝卜丁一起炒，加入调味料，最后倒入腰果，撒上鸡精即可出锅。

彩椒腰果鸡丁 新式

「原料」:

A
腰果100克
鸡胸肉200克
青、红彩椒各1个

B
姜末适量
调味料适量

「制法」:

1. 腰果先用烤箱150℃高温烤焙10分钟左右，放凉备用。
2. 鸡胸肉切丁，放入调味料拌匀腌10分钟左右。
3. 青、红椒切丁，姜切末备用。
4. 锅内放油炒香姜末；放入鸡丁大火翻炒至变色；再加入青红椒，倒入调味料炒匀，最后放入腰果起锅，即可食用。

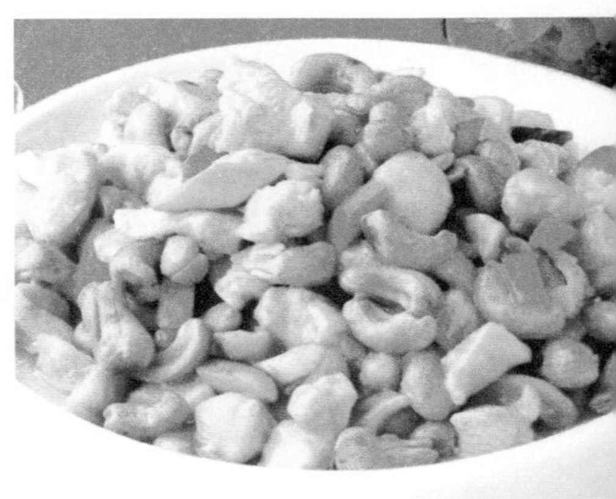

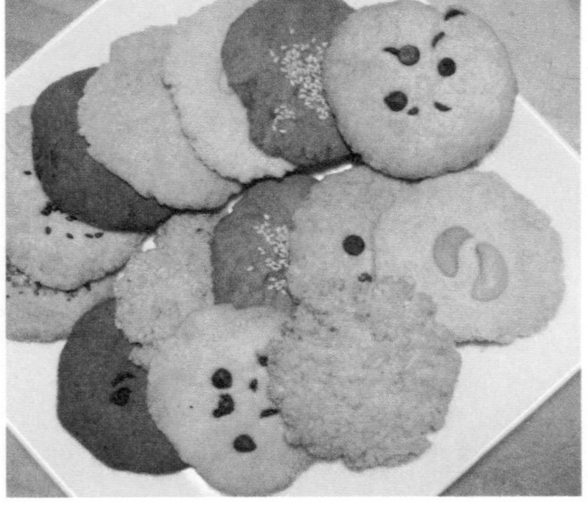

腰果饼干 新式

「原料」:

A
黄油250克
腰果200克
面粉300克
鸡蛋1个

B
白糖适量
椰蓉适量

「制法」:

1. 黄油软化，腰果用160℃高温烤约10钟，白糖倒入黄油中，用打蛋器搅拌。
2. 加入鸡蛋，继续搅打；筛入面粉椰蓉，搅拌均匀；加入烤熟的腰果，拌均匀成团。
3. 用保鲜膜包好面团，整形成四方或圆柱体；放入冰箱中冷藏约2小时面团变硬。
4. 取出面团后，用刀切成片；放入盘，170℃高温烤15分钟即可。

杏仁

Bitter Apricot Kernel

宣肺止咳　降气平喘

杏仁又称杏核仁、杏梅仁，原产地为中亚、西亚、地中海地区，引种于暖温带地区。当果实成熟时，它绿色的外壳会裂开，而显露出包在粗糙外壳中的核仁。核仁为黄色且有很多小洞，外壳为坚硬的木质。杏仁分为甜杏仁和苦杏仁。甜杏仁一般用来做休闲小吃食用，也可以做凉菜食用；苦杏仁一般用来入药，并有小毒，不能多食。

别　名：苦杏仁、杏梅仁、杏、甜梅

性　味：性温、味苦、有小毒

籍　贯：中亚、西亚、地中海地区

主　治：咳嗽、气喘、痰多等症

适宜人群：一般人群均可食用

产地分布

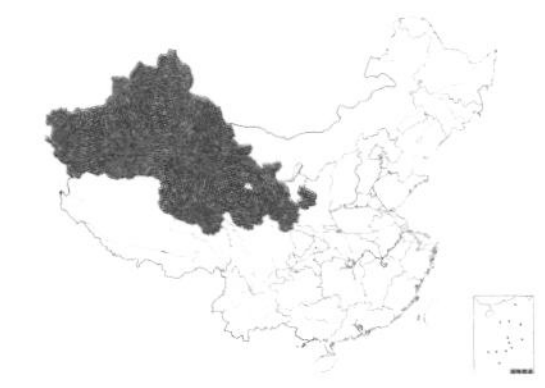

主产地：主要分布在除广东、海南、台湾等热带区外的全国各地，多系栽培。在新疆伊犁一带有野生。

杏树根

性热，味苦，有小毒：具有清热去毒、止咳平喘的作用。

杏仁果

性热，味酸，有小毒：食杏仁过多，易致迷乱将死，杏树根切碎，煎汤服，即解。

成熟周期

1　2　3　4　5　6

7　8　9　10　11　12

成熟期：7~9月

药典精要

《本草纲目》：杏仁能散能降，故解肌、散风、降气、润燥、消积，治伤损药中用之。治疮杀虫，用其毒也。治风寒肺病药中，亦有连皮兼用者，取其发散也。

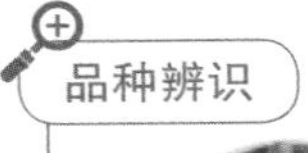

品种辨识

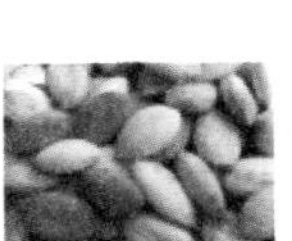

野杏仁

种皮表面石细胞单个或更多，散在于种皮薄壁细胞中，石细胞呈类多角形或梭形，纹孔大而密。

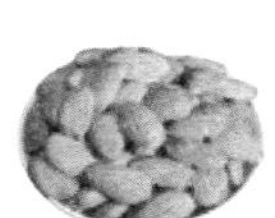

东北杏仁

东北杏分布于吉林、辽宁等地区。它石细胞多为较高的长贝壳形，顶端较小，向基部渐宽大，纹孔及孔沟均细密。

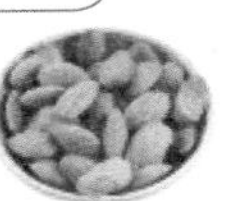

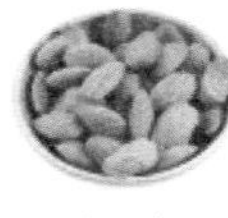

山杏仁

石细胞表面较宽扁，呈类圆形、卵圆形、类多角形、类方形，纹孔大而密；侧面多为宽贝壳形、类圆形。

挑选妙招 杏仁应选颗粒大、均匀、饱满、有光泽的；形状多为鸡心状、扁圆形或扁长圆形；仁衣浅黄略带红色，皮纹清楚不深，仁肉白净的。

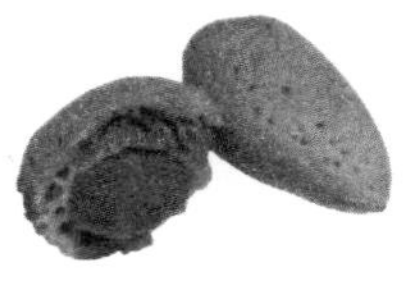

实用偏方

「治疗风热感冒」：杏仁、连翘各10克，竹叶12克，薄荷3克（后下），水煎服，每日1剂。此方有辛凉解表，宣肺清热的效果。

「治疗风寒咳嗽」：杏仁6~10克、生姜3片、白萝卜100克、水400毫升，温火煎至100毫升，每日1剂，分早晚服。

「治疗便秘」：麻仁、杏仁、瓜蒌等份，白蜜适量，研细末，炼蜜为丸如枣大，每日2~3丸，清热润肠。

营养解码

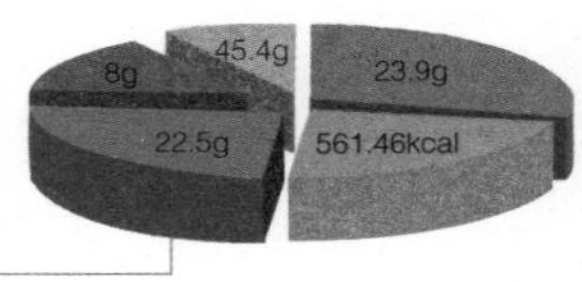

杏仁具有非常丰富的营养价值，蛋白质、脂肪、糖类、胡萝卜素、B族维生素、维生素C、维生素P以及钙、磷、铁等营养成分的含量都很高。

每100克杏仁的营养成分

单位：g=克 kcal=千卡

膳食专家指南

杏仁一般人群均可食用，有呼吸系统疾病、癌症患者以及术后放射化疗的人适宜食用，阴虚咳嗽及泻痢便溏者禁服。且杏仁不可与小米同食，不可与黄芪、黄芩、葛根等药同用。杏仁不可与栗子同食，否则会产生胃痛等症状。

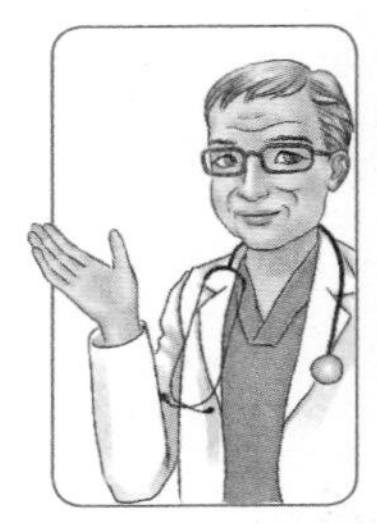

保健疗效驿站

「降血糖」：苦杏仁苷具有防治因抗肿瘤药阿脲引起的糖尿病的作用。经科学实验表明，苦杏仁苷可特异性地抑制阿脲所致的血糖升高，作用强度与血液中苦杏仁苷的浓度有关，因此具有降血糖功效。

「抗炎、镇痛」：苦杏仁苷分解产生的苯甲醛经安息香缩合酶作用生成安息香。安息香具有镇痛作用，因此国内有人用苦杏仁治疗晚期肝癌，解除病人的痛苦，病人通过食苦杏仁后，甚至不需服用止痛药。

「镇咳、平喘」：苦杏仁中含有苦杏仁苷，苦杏仁苷在体内能被肠道微生物酶或苦杏仁本身所含的苦杏仁酶水解，产生微量的氢氰酸与苯甲醛，对呼吸中枢起到抑制作用，达到镇咳、平喘作用。

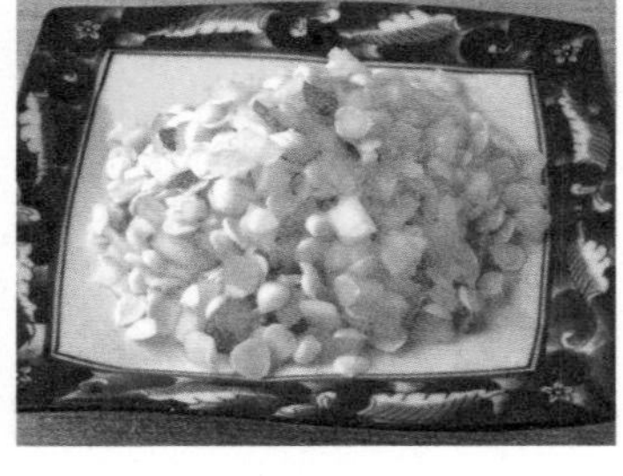

饮食搭配

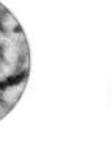

杏仁 + 核桃仁 ▶ 杏仁与桃仁同食，具有润肺止咳的作用。

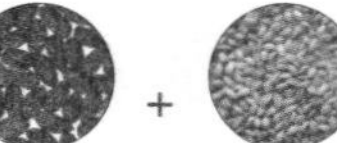
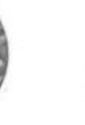

杏仁 + 糙米 ▶ 杏仁与糙米搭配，可有效缓解久咳不愈、咽喉不适的症状。

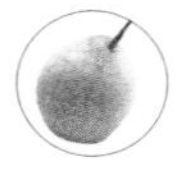

杏仁 + 梨 ▶ 可起到止咳平喘、生津止渴的作用。

贮存和清洗窍门

将杏仁放于密封容具装好，置于阴凉、干燥、通风处保存。杏仁清洗时要注意，将杏仁放于盆内，加温水适量，浸泡两小时后，除去外皮即可。

杏仁豆腐 传统

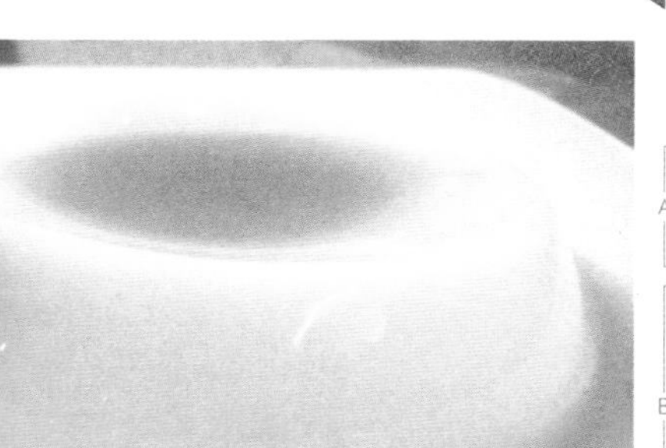

「原料」：

A
- 甜杏仁30克
- 冻粉15克

B
- 白糖适量
- 鲜牛奶适量
- 京糕丁适量
- 蜜桂花适量

「制法」：

1. 将甜杏仁洗净，去皮，用搅拌器磨成浆状，滤去料渣，得杏仁汁；冻粉放入碗中，加入水，上笼蒸化后取出，再去杂质，即得冻粉液。
2. 炒锅上火，倒入杏仁汁和冻粉液，放入白糖和鲜牛奶，烧沸搅匀后，起锅盛入一方形盘内晾凉；再放入冰箱内冷藏，至凝结成冻时取出，用刀划成小块，装入碗中，撒上京糕丁、蜜桂花即成。

杏仁酥 新式

「原料」：

A
- 低筋面粉120克
- 杏仁粉30克
- 鸡蛋1个

B
- 泡打粉适量
- 植物性黄油适量
- 砂糖适量
- 杏仁适量

「制法」：

1. 容器内放入黄油，用搅拌器搅拌，然后分2次加入砂糖；搅拌至泛白色后加入鸡蛋液，用勺子搅拌均匀成为底坯。
2. 将底坯分成小块，分别搓圆，排在垫上烤箱纸的烤盘里，用手掌按扁，嵌入杏仁；再将剩余的蛋液刷在表面，放入预热过的烤箱，用180℃高温烤20分钟即可。

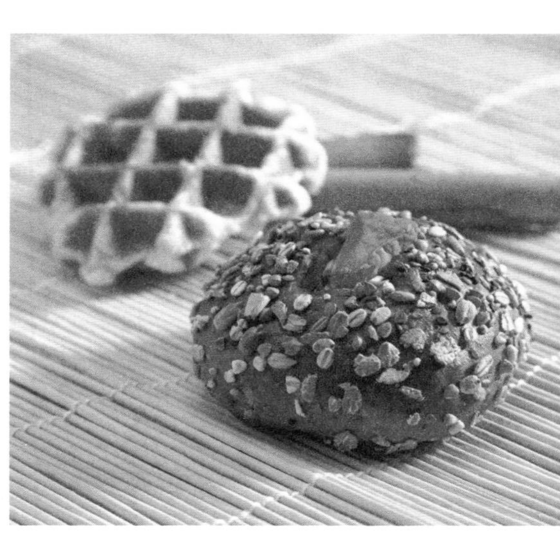

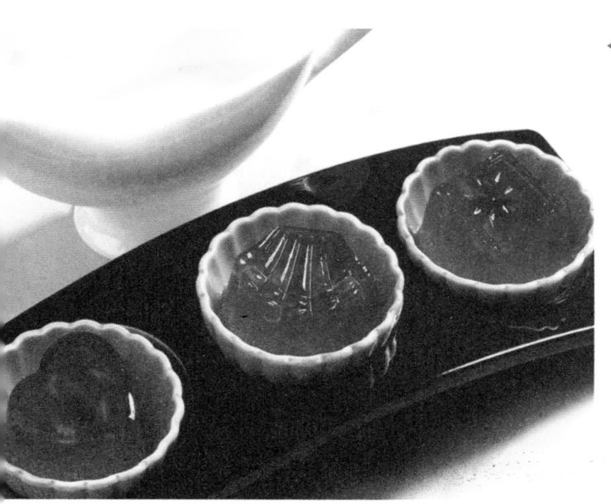

菊花杏仁糕 新式

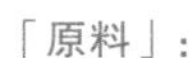

「原料」：

A
- 菊花15克
- 杏仁10克
- 面粉250克
- 鸡蛋1个

B
- 糖适量
- 水适量

「制法」：

1. 将菊花洗净后切碎；杏仁去壳、皮捣碎。
2. 面粉用适量水、白糖调稠；加入打匀的鸡蛋和菊花、杏仁，摊匀，放入蒸笼中蒸熟，待稍凉后，切成小块即可食用。

开心果

Pistachio

补中顺气

补益肺肾

开心果主要产于叙利亚、伊拉克、伊朗、苏联西南部和南欧，是一种类似白果的干果，但开裂后会有缝。开心果在我国分布于新疆等边远地区，它具有很好的食疗作用，可以温肾暖脾、理气开郁、调中顺气，因此能治疗神经衰弱、水肿、贫血、营养不良、慢性泻痢等症。开心果中还含有大量的抗氧化叶黄素，具有保护眼睛健康的作用。并且它也是现在人们生活中十分常见的高营养休闲干果。

别　名：必思达、绿仁果、无名子、阿月浑子

性　味：性温，味辛、涩，无毒

籍　贯：伊朗

主　治：神经衰弱、水肿、便秘

适宜人群：一般人群均可食用

产地分布

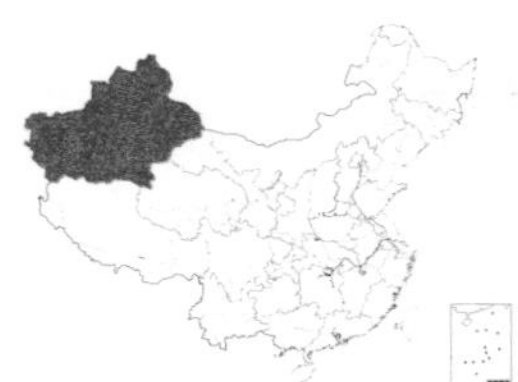

主产地：主要分布在新疆等边远地区。

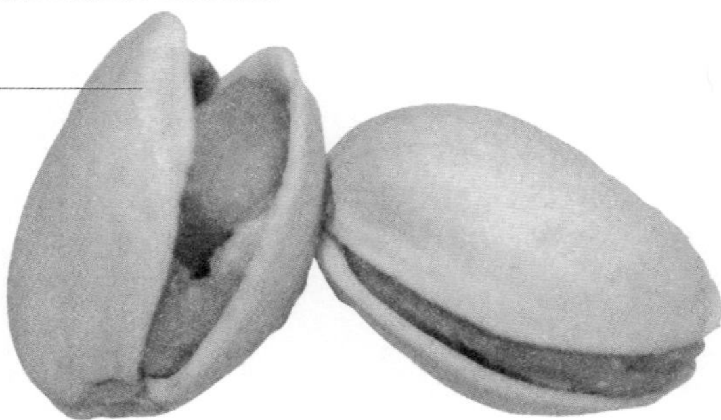

果衣

性温，味辛、涩，无毒；抗氧化，保护视力。

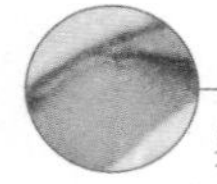

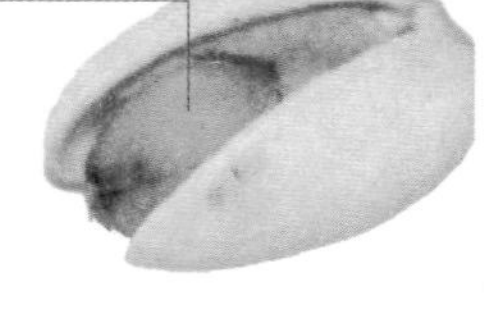

果仁

性温，味辛、涩，无毒；可治疗神经衰弱、水肿、贫血、营养不良等症状。

成熟周期

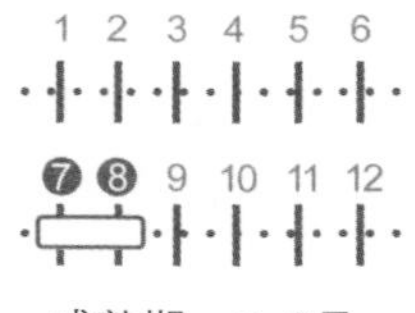

成熟期：7~8月

药典精要

《本草拾遗》云：『阿月浑子，气味辛温，清无毒。主治诸痢，去冷气，令人肥健……生西国诸蕃，云与胡榛子同树，一岁榛子，二岁浑子也。』《纲目》亦录著，引《海药本草》云：『按徐表《南州记》云：无名木生岭南山谷，其实状若榛子，号无名子，波斯家呼为阿月浑子也。』《纲目拾遗》亦录著，其云『与榛子同类』。以上所述即与本品相符。

挑选妙招→选购开心果时，应挑选颗粒大，果实饱满，果壳呈奶白色，果衣呈深紫色，果仁为翠绿色，开口率高的。若果壳呈现不自然的白色或果衣变成黄褐色，则可能经过了漂白处理，食用有害身体健康，不宜购买。

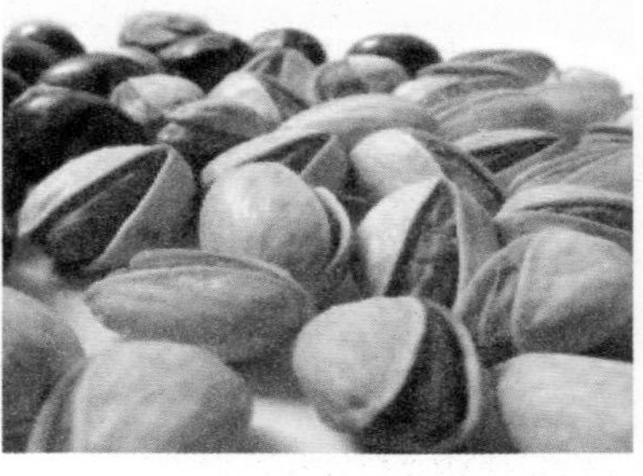

实用偏方

「保护心脏」：开心果中含有精氨酸，能有效降低血脂和胆固醇，降低心脏病发作的几率。

「抑制发胖」：每天食用开心果30克左右，宜让人产生饱腹感，进而减少食量，抑制发胖。

「润肠通便」：开心果中蕴含丰富的油脂，有助于机体排毒，从而达到润肠通便的作用。

「缓解眼睛疲劳」：开心果的果衣含有抗氧化物质，所以每天食用85克，能有效保护视网膜。

营养解码

■蛋白质 ■膳食纤维 ■热量
■脂肪 ■碳水化合物

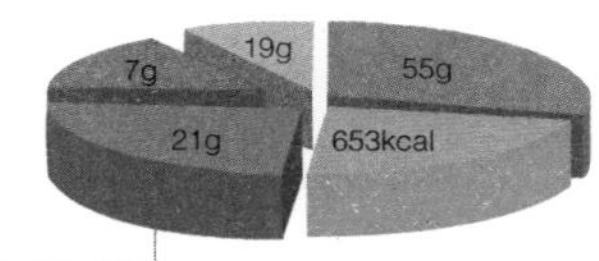

每100克开心果的营养成分

单位：g=克 kcal=千卡

开心果营养丰富，每100克果仁中含有20微克维生素A、59微克叶酸、3毫克铁，开心果中含有的蛋白质、钙和铁多于米。

膳食专家指南

开心果一般人群均可食用，富含精氨酸，可缓解急性精神压力，适宜心脏病患者食用。但是其热量较高，怕胖的人应少吃，特别需要注意的是开心果含有较多的脂肪，血脂高的人应少吃。

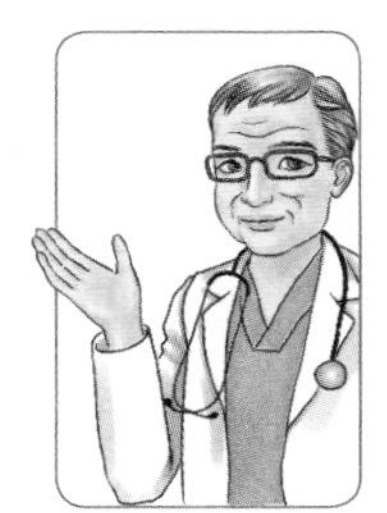

保健疗效驿站

「延缓衰老」：开心果中富含丰富的纤维、维生素、矿物质和抗氧化元素，具有高纤维、低脂肪、低卡路里的特点，尤其是它含有充足的维生素E，不仅能增强人的体质，还有抗衰老的功效。

「润肠通便」：开心果中含有大量的油脂，能够有效地帮助人体排出体内的毒素和杂质，有较强的润肠通便的作用。

「调理机体」：开心果还具有很好的食疗作用，它可以温肾暖脾、理气开郁、调中顺气，对于神经衰弱、水肿、贫血、营养不良、慢性泻痢等病症有很好的辅助治疗作用。

「抗过敏」：开心果的有效成分具有抗过敏的作用，可治疗荨麻疹等疾病。

饮食搭配

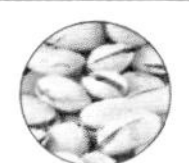
开心果 + 大米
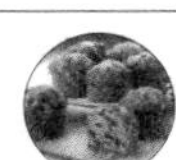
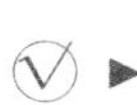
可润肠通便，治疗神经衰弱、浮肿、贫血、营养不良等症状。

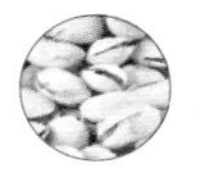
开心果 + 糕点
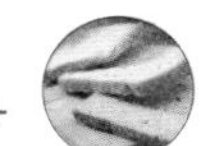

开心果与糕点同食，可以起到温肾暖脾、补益虚损的作用。

开心果 + 面包

开心果、面包一起食用，有润肠通便的作用，有助于机体排毒。

贮存和清洗窍门

将开心果放于密封容具装好，放置在阴凉、通风、干燥处保存，可以保存更长的时间。清洗时只需注意保证表皮干净即可。

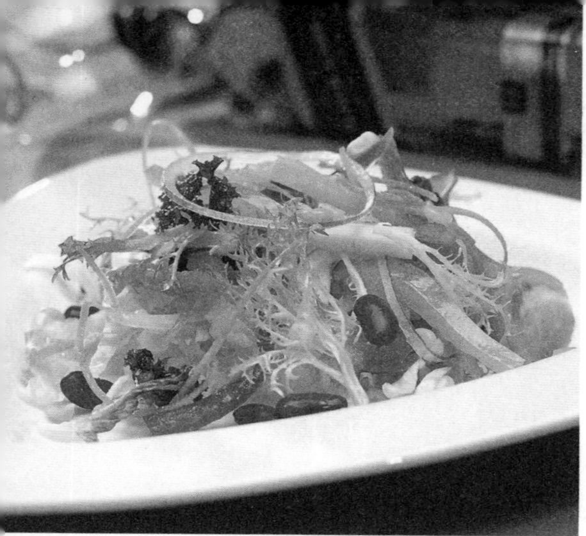

开心果沙拉 传统

「原料」：

A
- 开心果100克
- 小番茄6个
- 红椒及黄椒各1个
- 黄瓜1根

B
- 柠檬汁适量
- 色拉酱适量

「制法」：

1. 开心果炒熟，去壳。
2. 小番茄、红椒、黄椒、黄瓜洗净，切块。
3. 将开心果、小番茄、红椒、黄椒、黄瓜拌匀，加入柠檬汁、色拉酱即可。

开心果脆饼 新式

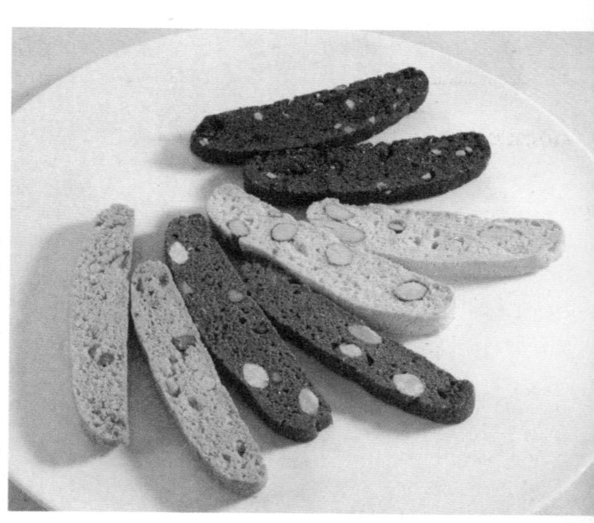

「原料」：

A
- 鸡蛋1个
- 开心果30克
- 泡打粉2克
- 面粉100克

B
- 白糖适量

「制法」：

1. 鸡蛋加入白糖搅拌。
2. 泡打粉加面粉过筛，倒入鸡蛋液中，用刮刀搅拌并加入开心果。
3. 和成面团，装入保鲜膜中，放冰箱冷藏15分钟备用。
4. 和好的面团摊平，尽可能薄一些，因为待会儿烤的时候会膨胀，烤箱170℃高温预热烤至变色取出。

开心果可可西饼 新式

「原料」：

A
- 黄油150克
- 糖粉70克
- 蛋白15克
- 可可粉20克
- 低筋面粉175克

B
- 开心果仁适量
- 苦甜巧克力适量

「制法」：

1. 黄油软化，糖粉加入黄油中，稍微打发，分次加入蛋白拌匀；将可可粉、苏打粉、低筋面粉过筛，分2次加入黄油糊中搅拌成团。
2. 将面团分割成25个小面团，搓圆，放在烤盘，面团表面用整颗开心果仁装饰，轻轻压扁即可入炉。
3. 饼干烤好出炉凉透即可。

榛子 Hazelnut

补脾益气　**涩肠止泻**

榛子又称为山板栗。在世界范围内有二十个品种，分布于亚洲、欧洲及北美洲。在中国境内有八个种类两个变种，分布于东北、华东、华北、西北及西南地区。它因形似栗子，外壳坚硬，果仁肥白而圆，吃起来特别香美，成为最受欢迎的坚果类食品之一。而且营养丰富，榛子中的钙、磷、铁含量均高于其他坚果，有『坚果之王』的美称。

别　名：山板栗、尖栗、棰子

性　味：性温、味甘

籍　贯：欧洲的地中海沿岸、亚洲的中亚和西亚地区

主　治：高血压、动脉硬化等心脑血管疾病

适宜人群：一般人群均可食用

产地分布

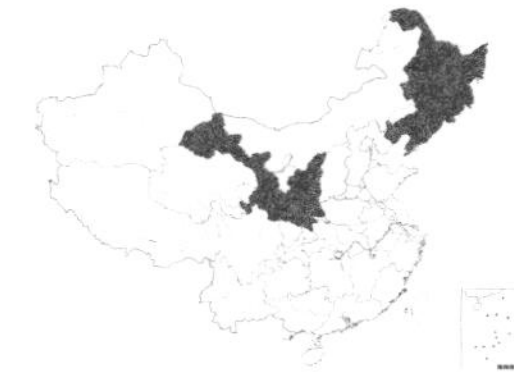

主产地：主要分布在东北三省、华北各省、西南横断山脉及西北的甘肃、陕西和内蒙古等地区。

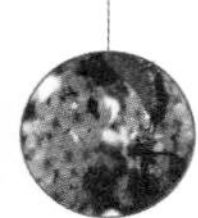

榛子花

性平，味甘；对止血、消肿、敛疮、冻伤、疮疖有一定的功效。

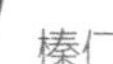

榛仁

性平，味甘；有利于脂溶性维生素在人体内的吸收，对体弱、易饥饿的人都有很好的补养作用。

成熟周期

1 2 3 4 5 6

7 8 9 10 11 12

成熟期：9~10月

药典精要

《开宝本草》记载：榛子，生辽东山谷。树高丈许，子如小栗，行军食之当粮，中土亦有。《本草图经》亦云：桂阳有榛而丛生，实大如杏子，中人皮子形色，与栗无异也。《本草纲目》亦云：榛树，低小如荆，丛生。冬末开花如栎花，成条下垂，长二三寸，二月生叶，如初生樱桃叶，多皱纹而有细齿及尖；其实作苞，三五相粘，一苞一实，实如栎实，下壮上锐。

挑选妙招 榛子以个大圆整，壳薄白净，出仁率高，干燥，桃仁片张大，色泽白净，含油量高者为佳。挑选方法应以取仁观察为主。果仁丰满为上，干瘪为次。仁衣色泽以黄白为上，暗黄为次，褐黄更次，带深褐斑纹的“虎皮核桃”质量也不好。仁衣泛油则是变质的标志，仁肉白净新鲜为上，有油迹“菊花心”为次。籽仁泛油、黏手、黑褐色、有哈喇味的表示已经严重变质，不能食用。购买时，可到流动率较高的商店购买。

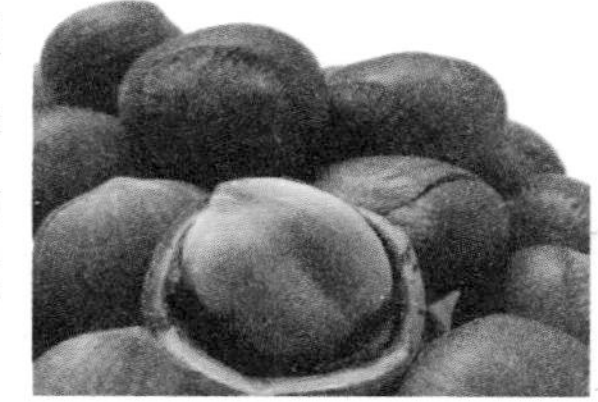

实用偏方

「开胃」：将榛子炒熟，勿焦。随时食用，去壳嚼肉，量不拘。

「驱蛔虫」：榛子肉30~60克，空腹1次嚼细服下，小儿用量酌减。

「癌症」：将榛子、莲子、粳米一起煮成榛莲粥，不仅口感好，而且营养丰富，癌症患者平时可以多喝。

「病后体虚」：榛子15克、藕粉50克、白糖适量，榛子炒黄，研成细末，加入藕粉内，用滚开水冲后，加糖调匀食用。

营养解码

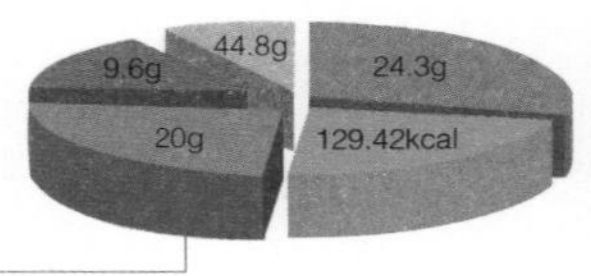

榛子营养丰富，果仁中除含有蛋白质、脂肪、糖类外，胡萝卜素、维生素 B_1、维生素 B_2、维生素E含量也很丰富。

每100克榛子的营养成分

单位：g=克 kcal=千卡

膳食专家指南

榛子一般人群均可食用，适宜饮食减少、体倦乏力、消瘦者及癌症患者和糖尿病患者食用。但榛子含有丰富的油脂，胆功能严重不良者应慎食，每次食用20粒为宜。特别注意的是，存放时间较长后不宜食用。

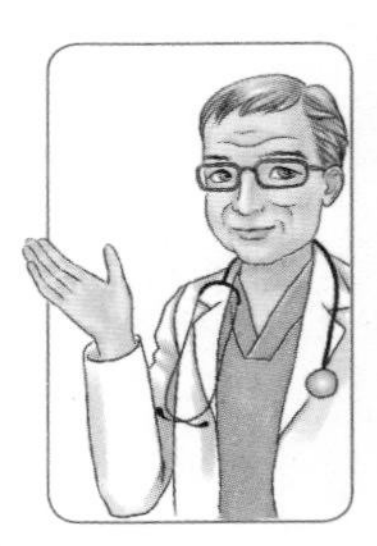

保健疗效驿站

「软化血管」：促进胆固醇代谢，榛子含有丰富的脂肪，主要是人体不能自身合成的不饱和脂肪酸，一方面可以促进胆固醇的代谢；另一方面可以软化血管，维护毛细血管的健康，从而预防和治疗高血压、动脉硬化等心脑血管疾病。

「强壮体魄」：榛子的含磷量为诸果之首，磷是人体构成骨骼、牙齿的主要成分。此外，榛子中钾、铁含量亦名列前茅，对于增强体质、抵抗疲劳、防止衰老都非常有益。常食榛子有益于儿童的健康发育。

「明目健脑，增强记忆」：榛子中含有丰富的维生素A、维生素 B_1、维生素 B_2 及烟酸，有利于维持正常视力和上皮组织细胞的正常生长以及神经系统的健康，促进消化系统功能，促进食欲，增强记忆力，防止衰老。

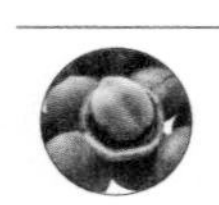

饮食搭配

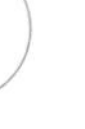

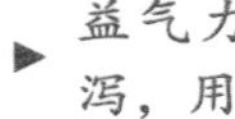
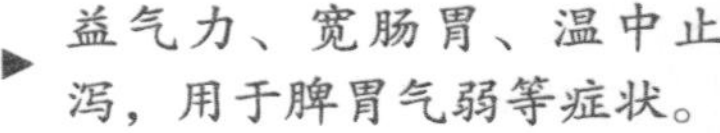

榛子 + 粳米 + 蜂蜜 ✓ ▶ 益气力、宽肠胃、温中止泻，用于脾胃气弱等症状。

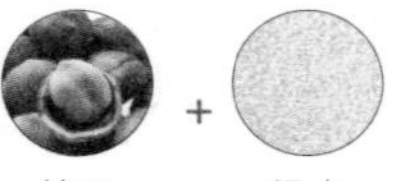

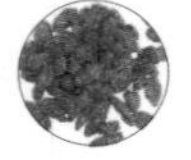

榛子 + 粳米 + 枸杞子 ✓ ▶ 可起到养肝益肾、明目丰肌的作用。

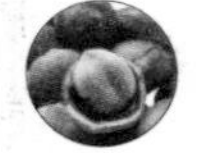
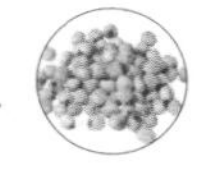

榛子 + 粳米 + 莲子 ✓ ▶ 对癌症及糖尿病患者身体产生有利的影响。

贮存和清洗窍门

榛子适宜放置在阴凉、通风、干燥处保存，一般放在密闭的坛子、罐子中最好，可以保存更长的时间。清洗榛子时只需注意保持表皮干净即可。

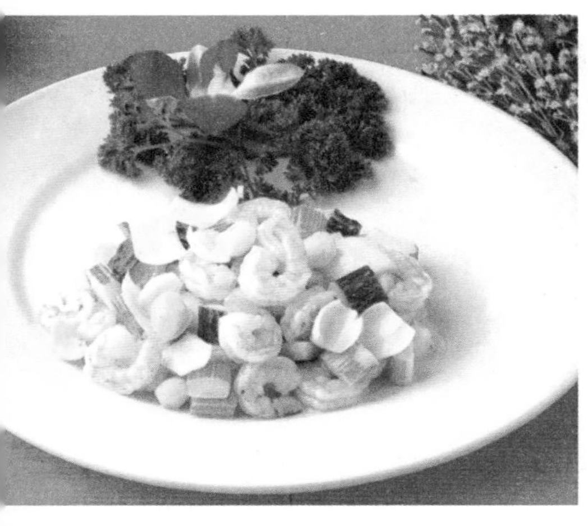

五仁虾托 传统

「原料」：

A
虾仁150克
杏仁25克
榛子45克
花生25克
葵花子仁25克

B
猪油适量
调味料适量
鸡蛋清适量

「制法」：

1．核桃、榛子去壳取仁，将杏仁、榛子仁、花生仁、瓜子仁分别放在热油内炸酥捞出。

2．虾仁放在碗内，加猪油和调味料搅拌。

3．蛋清放入干淀粉搅匀，蛋清糊倒在虾仁上，拌匀，将虾仁分成两等份。

4．倒入熟猪油，烧至六七成热时，将五仁虾托放入锅内炸熟捞出即成。

榛子蛋糕 新式

「原料」：

A
黄油60克
鸡蛋1个
牛奶60克
低筋面粉70克
榛子粉40克

B
泡打粉适量
细砂糖适量
盐适量

「制法」：

1．硅胶模内侧刷上薄薄的一层软化的黄油，放一旁备用。

2．黄油切小块，放室温软化后，加糖、盐打发，直至黄油颜色发白，体积变大。

3．分3～4次加入打散的蛋液，搅拌均匀。

4．分次加入牛奶拌匀，筛入低筋面粉、榛子粉和泡打粉，用刮刀轻轻拌匀。

5．拌好的面糊装入裱花袋，挤入模中约8分满，轻震几下后放入烤箱，170℃高温烤制，18～20分钟。

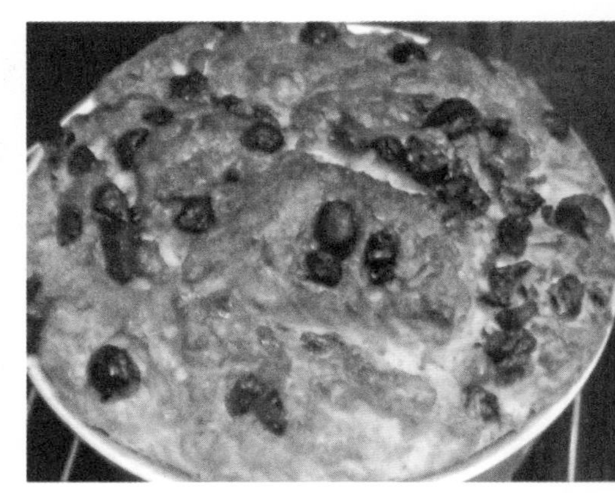

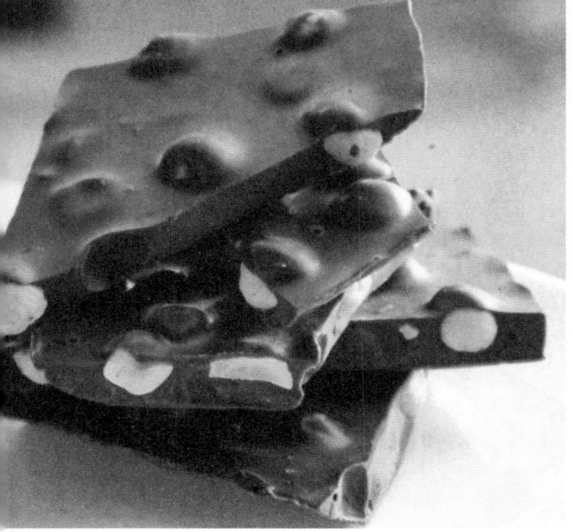

榛子巧克力 新式

「原料」：

A
榛子100克
巧克力100克

B
水适量

「制法」：

1．准备榛子，去掉外壳和皮。

2．将巧克力隔水融化，备用。

3．将榛子蘸上巧克力。

4．可根据个人喜好，进行调味。

松子

Pine nuts

滋阴润肺　补益气血

松子及松树的种子，营养丰富，脂肪、蛋白质、碳水化合物等含量很高。在中药中，松子是一种很重要的药材，经常食用有利于身心健康，可滋润皮肤、延年益寿。因此被称为『长寿果』，并且松子是大脑的优质营养补充剂，用脑过度的人应该经常食用。松子中不饱和脂肪酸的含量很高，对增强脑细胞代谢，维护脑细胞功能和神经功能都有很好的作用。

别　名：海松子、新罗松子、罗松子、红松果

性　味：性小温、味甘、无毒

籍　贯：北半球地区

主　治：心血管疾病、高血压、咳嗽、便秘

适宜人群：中老年体质虚弱、便秘者

产地分布

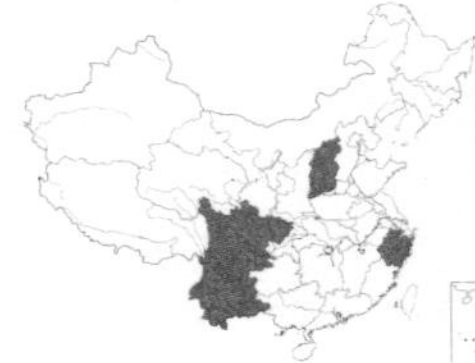

主产地：主要分布在云南、山西、浙江、四川等地区。

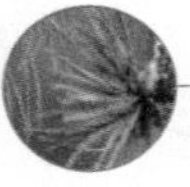

松树皮

性温，味苦、涩；用于祛风除湿、活血止血、敛疮生肌。

松树针

性温，味苦、涩，无毒；松针浸膏用于治疗皮肤病。

成熟周期

1 2 3 4 5 6

7 8 9 10 11 12

成熟期：5~6月

药典精要

李时珍说：海松子出自辽东及云南，其树与中原松树相同，只是五叶一丛，球内结子，大如巴豆而有三棱，一头尖。久存也有油。中原松子大如柏子，也可以入药，但不能当果实食用。

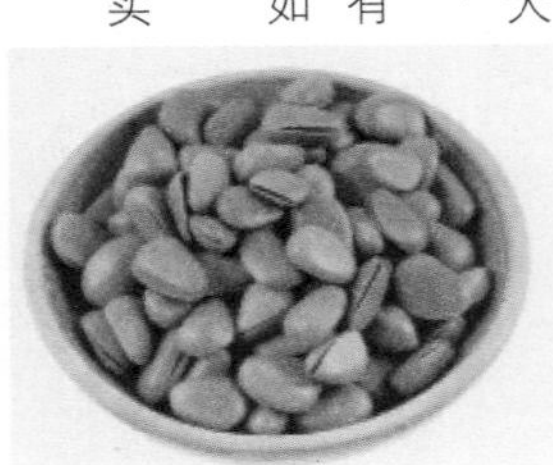

挑选妙招 选购松子时，颜色红亮，个头均匀、较大，果仁饱满，开口的为佳品。若果壳呈现不自然的颜色，则可能经过了漂白，食用有害身体健康，且个头较小，果实不饱满，或未开果的为次品，不宜购买。挑选品质好的松子时，最好在超市购买。

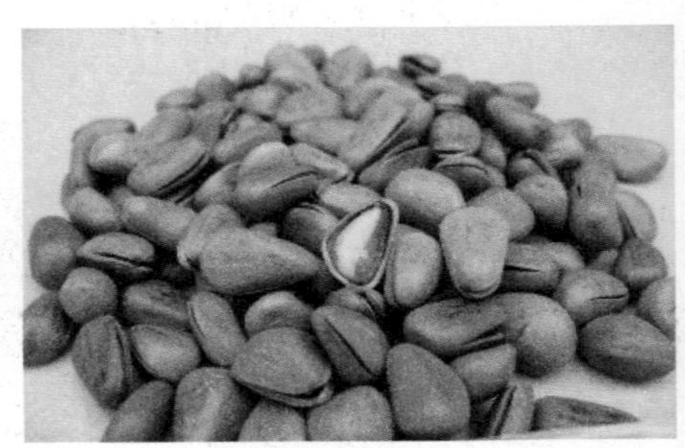

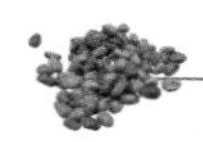

实用偏方

「冻疮」：松子仁30克，捣烂加菜油调成糊状，敷患处。

「痔疮出血」：松子仁适量，每日嚼食松子仁3次，每次5克。

「咳嗽咽干」：松子仁30克、核桃仁60克，研末，加蜂蜜煎沸，开水冲服。

「肠燥便结」：松子仁50克、粳米100克，煮粥，可稍加猪油脂、食盐调味。

「食欲不佳」：米粉250克、松子仁50克，松仁压碎末，米粉内加入松仁末，加以水和匀。

营养解码

■蛋白质 ■膳食纤维 ■热量
■脂肪 ■碳水化合物

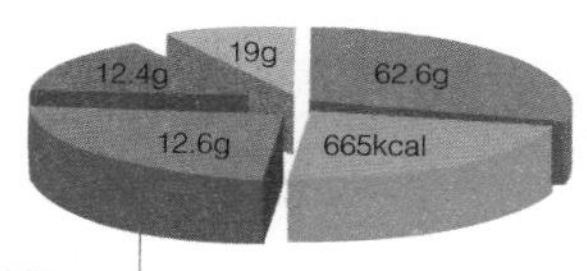

每100克松子的营养成分

单位：g=克 kcal=千卡

松子中富含不饱和脂肪酸，如亚油酸、亚麻油酸等，能调节血脂、预防心血管疾病。并且松子中维生素E高达30%，且含大量矿物质如钙、铁、钾等。

膳食专家指南

松子一般人群均可食用，尤其适宜中老年体质虚弱、久咳无痰者；便秘、慢性支气管炎、心脑血管疾病者宜食。但咳嗽痰多、便溏、精滑、腹泻者应忌食。松子所含有的油脂很丰富，所以胆功能严重不良者需慎食。

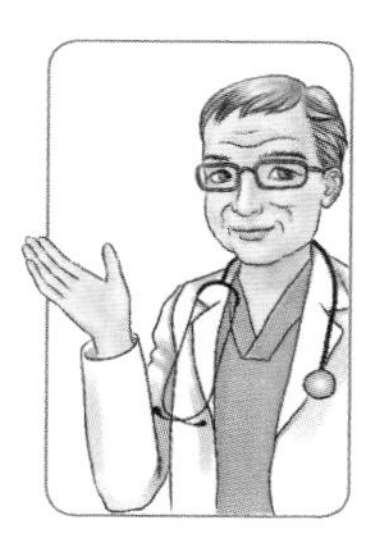

保健疗效驿站

「补益气血」：松子中含有丰富的不饱和脂肪酸，具有降低血脂、软化血管、预防心血管疾病的作用。松子中还含有大量的矿物质，可以为人体提供丰富的营养元素，能够强筋健骨、消除疲劳，最适合老年人食用。

「健脑」：松子中所含的脂肪酸可增强脑细胞代谢，而谷氨酸的含量高达百分之十六点三，能极大地增强记忆力。此外，松子中所含的磷和锰等元素，有益于大脑和神经，是学生和脑力工作者的健脑佳品，同时也可预防老年痴呆症。

「润肠通便」：中医上认为松子具有润燥滑肠的功效，非常适合体虚、便秘、咳嗽者食用，而且松子的通便作用缓和，对年老体弱、产后、病后的便秘者尤为适用。

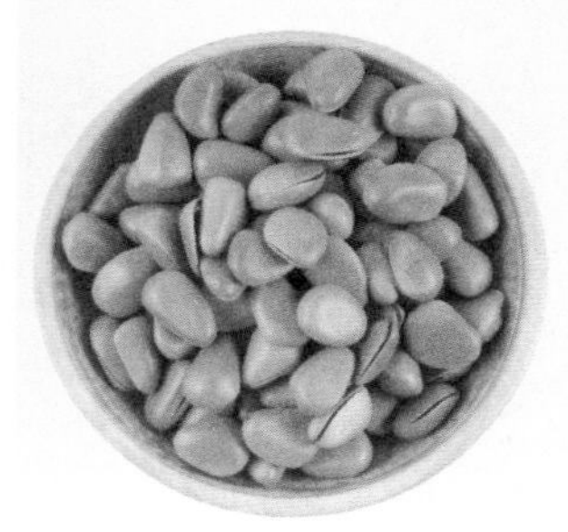

饮食搭配

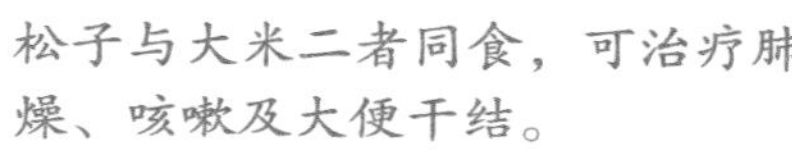

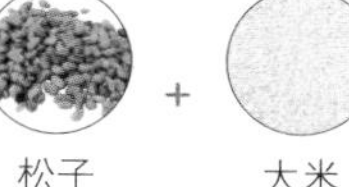
松子 + 大米

松子与大米二者同食，可治疗肺燥、咳嗽及大便干结。

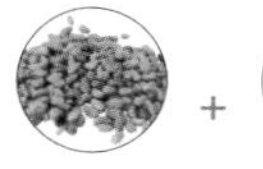
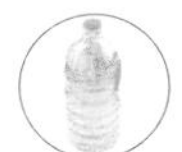
松子 + 鸡油

松子搭配鸡油，具有滋养肌体、润燥止咳、通便等功效。

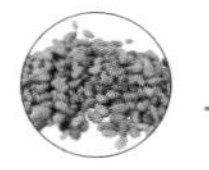
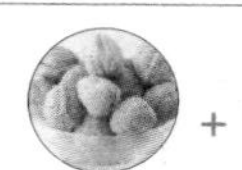
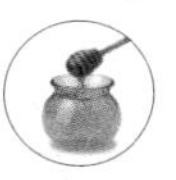
松子 + 核桃 + 蜂蜜

松子、核桃及蜂蜜可起到润燥止咳的功效。

贮存和清洗窍门

松子适宜放置在阴凉、通风、干燥处保存。散装的松子最好放在密封的容器里，以防油脂氧化，存放时间长的松子会产生『哈喇』味，不宜食用。清洗时只需要注意表皮干净即可。

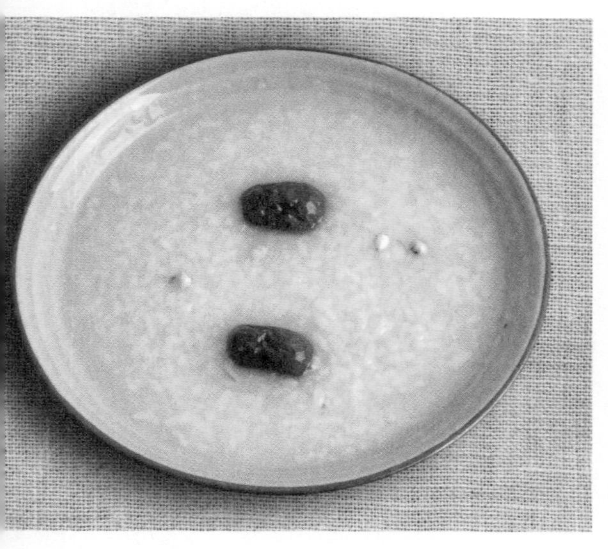

松仁粥 传统

「原料」：

A
松仁15克
大米30克

B
红枣适量
水适量
糖适量

「制法」：

1．将大米用清水洗净，备用。

2．将大米置于锅内煮熟，备用。

3．将松仁和水研末做膏，入粥内，煮沸。

4．根据个人喜好放入适量的糖，即可食用。

松仁玉米 新式

「原料」：

A
玉米2个
松仁100克
胡萝卜1个

B
盐适量
味精适量
淀粉适量

「制法」：

1．将玉米洗净后顺着列掰下玉米粒，淀粉加一点水兑成水淀粉，胡萝卜切成碎丁。

2．锅内倒入适量油，烧至七成热后倒入胡萝卜丁翻炒一分钟。

3．随后倒入松仁，改中火快速翻炒至松仁颜色稍变黄。

4．随即倒入玉米粒，大火翻炒两分钟，调入盐、味精和水芡粉，待淀粉稍凝固即可。

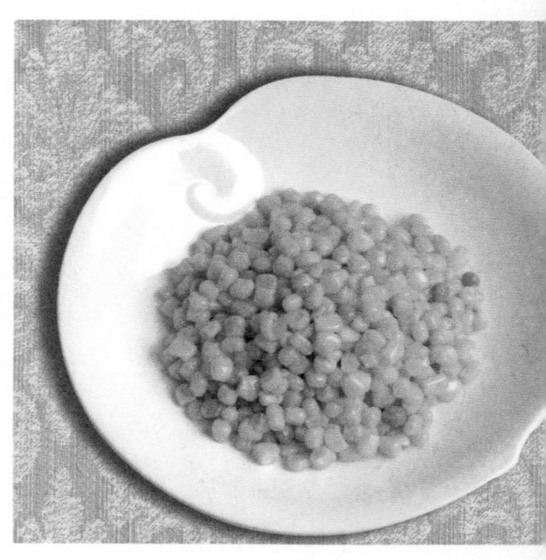

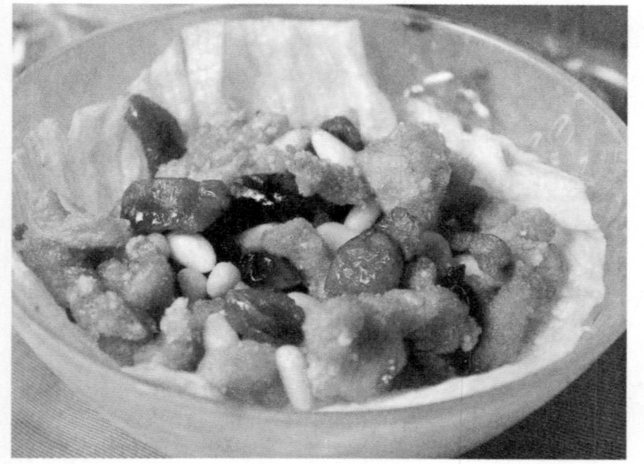

松子鸡丁 新式

「原料」：

A
鸡肉250克
松子仁20克
核桃20克
鸡蛋1个

B
姜适量
盐适量
调味料适量

「制法」：

1．鸡肉洗净，切丁；用鸡蛋清、淀粉抓匀，用油滑炒，沥油；核桃仁、松子仁分别炒熟；葱末、姜末、盐、调味料兑成调味汁备用。

2．锅置火上，放调料汁烧沸；倒入鸡丁、核桃仁、松子仁翻炒均匀即可。

栗子 Chestnut

滋阴补肾 健脾和胃

栗子又称板栗、大栗、栗果，分布于我国辽宁、北京、河北、山东、河南等地区，是一种香甜佳果。据记载，公元前栗树在我国就已广有栽培，早为人民食用。栗子营养丰富，含有淀粉、蛋白质、维生素等多种营养素，供人体吸收利用，素有『干果之王』的美誉，与枣、柿子并称为『铁秆庄稼』『木本粮食』。

别　名： 板栗、大栗、栗果、毛栗、棋子

性　味： 性温、味甘平

籍　贯： 中国

主　治： 消化不良

适宜人群： 中老年人脾胃肾虚

产地分布

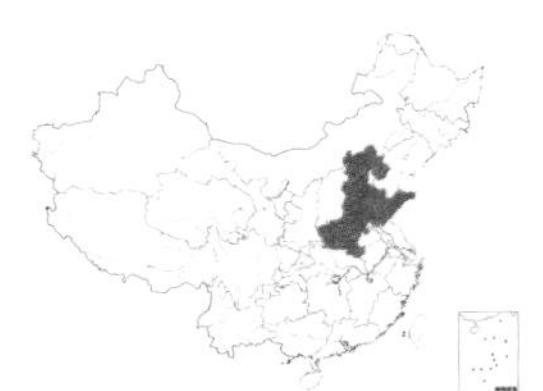

主产地：主要分布在北京、河北、山东、河南等地区。

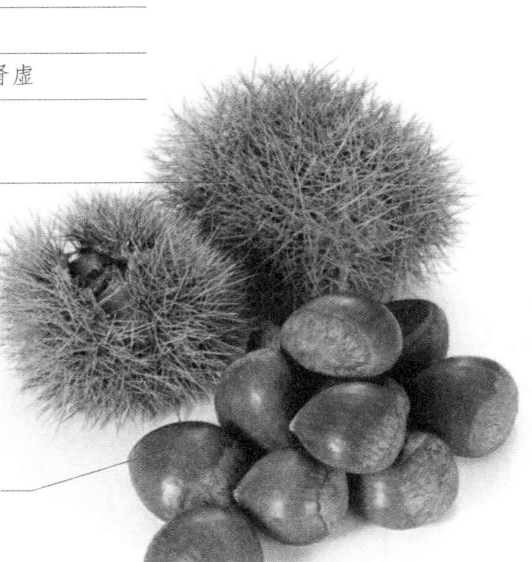

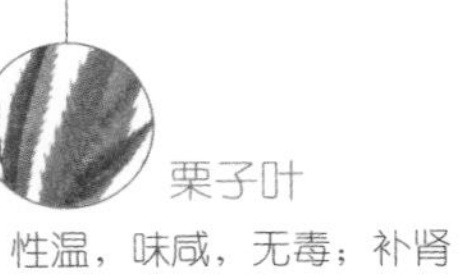

栗子叶

性温，味咸，无毒；补肾气，令人耐饥。

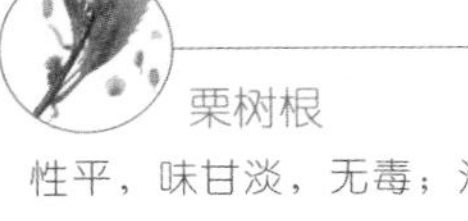

栗树根

性平，味甘淡，无毒；治红肿牙痛，板栗根、棕树根，煎水煮吃。

成熟周期

1 2 3 4 5 6

7 8 9 10 11 12

成熟期：9~10月

挑选妙招 选购栗子时，要挑选有光泽、圆胖、有重量感的。新鲜的栗子果仁淡黄、结实、肉质细密、水分较少，甜度高、口味佳。不新鲜的栗子，外壳会出现皱纹，而且也没有光泽。

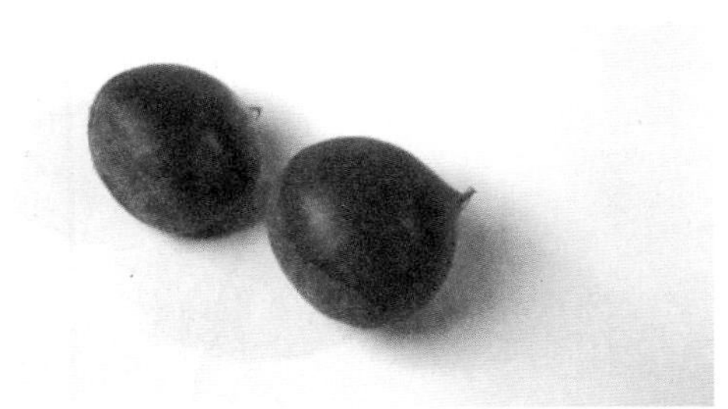

药典精要

李时珍说：栗只能播种长成，不能移栽。《古今合璧事类备要》记载，栗树高二三丈，苞上多刺像猬毛，每枝至少长苞四五个。苞的颜色有青、黄、红三色。苞中的子或单或双、或三或四。子壳生时黄色，熟时变紫，壳内有膜裹仁，到九月霜降时才成熟。只有苞自己裂开掉出来的子才能久藏，苞没裂的子易腐坏。

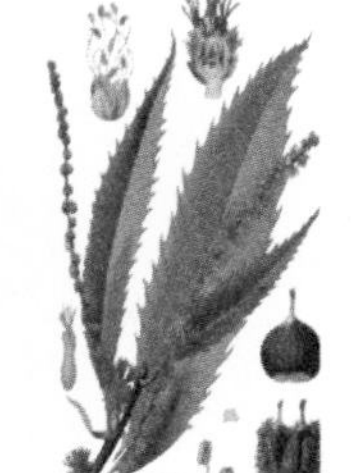

实用偏方

「流鼻血」：栗子20克，用炭炒熟研末，米汤送服。

「漆疮」：栗树皮30克、铁钉锈适量，水煎冲铁锈，外洗患处。

「老年人消化不良」：栗子50克、粳米100克，煮成栗子粥食用。

「失眠多梦、头昏头晕」：栗子10个、龙眼肉15克，稍加粳米煮粥食用，每日一次服完。

营养解码

■蛋白质 ■膳食纤维 ■热量 ■脂肪 ■碳水化合物

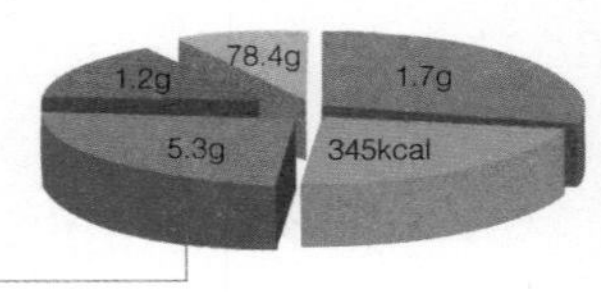

每100克栗子的营养成分

单位：g=克 kcal=千卡

栗子含有丰富的维生素C，其含量是苹果的十倍多。其次栗子所含的矿物质也很全面，有钾、镁、铁、锌、锰等，尤其是含钾量突出。

膳食专家指南

栗子一般人群均可食用，特别适合中老年人肾虚、腰酸腰痛、腿脚无力、小便频多、气管炎咳嗽、内寒泄泻者食用。但糖尿病患者应忌食；婴幼儿、脾胃虚弱、消化不良及风湿病者不宜多食。

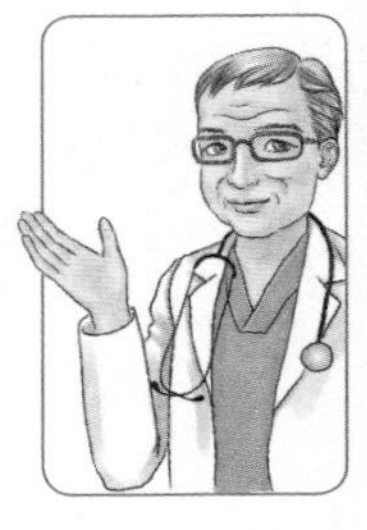

保健疗效驿站

「益气补脾」：栗子与其他种子类果实相同，都富含蛋白质与脂肪，不过它还含有在种子上极少发现的糖类物质，因此栗子能为人体提供足够的热能，帮助脂肪代谢，保障人体基本营养物质的供应，具有益气健脾、厚补胃肠的功效。

「提供营养」：栗子中含有丰富的维生素C，一百克就含有二十二毫克维生素C。和芋头相同，栗子中的维生素C也是被淀粉包裹起来的，因此即使加热也不易流失。栗子还富含能将糖类热化，可产生气力与体力的维生素B_1，能帮助排出盐分的钾，因而成为相当优良的营养补充源。

「预防心血管疾病」：栗子所含有的不饱和脂肪酸及多种维生素，对高血压、冠心病和动脉粥样硬化等疾病有较好的预防作用。

贮存和清洗窍门

栗子适宜放置在通风、干燥处保存，一般放在密闭的坛子、罐子中最好，可以保存更长的时间。栗子清洗时，只需把外壳去掉即可食用。

饮食搭配

栗子 + 薏米：栗子与薏米两者搭配食用，能补脾益胃、补肾利尿、利湿止泻、防癌。

栗子 + 鸡肉：栗子健脾，鸡肉补脾造血，脾健更有利于吸收鸡肉的营养成分。

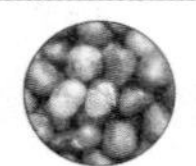

栗子 + 白菜：栗子与白菜同食，可达到补充营养、强壮身体的效果。

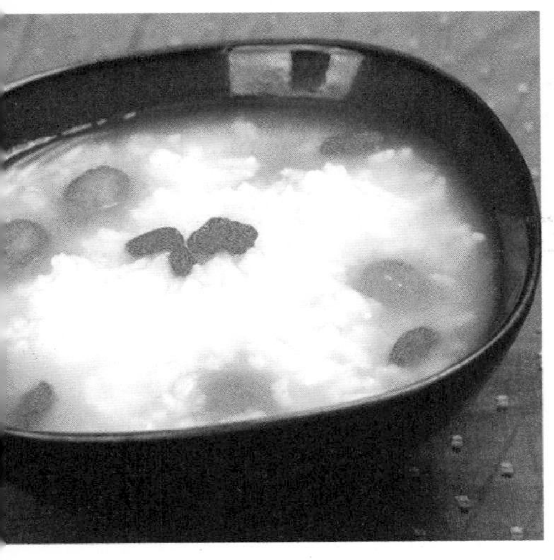

板栗枸杞粥 传统

「原料」：

A
栗子200克
紫米100克
枸杞100克

B
盐适量

「制法」：

1．将大米用清水淘洗干净；栗子用水烫过，冲凉，剥壳。
2．砂锅中加入清水、栗子和大米，用大火煮沸转文火熬煮成粥，大约70分钟。
3．快煮好时撒上枸杞，加入食盐，然后再煲煮入味即可。

栗子鸡煲 新式

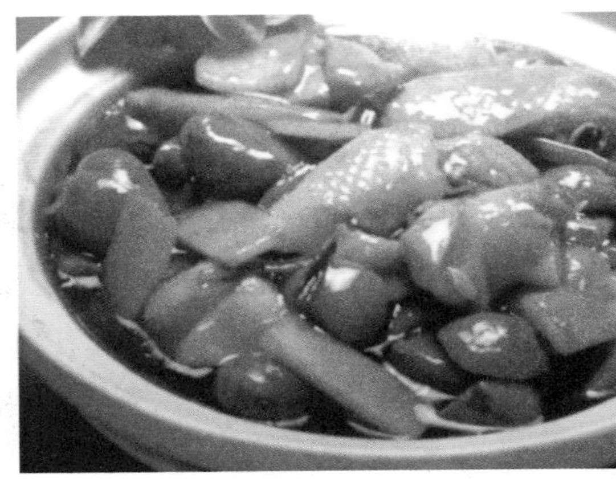

「原料」：

A
鸡肉680克
栗子225克
冬菇6个

B
葱及胡萝卜适量
冰糖适量
姜片适量
姜汁适量
调味料适量

「制法」：

1．鸡洗净切块，用调味料腌1小时以上，泡嫩油。
2. 栗子去衣;冬菇浸软去蒂切条，用少许油，生粉拌匀；葱去头尾，切段。
3. 烧热油1汤匙，爆香姜片，下部分葱段，再下冬菇略炒，盛碟子里；下栗子和调味料，慢火煮20分钟，下冬菇，鸡、冰糖慢火煮10分钟，下胡萝卜片和芡汁，滚后撒上其余葱段。

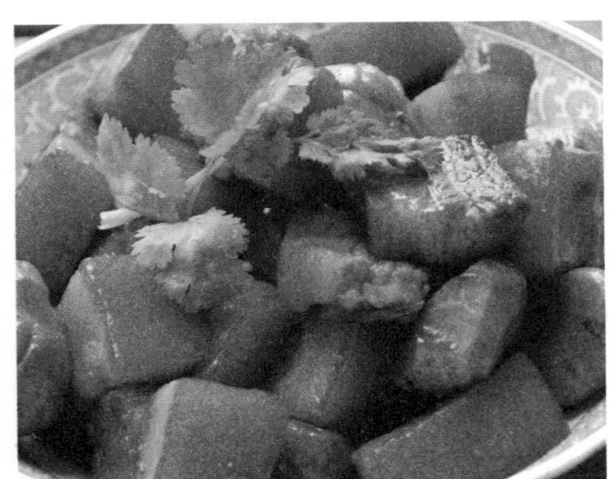

板栗红烧肉 新式

「原料」：

A
五花肉750克
栗子300克

B
葱适量
姜适量
调味料适量

「制法」：

1. 五花肉切块，用糖色腌匀，放入油锅中稍炸后捞出。
2. 葱、姜入锅稍炒，往锅中倒入料酒、酱油、鸡汤，随后将五花肉、调味料一起下锅烧开，移至小火烧。
3. 栗子用温油稍炸，等肉将烂时下锅同煮，等肉烂时加入湿淀粉即可。

葵花子

Sunflower seeds

降低血脂 安定神志

葵花子是向日葵的果实，它作为人们生活中不可缺少的零食而存在。葵花子不但可以作为零食，而且还可以作为制作糕点的原料。由于葵花子是植物的种子，含有大量的油脂，故葵花子还是重要的榨油原料。葵花子油是近几年来深受营养学界推崇的高档健康油脂。

别　名： 向日葵子、天葵子、葵瓜子、西番菊、迎阳花

性　味： 性平、味甘

籍　贯： 北美洲

主　治： 心脑血管疾病、结肠癌、贫血、高血压、冠心病

适宜人群： 高血脂、动脉硬化、高血压、神经衰弱患者

产地分布

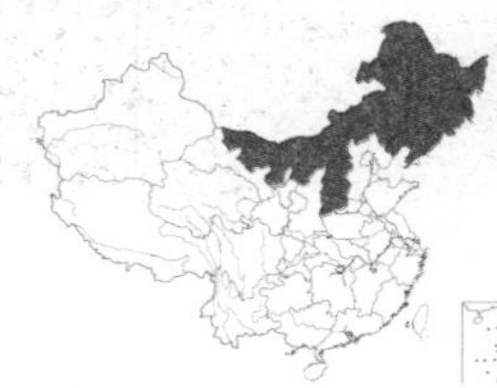

主产地：主要分布在内蒙古、吉林、辽宁、黑龙江、山西等地区。

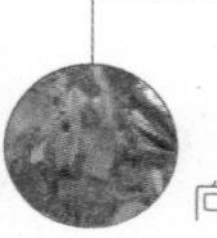

向日葵花

性平、味甘，无毒；主平肝祛风，清湿热，消滞气。

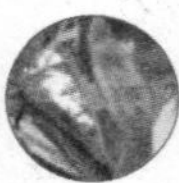

向日葵叶

性淡、味苦、无毒；治高血压、头痛、头眩晕、胃脘胀满、嗳腐吞酸、腹痛等症。

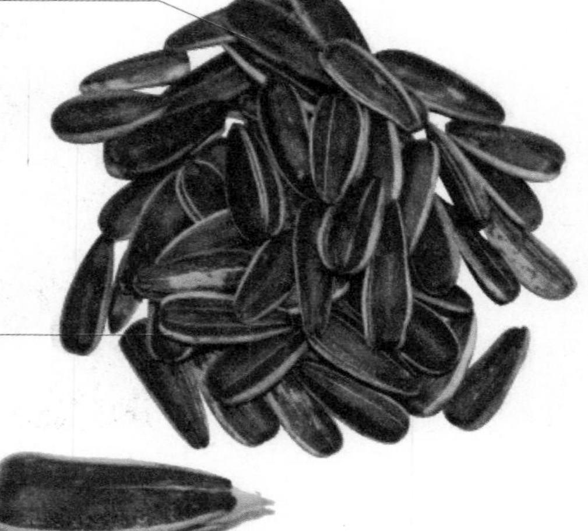

成熟周期

1 2 3 4 5 6

⑦ ⑧ 9 10 11 12

成熟期：7~8月

药典精要

《群芳谱》记载：丈菊，名本番菊，又名迎阳花，茎长丈余，秆坚粗如竹，叶类麻，多直生，虽有分枝，只生一花大如盘盂，单瓣色黄心皆作窠如蜂房状，至秋渐紫黑而坚，取其子中之甚易生，花有毒能堕胎。

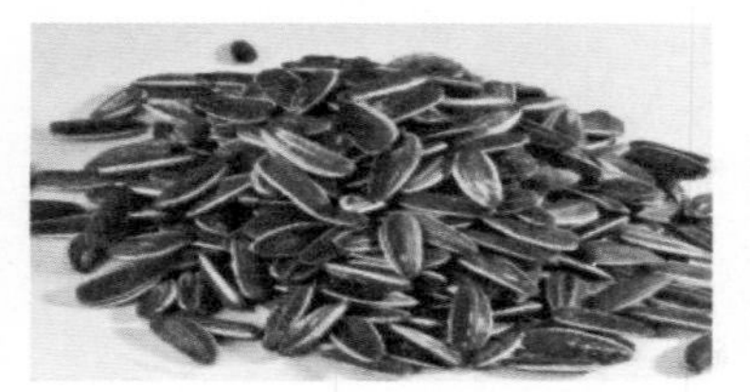

挑选妙招 选购葵花子时，应挑选黑壳，中心鼓起，仁肉饱满肥厚，色泽白的。用牙齿咬，壳易分开、声音实而响，表明比较干燥。要挑选品种好的葵花子时，最好在超市购买。

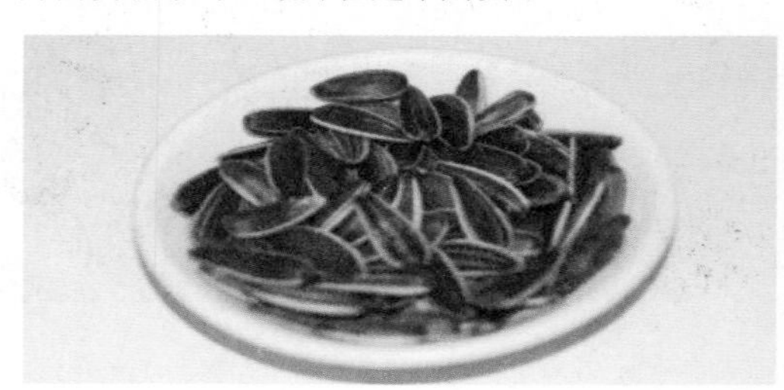

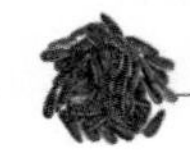

实用偏方

「蛲虫病」：葵花子250克，去壳，临睡前空腹嚼服。

「高血压、头晕痛」：葵花子30克、粳米50克，加水煮粥食用。

「眩晕」：葵花子仁100克、黑芝麻100克、桑叶60克，三者分别研末后拌匀炼蜜为丸，早晚各服10克。

「动脉硬化」：葵花子去壳取仁，炒熟后食用即可。

营养解码

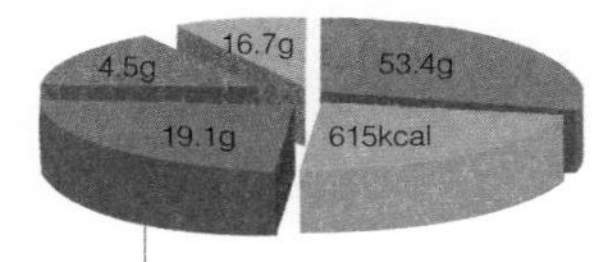

葵花子含丰富的不饱和脂肪酸、优质蛋白、钾、磷、钙、镁、硒元素及维生素E、维生素B1等营养元素，其所含的丰富的钾元素有保护心脏的功能。

每100克葵花子的营养成分

单位：g=克 kcal=千卡

膳食专家指南

一般人群均可食用，特别适宜高血脂、动脉硬化、高血压、神经衰弱、癌症及蛲虫病患者食用。需要注意的是炒后的葵花子，多食易导致口干、口疮、牙痛等症状。

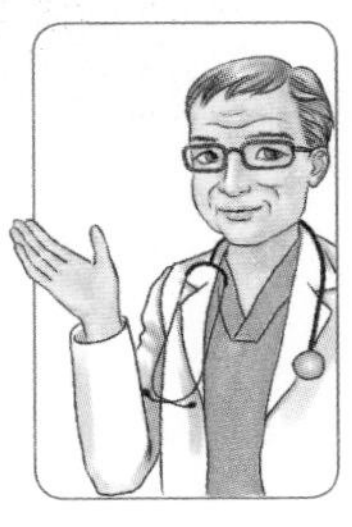

保健疗效驿站

「安神」：葵花子具有防止贫血、治疗失眠、增强记忆力的作用，对癌症、动脉粥样硬化、高血压、冠心病、神经衰弱都有一定预防功效。

「补充营养」：葵花子营养丰富，它含有丰富的植物油脂、胡萝卜素、麻油酸等，并含有蛋白质、糖类，多种维生素及锌、铁、钾、镁等微量元素。葵花子脂肪含量可达百分之五十左右，其中主要为不饱和脂肪酸，而且不含胆固醇。

「降胆固醇」：葵花子富含亚油酸，不仅有助于降低人体血液胆固醇水平，还有益于保护心血管健康。

「安定情绪」：葵花子中维生素E含量特别丰富，可以安定情绪，对防止细胞衰老、预防成人疾病都有好处。

饮食搭配

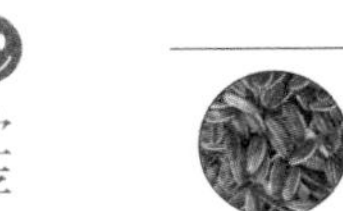

葵花子 + 红糖

葵花子与红糖一同食用，可有效治疗蛲虫病。

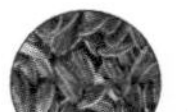

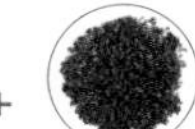

葵花子 + 黑芝麻

葵花子、黑芝麻同食，具有降低血脂的功效。

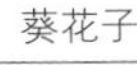

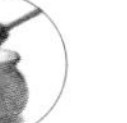

葵花子 + 蜂蜜

葵花子与蜂蜜搭配，对治疗便秘有很好的作用。

贮存和清洗窍门

葵花子适宜放置在阴凉、通风、干燥处保存，一般可用袋子装好，保存时间会更长。清洗表面即可食用。

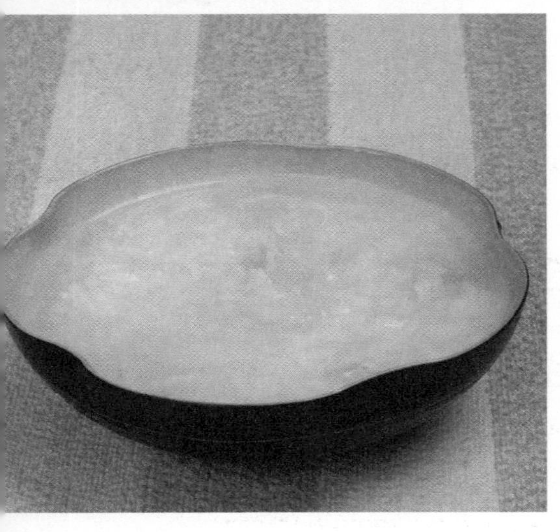

葵花子粥 传统

「原料」：

A
糯米100克
葵花子100克

B
盐适量

「制法」：

1. 糯米洗净，用冷水浸泡半小时后，捞出，沥干水分。
2. 将生葵花子去壳。
3. 往锅中放入冷水、葵花子仁、糯米，先用旺火煮沸，再改用文火煮15分钟，加入盐调味，即可食用。

瓜子酥 新式

「原料」：

A
低筋面粉30克
鸡蛋130克
瓜子仁100克

B
白砂糖适量

「制法」：

1. 鸡蛋加入白糖搅拌好。
2. 过筛倒入面粉。
3. 加入瓜子仁。
4. 将搅拌好的材料用勺子均匀地舀在烤盘上，烤箱150℃高温预热，烤制8分钟左右。

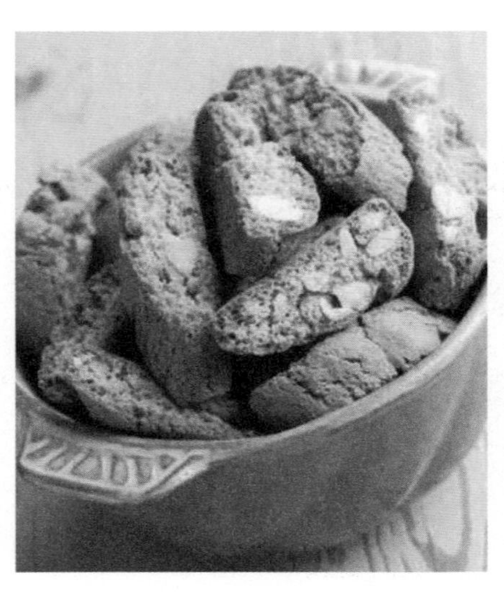

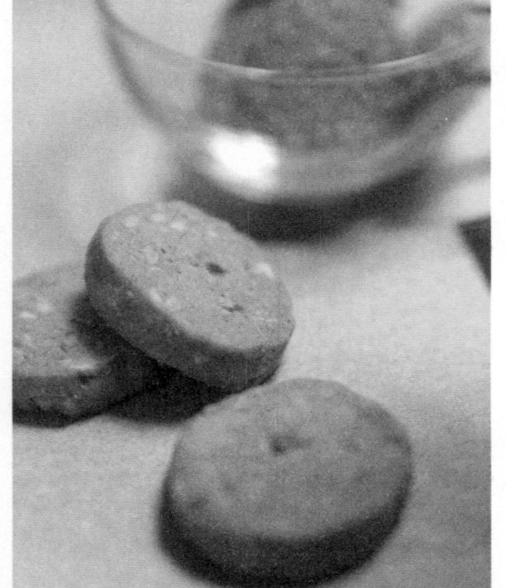

瓜子饼干 新式

「原料」：

A
普通面粉85克
玉米淀粉55克
蛋黄1个
瓜子仁50克

B
糖适量
泡打粉适量
苏打粉适量
花生油适量

「制法」：

1. 将两种面粉掺在一起，再倒入苏打粉和泡打粉拌匀。
2. 倒入白糖和瓜子仁拌匀，白糖和糖粉做出来的口感不同，白糖做的会有脆脆的口感。
3. 加入打散的蛋黄和花生油，用手轻轻地抓匀，并揉成团。
4. 在烤盘中分成一个个小圆球，用手指将它压扁。
5. 烤箱预热，将烤盘放入中层，170℃高温烤制20分钟即可。

南瓜子

Cushaw Seed

健脾益气　消肿祛湿

南瓜又名番瓜、饭瓜。我国各地均有种植。夏、秋季采成熟果实，除去瓤膜，晒干或焙干。食用时多除去种壳，称南瓜子仁。并且南瓜子在欧洲及世界各国应用于医药治疗前列腺肥大已有许久历史，中国《本草纲目》提及南瓜子及德国药典记载：药用南瓜子可作为尿失禁治疗、敏感性膀胱症和前列腺肥大的治疗。

别　名：北瓜子、倭瓜子

性　味：性平、味甘

籍　贯：北美洲

主　治：脾虚营养不良、消瘦乏力

适宜人群：一般人群均可食用

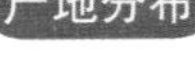

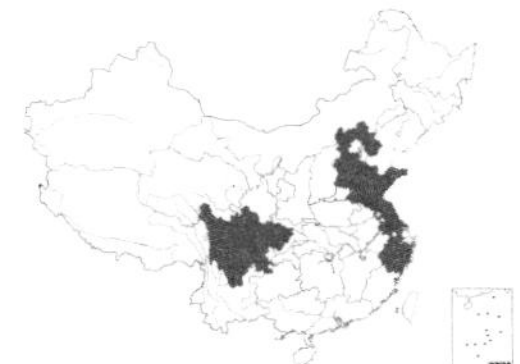

主产地：主要分布在浙江、江苏、河北、山东、四川等地区。

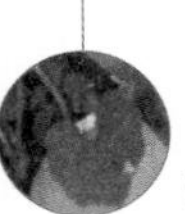

南瓜蒂

性平，味甘；主清热，安胎，可治先兆流产，乳头破裂或糜烂。

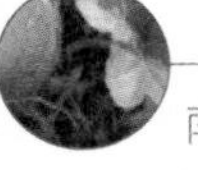

南瓜根

性平，味甘；主清热、渗湿、解毒，治黄疸，牙痛。

成熟周期

1 2 3 4 5 6
7 8 9 10 11 12

成熟期：9~10月

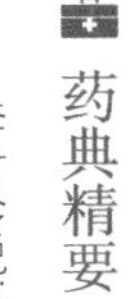

药典精要

李时珍说：南瓜三月下种，适宜种在肥沃的沙地。四月生苗，藤蔓很繁茂，一根蔓可长到十余丈长，节节有根，着地即扎根生长。南瓜茎中间是空的，叶子像蜀葵但大小如荷叶。八九月时开黄色花，像西瓜花。结的瓜很圆，大如西瓜，皮上有棱像甜瓜。霜后将其收于暖处，可贮存到来年春天。南瓜子像冬瓜子，南瓜肉厚、色黄，不能生吃，只能去皮瓤后煮来食用，味如山药。南瓜与猪肉煮食更好，也可蜜煎食用。

挑选妙招 选购时，最好购买密封包装的产品。购买散装南瓜子时，要注意挑选表面无斑纹、色泽洁白、颗粒均匀的南瓜子。品质较好的南瓜子片粒阔大、种仁饱满凸肚、壳面洁白、有自然光泽，咬嗑易开裂，出肉容易。

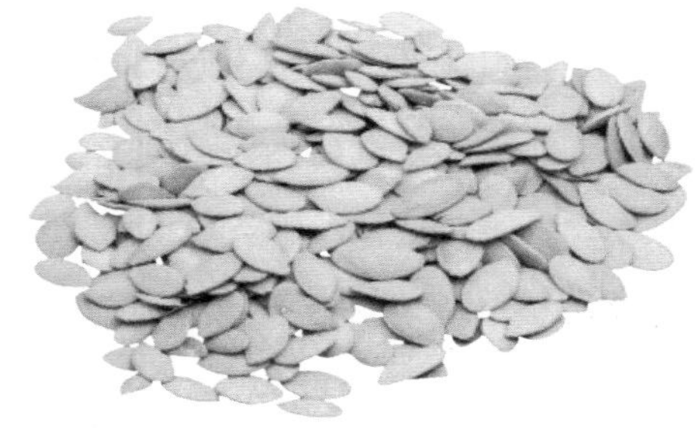

实用偏方

「产后缺乳」：南瓜子仁15克，捣烂成泥状，冲入适量沸水，或加白糖调味。一次服用。早晚空腹各服1次。

「驱虫」：南瓜子120克，炒熟，研为细末。用蜂蜜或白糖开水一次送服，一日2次。亦可嚼服南瓜子仁。

「治百日咳」：南瓜种子，瓦上炙焦，研细粉。赤砂糖汤调服少许，一日数回。

营养解码

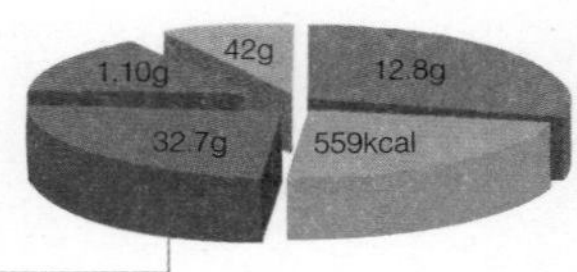

每100克南瓜子的营养成分

单位：g=克 kcal=千卡

南瓜子营养含量很高。含丰富的脂肪油（为亚麻油酸、油酸等的甘油酯）、蛋白质、胡萝卜素、维生素 B_1、维生素 B_2，南瓜子氨酸等成分。

膳食专家指南

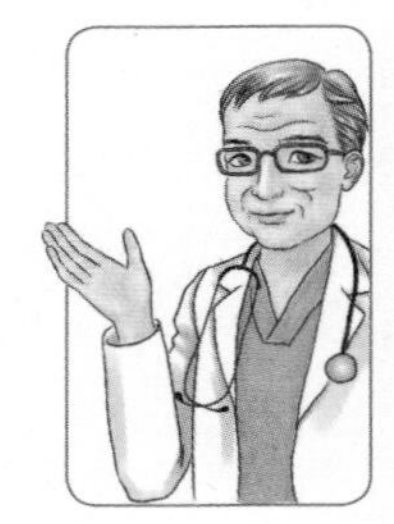

南瓜子一般人群均可食用。生活在卫生条件较差的地区的人可以经常食用以驱虫。适宜蛔虫病、蛲虫病、绦虫病、吸虫病、钩虫病患者食用。也适合产后手足水肿、缺乳，糖尿病及前列腺肥大患者食用。但胃热病人宜少食，否则会感到脘腹胀闷。

保健疗效驿站

「驱虫作用」：蚯蚓实验法证明，南瓜子乙醇提取物有驱虫作用。尤其对绦虫、弓蛔虫等有明显驱虫作用。

「抗日本血吸虫」：南瓜子有遏制日本血吸虫在动物体内向肝脏移行的作用。在感染血吸虫尾拗的同时，连续服用南瓜子二十八天，有预防作用，但对成虫无杀灭作用。

「治疗前列腺肥大」：南瓜子中特殊亲水性的成分水溶性南瓜子其『有效活性』、『稳定性』及『吸收性』很好，对男性前列腺肥大及女性尿失禁的预防治疗有不错的效果。

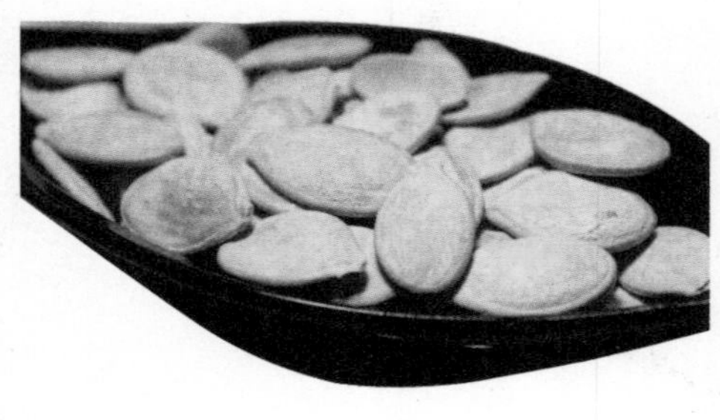

贮存和清洗妙招

南瓜子适宜放置在阴凉、通风、干燥处保存。存放在玻璃缸或塑料袋中，可以保存更长的时间。清洗时只需注意南瓜子表皮干净即可食用。

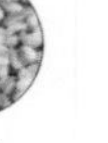

饮食搭配

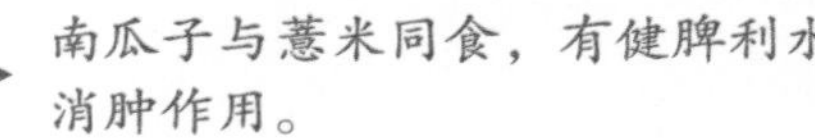

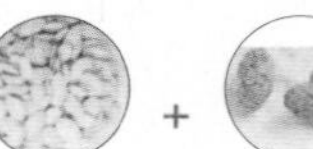

南瓜子 + 薏米：南瓜子与薏米同食，有健脾利水、消肿作用。

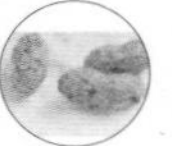

南瓜子 + 花生：南瓜子、花生一同食用，可起到治疗营养不良的作用。

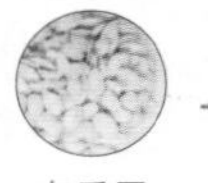
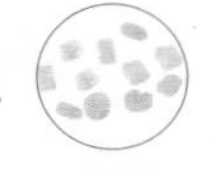

南瓜子 + 冰糖：南瓜子与冰糖搭配，对于治疗小儿咽喉痛有很好的帮助。

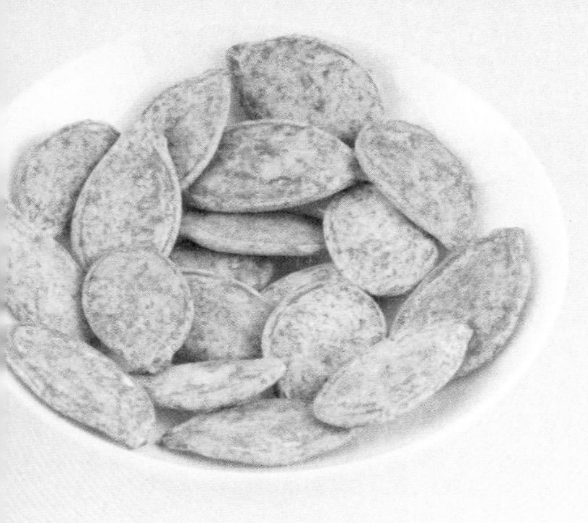

茶香南瓜子 传统

「原料」：

A
- 南瓜子300克
- 茶叶20克

B
- 冰糖适量
- 八角适量
- 桂皮适量
- 盐适量
- 绿茶粉适量

「制法」：

1. 将茶叶放入小汤锅中，加清水，小火熬煮，放入冰糖、八角、桂皮和南瓜子拌匀煮制，汤汁烧至一半时，再放入盐煮至汤汁基本收干，关火捞出沥干水分，拌入绿茶粉。
2. 拌好的南瓜子放在大盘中均匀摊开，放入微波炉中用小火加热2分钟，取出搅匀再放入微波炉中小火加热2分钟，烘干即可。

南瓜子蛋糕 新式

「原料」：

A
- 南瓜子仁35克
- 鸡蛋2个

B
- 细砂糖适量
- 玉米油适量
- 低筋面粉适量
- 小苏打适量
- 椰子粉适量

「制法」：

1. 南瓜子仁切碎，鸡蛋加糖打匀，再加入油继续打匀。
2. 低筋面粉、苏打粉拌匀筛入刚才的油糖液中，加入椰子粉和南瓜子仁。
3. 1个蛋白打发，入面团中拌成面糊，将面糊倒入小纸杯中，表面撒上南瓜子。
4. 放入烤箱 ，烤30分钟。

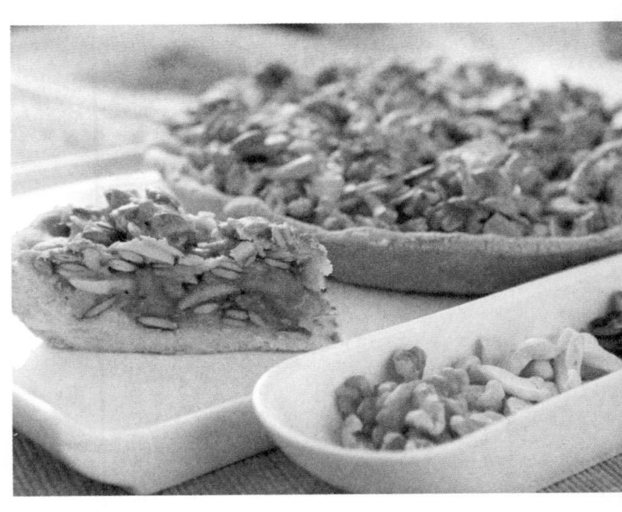

千层蛋糕 新式

「原料」：

A
- 小麦面粉1000克
- 酵母250克
- 南瓜子仁125克
- 葡萄干125克

B
- 花生仁适量
- 冬瓜糖适量
- 蜜桂花适量
- 碱适量
- 白糖适量

「制法」：

1. 面粉加清水并放入酵面抓撒，让其发酵；冬瓜糖、花生仁剁成末。
2. 将发酵好的面团加入碱、白糖揉匀，擀成面皮，放蜜桂花，顺着面皮长形的两端，由一头向另一头圈叠6层，用手将四周压紧，再擀成40厘米见方的糕坯。
3. 在糕坯上均匀地散上葡萄干、南瓜子仁等，上笼蒸熟即可。

西瓜子

Watermelon seed

清肺润肠 和中止渴

西瓜子为葫芦科植物西瓜的种子，可供食用或药用。其口松、肉厚，乌黑发亮，味香隽永，可加工成五香、奶油、咸淡、甜味、多味等各种口味的瓜子，又是制作糕点的理想辅料，兼备补脑提神作用，亦可炸油食用。西瓜子含有丰富的蛋白质、脂肪、B族维生素、维生素D等营养物质，常吃能延年益寿，为我国传统的出口商品之一。

别　名：黑瓜子

性　味：性寒、味甘、无毒

籍　贯：美洲、非洲

主　治：便秘、淋证、肺虚劳热

适宜人群：一般人群均可食用

产地分布

主产地：主要分布在甘肃省皋兰、永登、靖远、会宁，湖北大悟等县。

成熟周期

1 2 3 4 5 6 7 8 9 10 11 12

成熟期：5~10月

西瓜子仁

性平，味甘；润肠通便，利水通淋，润肺止咳。

西瓜子壳

性平，味苦；治邪热郁闭于里，热伤胃络，迫血上溢之呕血、吐血。

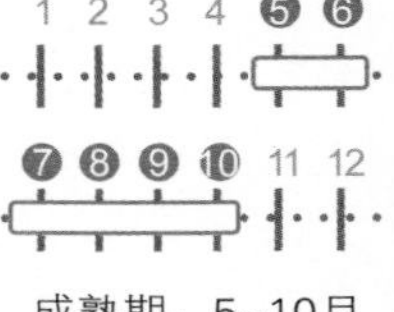

贮存和清洗窍门

西瓜子适宜放置在阴凉、通风、干燥处保存，一般放在密闭的坛子、罐子中最好，可以保存更长的时间。清洗西瓜子时，只需注意西瓜子表皮干净即可。

西瓜子食品加工

西瓜子味道甘甜，也是深受人们欢迎的休闲食品之一，是日常零食的代表。西瓜子经过加工可制成五香瓜子、奶油瓜子、糖盐瓜子、油香瓜子、酱油瓜子、盐炒瓜子等。

挑选妙招 挑选时，应挑选壳色黑白分明，壳面平整，有光泽，颗粒整齐，身干、仁肉肥厚的西瓜子。品质佳的西瓜子齿嗑易裂，仁肉白净有光泽，无哈喇味。如果西瓜子仁肉白而萎或中心带红，仁肉黄熟则表示质次或已经变质。

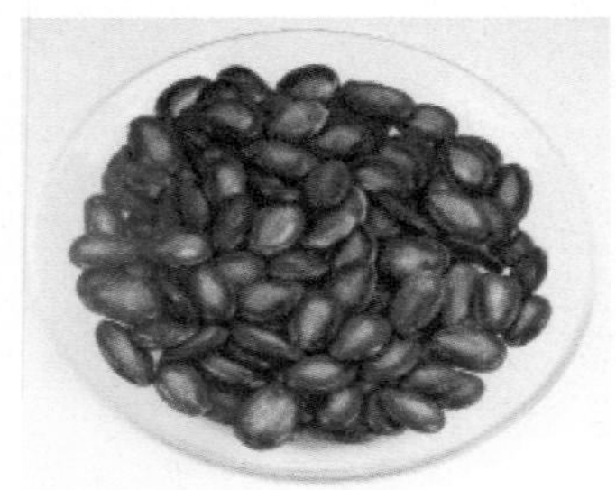

药典精要

《本草纲目》记载：清肺润肠，和中止渴。《随息居饮食谱》亦云：生食化痰涤垢，下气清营；一味浓煎，治吐血，久嗽。

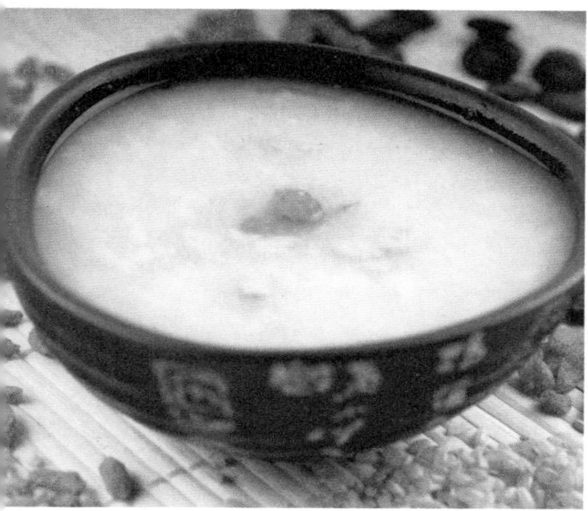

西瓜子仁粥 传统

「原料」：

A
- 小米100克
- 西瓜子仁30克

B
- 盐适量
- 水适量

「制法」：

1. 西瓜子仁洗净。
2. 小米淘洗干净，用冷水浸泡半小时，捞出，沥干水分。
3. 锅中加入约1000毫升冷水，将小米放入，用旺火烧沸后加入西瓜子仁，改用小火慢熬至粥成，下入盐调好味，再稍焖片刻，即可盛起食用。

重阳糕 新式

「原料」：

A
- 粳米500克
- 糯米粉1500克
- 核桃20克
- 西瓜子仁20克
- 红豆沙500克

B
- 白砂糖适量
- 香精适量
- 食用色素适量
- 玫瑰花适量

「制法」：

1. 将豆沙，白糖200克，香粉500克，拌成豆沙馅心。
2. 白糖熬成糖油，与香粉、香草香精水炒至透明；擦粉时须掺水，擦成干潮适中的糕面；糕面静置几小时后，分成3块，染色；将白糕粉做底，按一层豆沙，一层糕面的顺序依次层叠，在表面撒上玫瑰花等。
3. 将糕坯放在笼中，蒸约25分钟即熟。

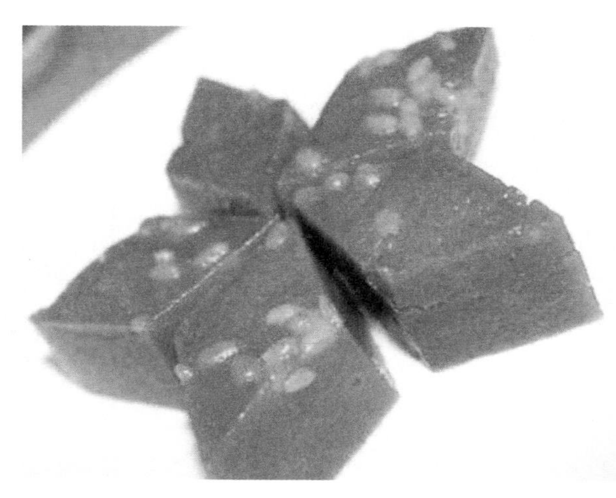

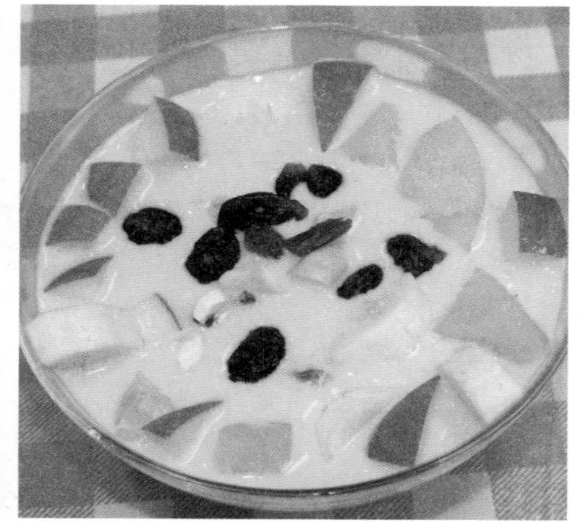

高纤麦果泥 新式

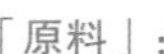

「原料」：

A
- 麦片1杯
- 腰果100克
- 杏仁100克
- 西瓜子50克
- 苹果100克
- 木瓜50克

B
- 豆浆适量
- 葡萄干适量
- 蔓越莓适量
- 柠檬汁适量

「制法」：

1. 把苹果、木瓜切丁，备用。
2. 将麦片、腰果、杏仁、西瓜子、豆浆准备好。
3. 把全部材料和配料混合均匀，备用。
4. 撒上葡萄干、蔓越莓、柠檬汁即可食用。

花生

peanut

温肺益气
和胃健脾

花生又名落花生，属于豆科一年生植物，原产于南美洲一带，世界上栽培花生的国家有一百多个，据我国有关花生的文献记载，我国花生的栽培史约早于欧洲一百多年。花生被人们誉为『植物肉』，它富含有助于肝脏运行的蛋氨酸和B族维生素。且含油量高达百分之五十，品质优良，气味清香。除供食用外，花生也是一味中药，适用于营养不良、乳汁缺少等症。

别　名：落花生、落花参、番豆、长生果、地果

性　味：味甘、性平

籍　贯：南美洲

主　治：动脉硬化、高血压、贫血等

适宜人群：高血压、高血脂、冠心病、动脉硬化患者

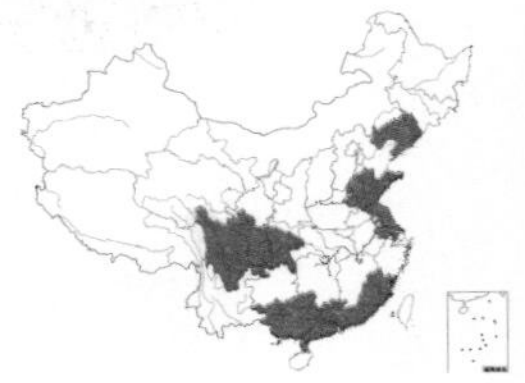

主产地：主要分布在辽宁、山东、江苏、福建、广东、广西、贵州、四川等地区。

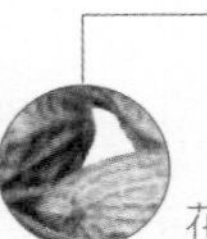

花生壳

性平，味淡、涩；敛肺止咳。用于久咳气喘，咳痰带血。

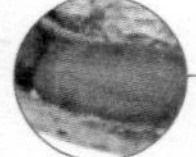

花生衣

性涩、平，味甘、微苦；主止血、消肿，如术后出血、癌肿出血。

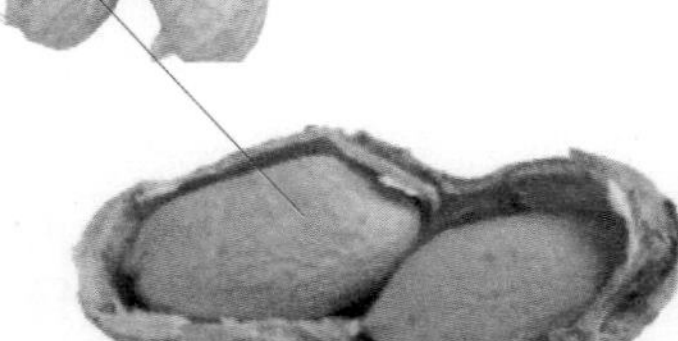

成熟周期

1 2 3 4 5 6

7 **8** **9** 10 11 12

成熟期：8~9月

药典精要

《饮食须知》记载：『落花生，味甘、微苦，性平，形如香芋，小儿多吃，滞气难消』，『近出一种落花生，诡名长生果，味辛、苦、甘，性冷，形似豆荚，子如莲肉，同生黄瓜及鸭蛋食，往往杀人，多食令精寒阳萎。』

挑选妙招 选购花生，应选择外壳为土黄或白色的，果仁颜色为白浅红色，大小饱满均匀，无疤痕，且味道有纯正的香味，无任何异味的。新的花生外观发亮，子仁外衣呈白浅红色。陈花生颜色暗淡呈灰色，不能食用。

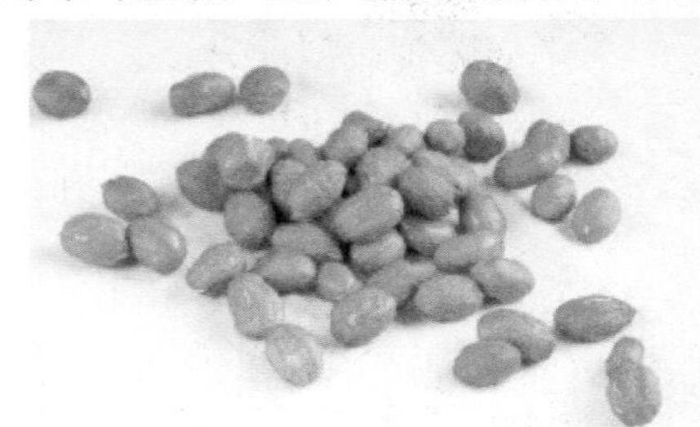

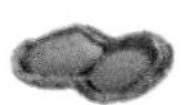

实用偏方

「胃酸过多」：花生米适量，每日3次，每次20～30粒。

「产后乳汁少」：花生90克、猪蹄1只，烘炖食。

「高血压」：花生米及醋适量，用醋浸泡七天，早晚各10粒。

「出血过多」：花生、红枣各适量，二者加糯米共煮粥。

「治血小板减少」：花生米（连衣）炒食，每日3次，每次60克，7天为一个疗程。

营养解码

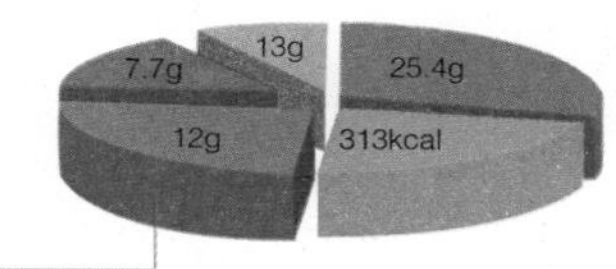

花生含丰富的脂肪和蛋白质，并含有硫胺素等多种维生素，矿物质含量也很丰富，特别是含有人体必需的氨基酸，能促进脑细胞发育、增强记忆。

每100克花生的营养成分

单位：g=克 kcal=千卡

膳食专家指南

花生一般人群均可食用。尤其适宜高血压、高血脂、冠心病、动脉硬化、营养不良、食欲缺乏、咳嗽患者食用，儿童、青少年、老年人、妇女产后乳汁缺少者宜多食。花生含油脂多，消化时会消耗较多的胆汁，因此胆病患者不宜食用。

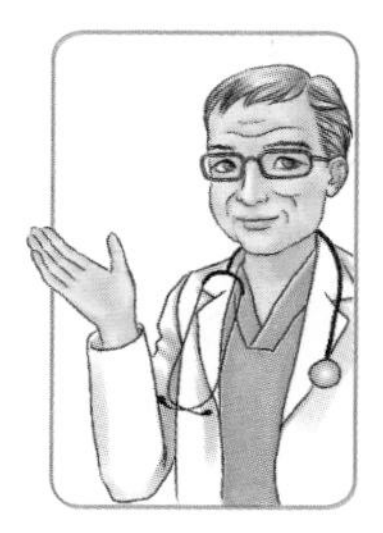

保健疗效驿站

「补充营养」：花生的主要成分为脂肪，而蛋白质含量却低于大豆，但富含有助于肝脏运行的蛋氨酸，而且它还含有B族维生素、维生素E，以及能改善湿疹或口角炎的烟碱酸，因此是一种健康食品。

「促进血液循环」：花生的脂肪中含丰富的亚油酸（不饱和脂肪酸），能降低胆固醇、预防高血压和动脉硬化，也可促进血液循环，还能改善手脚冰冷、冻伤等症。

「强肝」：花生中含有属于B族维生素的可抗脂肪的胆碱，还含有能防止过氧化脂肪增加的皂草苷及可预防老年痴呆症的卵磷脂，因此花生也是一种能强化肝脏功能、预防记忆力减退的优良食品。

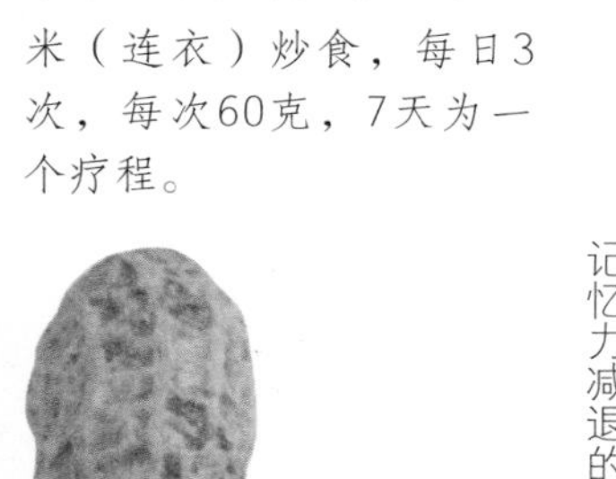

贮存和清洗妙招

花生适宜放置在阴凉、通风、干燥处保存，一般放在密闭的坛子、罐子中最好，可以保存更长的时间。花生清洗时要注意，不要清洗次数过多，以免营养成分流失过多，一般来说，加入适量清水，淘洗一至两次，无悬浮杂质即可。

饮食搭配

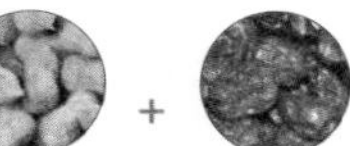

花生 + 黄豆：花生与黄豆搭配，可治疗慢性肾炎、水肿等疾病。

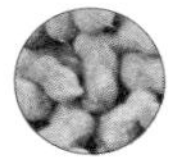
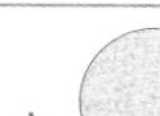

花生 + 红枣：花生与红枣同食，具有强体益气、补血止血的功效。

花生 + 粳米：花生、粳米同食，具有健脾开胃、养血通乳的功效。

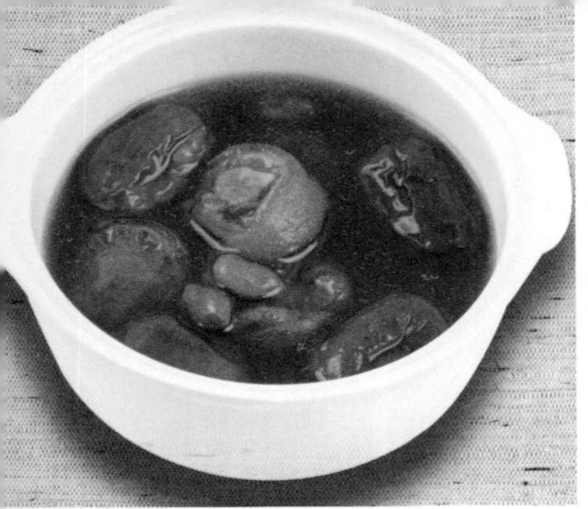

花生炖猪蹄 传统

「原料」：

A
- 猪蹄1只
- 花生仁100克
- 生姜10克
- 冬菇15克

B
- 盐、鸡粉适量
- 绍酒适量
- 胡椒粉适量

「制法」：

1．将猪蹄处理干净，剁成块；花生仁用温水泡透，生姜切成片，冬菇去蒂洗净。

2．锅内烧水，待水开后，投入猪蹄，用中火煮尽血水，捞起待用。

3．取炖盅一个，加入猪蹄、花生仁、生姜、冬菇，调入盐、鸡粉、胡椒粉、绍酒，注入适量清汤，加盖，炖约2小时后即可食用。

牛奶炖花生 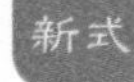

「原料」：

A
- 花生米100克
- 牛奶200克

B
- 枸杞适量
- 银耳适量
- 冰糖适量

「制法」：

1．将银耳、枸杞洗净。

2．锅中放入牛奶、银耳、枸杞、花生米、冰糖共煮，至花生米软烂时即可食用。

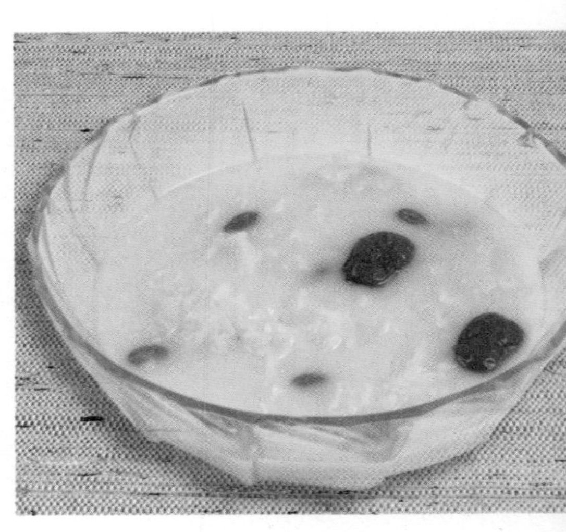

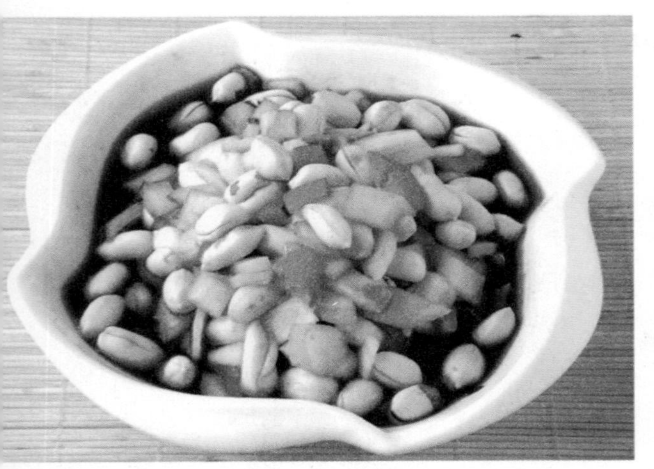

老醋花生 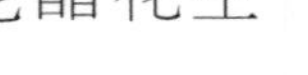 新式

「原料」：

A
- 花生米200克
- 黄瓜1根
- 香菜1棵

B
- 老陈醋适量
- 葱适量
- 生抽适量
- 绵白糖适量
- 盐适量
- 色拉油适量

「制法」：

1．清洗花生，沥干水分。

2．黄瓜、洋葱洗净后切小丁；香葱和香菜洗净后切末。

3．取一个小碗，加入老陈醋、生抽、绵白糖、盐调和成味汁。

4．炒锅入油，油热时倒入花生米，用锅铲不停翻炒，表皮稍变色时取出。

5．将花生米中加入香葱末、香菜末、洋葱末、黄瓜丁，以及调好的味汁，即可食用。

龙眼 Longan

益气补血 养血安神

龙眼俗称“桂圆”，原产于我国南部及西南部，是我国南亚热带特产。因其圆黑光泽，种脐突起呈白色，看似传说中“龙”的眼睛，所以得名龙眼。它的果实营养丰富，被视为珍贵的补品，历来备受人们喜爱。李时珍曾有“资益以龙眼为良”的评价。

别　名：桂圆、益智、骊珠、元肉

性　味：性平、味甘、无毒

籍　贯：中国

主　治：神经衰弱

适宜人群：记忆力低下、头晕失眠者

产地分布

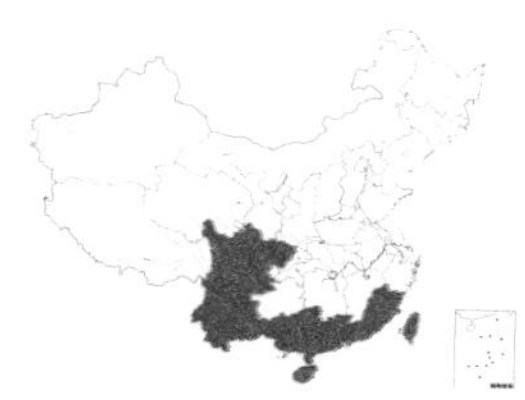

主产地：主要分布在广西、广东、福建和台湾等省(区)，此外，海南、四川、云南和贵州各省也有小规模栽培。

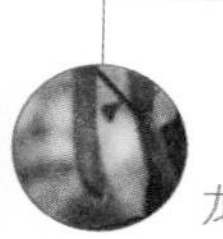

龙眼核

性平，味苦；为收敛止血药，研末，名骊珠散，敷刀刃、跌打诸伤处，立能止血、定痛，愈后无瘢。

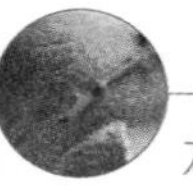

龙眼壳

性平，味苦，无毒；龙眼壳烧灰研粉，调茶油外敷伤口。

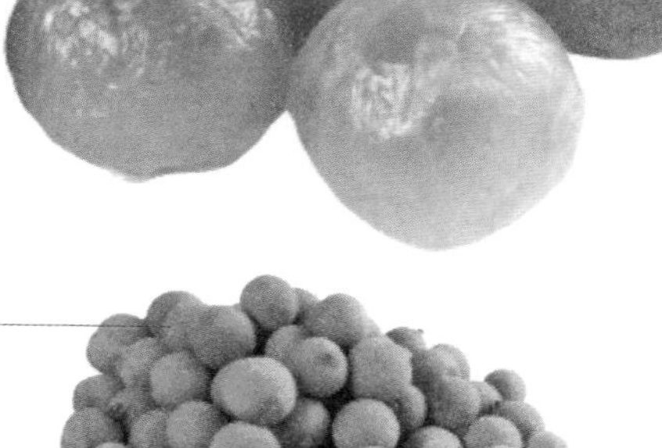

成熟周期

1 2 3 4 5 7 8 9 10 11

成熟期：7~8月

药典精要

苏颂说：“今闽、广、蜀地出荔枝的地方都有龙眼。龙眼树高二三丈，像荔枝而枝叶微小，冬季不凋。春末夏初，开细白花。七月果实成熟，壳为青黄色，有鳞甲样的纹理，圆形，大如弹丸，核像木子但不坚，肉薄于荔枝，白而有浆，甘甜如蜜。龙眼树结果实非常多，每枝结二三十颗，成穗状像葡萄。”李时珍说：“龙眼为正圆形。龙眼树性畏寒，白露后才可采摘，可晒焙成龙眼干。”

挑选妙招→选购龙眼，应挑选外壳粗糙、颜色黯淡的，若外壳发亮、发黄，则表示不新鲜。也可以剥开外壳看果实的颜色，新鲜果实的颜色应洁白光亮，若出现红褐色血丝纹，则为不新鲜果实。特别注意的是，优质的龙眼因其肉肥厚，肉与壳之间空隙小，摇动时不响，如龙眼在摇动时发出响声，则极有可能不是好龙眼。

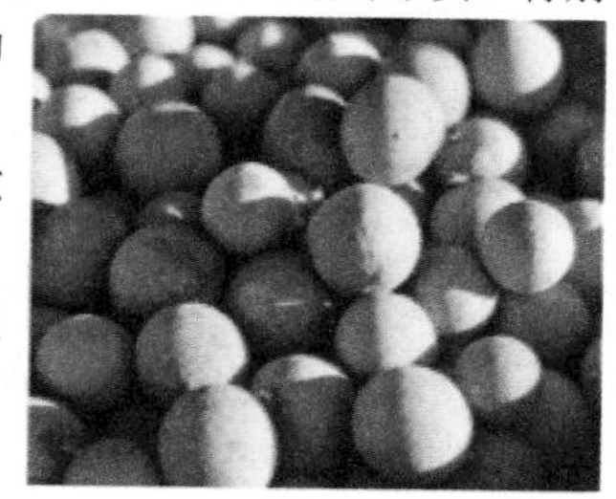

实用偏方

「急性胃肠炎」：龙眼肉适量，研末温水送服，每次25克。

「妇女经闭」：龙眼肉40克、红枣5枚，加适量水，炖食。

「胃口不佳、脾虚泄泻」：龙眼肉20克、白术10克，加水煎，早晚各服1次。

「气血两虚、胃下垂 」：龙眼肉15克、白糖15克，加水炖食，连食10天。

「体虚乏力」：龙眼50克，生食、煎汤、熬膏或浸酒服。

营养解码

■蛋白质 ■膳食纤维 ■热量
■脂肪 ■碳水化合物

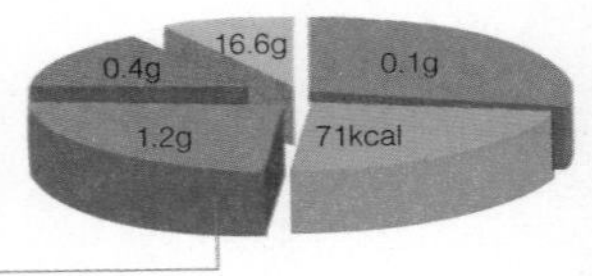

每100克龙眼的营养成分

单位：g=克 kcal=千卡

龙眼含葡萄糖、蔗糖和维生素A、B族维生素等多种营养素，其中含有较多的是蛋白质、脂肪和多种矿物质。这些营养素对人体都是十分必需的。

膳食专家指南

龙眼一般人群均可食用。特别适宜体质弱、记忆力低下、头晕失眠者，虚弱的老年人及妇女宜食用。若有上火发炎的症状时，则不宜食用，而且孕妇不宜过多食用。龙眼适宜与酸枣仁、生姜、莲肉、芡实搭配食用，能更好地发挥其食疗的效果。

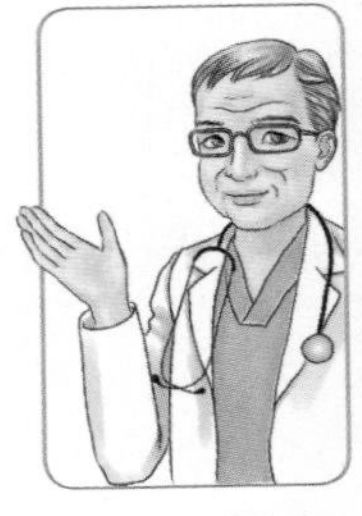

保健疗效驿站

「养血安神」：龙眼富含多种营养素，因而有很高的食疗价值。它含有丰富的葡萄糖、蔗糖及蛋白质等，含铁量也较高，在提高热能、补充营养的同时，又能促进血红蛋白再生以补血，有镇静作用，对神经性心悸有一定的疗效。

「补益心脾」：龙眼中还含有大量烟酸，可用于治疗因烟酸缺乏而引起的腹泻、痴呆、皮炎，甚至精神失常等症。食用龙眼后少喝开水，以免胀肚。常流鼻水者少吃。

「滋补身心」：龙眼营养丰富，自古以来就深受人们喜爱，更被看做是珍贵补品，其滋补功能不言而喻。龙眼肉有抗衰老作用，煎剂对痢疾杆菌有抑制作用，此外龙眼肉还可以安胎，并具有降血脂、增加冠状动脉血流量的作用。

饮食搭配

龙眼 + 酒

龙眼和酒搭配，对治疗失眠、健忘、惊悸、虚劳衰弱等症有很好的疗效。

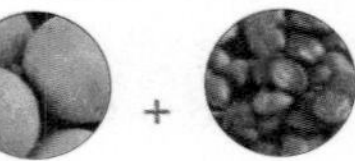

龙眼 + 酸枣仁

龙眼与酸枣仁一同食用，可治疗心慌、易受惊吓等症。

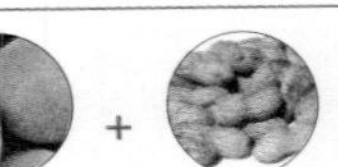

龙眼 + 花生 + 酸枣仁

对健脾养心、补气益血有良好疗效。

贮存和清洗窍门

龙眼适宜放置在阴凉、通风、干燥处保存，一般可用袋子装好，保存时间会更长。清洗时只需外表皮洗净即可食用。

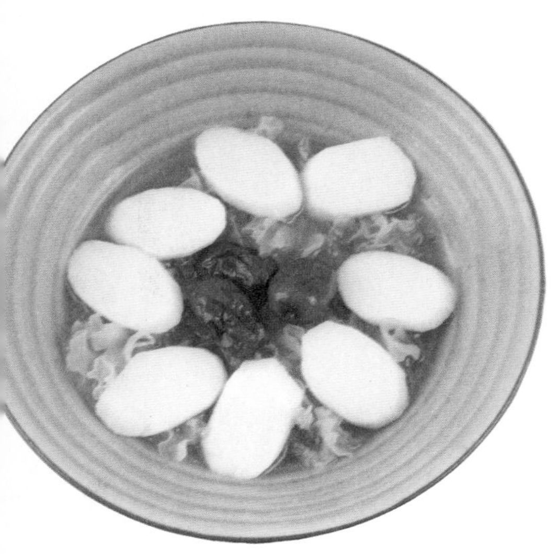

桂圆银耳红枣羹 传统

「原料」：

A
- 银耳100克
- 桂圆干100克

B
- 枸杞适量
- 红枣适量

「制法」：

1. 银耳洗净用温水充分泡发去蒂后掰小块桂圆干、枸杞、红枣洗净备用。
2. 冷水入银耳，大火煮沸后转小火，加冰糖往一个方向搅拌。
3. 待小火炖1小时后，放红枣、桂圆、枸杞继续炖1小时，等银耳全部熬化、汤汁黏稠后关火。

桂圆面包 新式

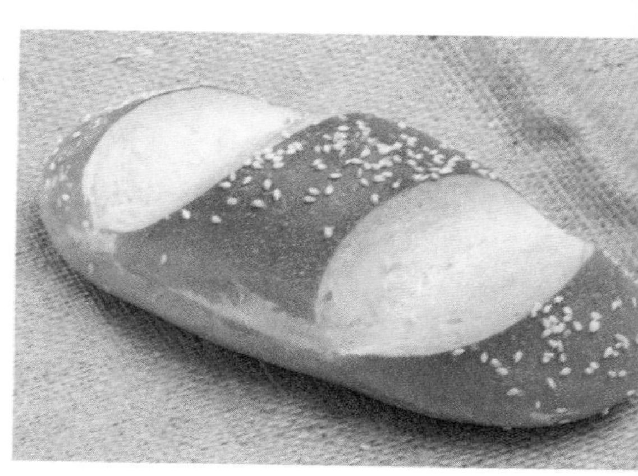

「原料」：

A
- 高筋面粉160克
- 低筋面粉40克
- 桂圆酵种160克
- 桂圆肉50克

B
- 白糖适量
- 细砂糖适量
- 盐适量
- 水适量
- 黄油适量
- 白芝麻适量

「制法」：

1. 面粉、糖、盐、桂圆酵种，入盆加水，搅拌，放入桂圆肉，放黄油。
2. 放在面台上静置15～20分钟，将面团擀成中间厚、四周薄的面片，把黄油放在面片上包好。
3. 包好油以后翻过来，注意别弄破，面很软，台面上可多撒些干面，用面槌擀开，一定要注意擀几下就要撒些干面，面坯上边下边都要撒。
4. 撒上白芝麻，放入烤箱即可。

龙眼芦荟冰糖露 新式

「原料」：

A
- 龙眼80克
- 芦荟100克

B
- 冰糖适量
- 水适量

「制法」：

1. 将龙眼洗净，剥去外壳，取肉；芦荟洗净，去皮。
2. 龙眼放入小碗中，加沸水，加盖焖约5分钟，让它软化，放冷。
3. 将准备好的材料放入果汁机中，加开水，快速搅拌，再加入适量冰糖即可。

莲子

Lotus seed

养心安神

益肾涩精

莲子是睡莲科水生草本植物莲的种子。莲子营养丰富，含有一种生物碱，具有降血压的作用。所含有的棉籽糖，则是老少皆宜的营养滋补品。对于久病、妇女产后或老年体虚者有极好的疗效。而古人认为经常服食莲子，可祛百病，因此莲子历史上为宫中御膳房必备食疗之品。

别　名：	莲米、藕实、莲蓬子、水笠子
性　味：	性平，味甘、涩
籍　贯：	中国
主　治：	头晕、咳嗽、便秘
适宜人群：	体质虚弱、脾肾亏虚、心慌者

产地分布

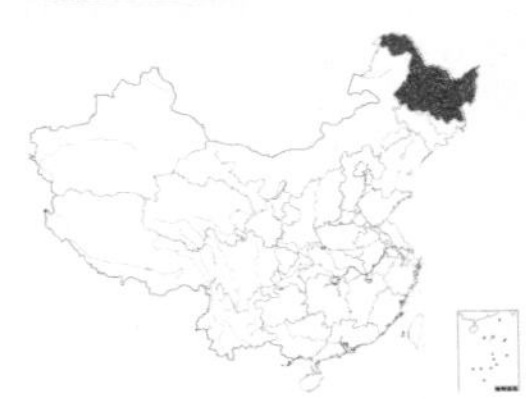

主产地：主要分布华东、华中、华南水域

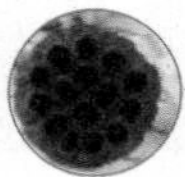

荷叶

性凉，味苦、辛、微涩；清热解暑宜生食，散瘀止血宜炒炭用。

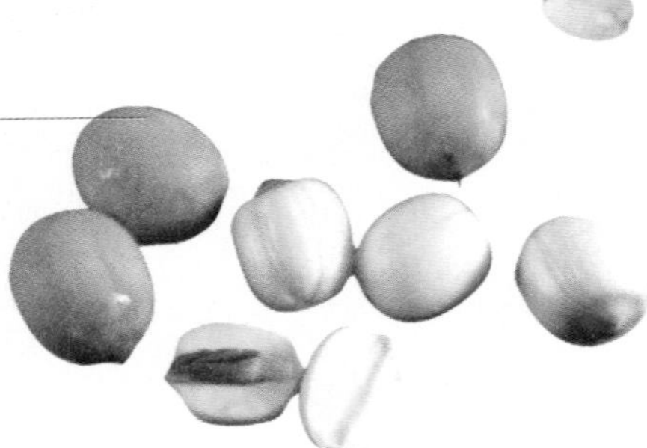

莲蓬

性涩湿、味苦；为散瘀治带药，能治产后胎衣不下。

成熟周期

1 2 3 4 5 ❻

❼ 8 9 10 11 12

成熟期：6~7月

药典精要

《本草纲目》：莲之味甘，气温而性涩，禀清芳之气，得稼穑之味，乃脾之果也。土为元气之母，母气既和，津液相成，神乃自生，久视耐老，此其极舆也。昔人治心肾不交，劳伤白浊，有清心莲子饮；补心肾，益精血，有瑞莲丸，皆得此理。

挑选妙招➜ 选购时，莲子形状饱满，表皮颜色呈淡嫩绿黄色，表示莲子较嫩。若呈深绿色，则表明莲子已开始变老；若呈颜色较深的绿黄色，则表明莲子已老了。吃时应去除莲心，否则会有苦味。

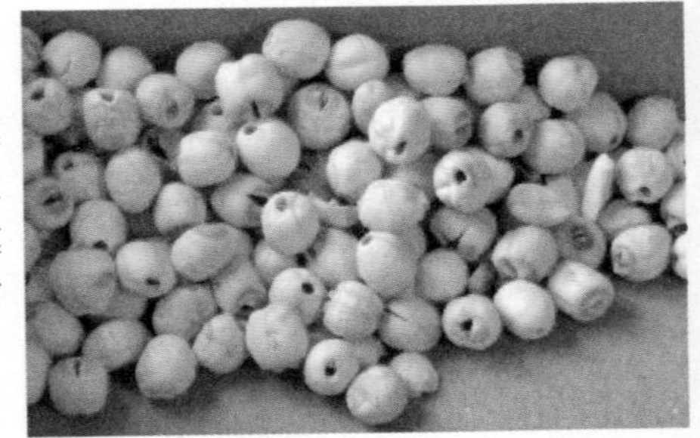

实用偏方

「滋补强健」：莲子适量，洗净炒熟，每次吃6个。

「口舌生疮」：莲心5克、甘草5克，将二者水煎2次，早晚服用。

「体虚、气血两虚」：莲子适量、猪肚1个，将二者加入适量的水炖食。

「中暑烦热」：莲子心20克、白糖25克，将二者用开水冲泡当茶饮用。

「心烦失眠」：莲子肉去除杂质，用温水略浸，捞出润软，剥开去心，干燥后食用。

营养解码

■蛋白质 ■膳食纤维 ■热量
■脂肪 ■碳水化合物

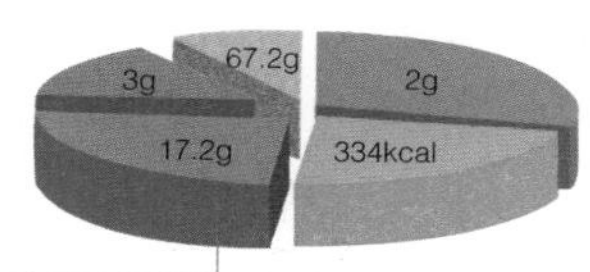

莲子中除了含有大量的碳水化合物和蛋白质外，还含有生物碱及钙、磷等矿物质和维生素。其中莲子含有的钾元素是同重量的动植物食品中含量最高的。

每100克莲子的营养成分

单位：g=克 kcal=千卡

膳食专家指南

一般人群均可食用，尤其适宜体质虚弱、脾气虚、心慌、失眠多梦、慢性腹泻、遗精、癌症患者、脾肾亏虚的人食用。但是大便干结或腹部胀满的人应忌食。

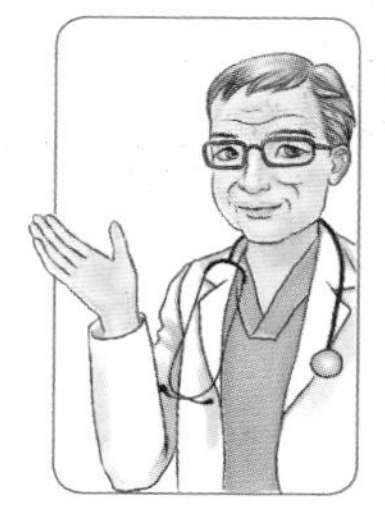

保健疗效驿站

「补虚强身」：莲子营养丰富，有很高的食疗价值。中医认为，莲子利于补养五脏，通畅经脉气血，从而有助于健康。莲子中所含的棉籽糖，是老少皆宜的营养滋补品，对于久病、妇女产后或老年体虚者有极好的疗效。

「防癌抗癌」：据现代医学研究，莲子含有氧化黄心树宁碱，其对鼻咽癌有很好的抑制作用，因此莲子具有防癌抗癌的保健功效。

「养心强心」：莲子心所含的生物碱具有显著的强心作用，可以辅助治疗心律不齐、心肾不交所引起的心悸等；不仅如此，莲子所含的碱还有抗癌、抗心律不齐的作用。

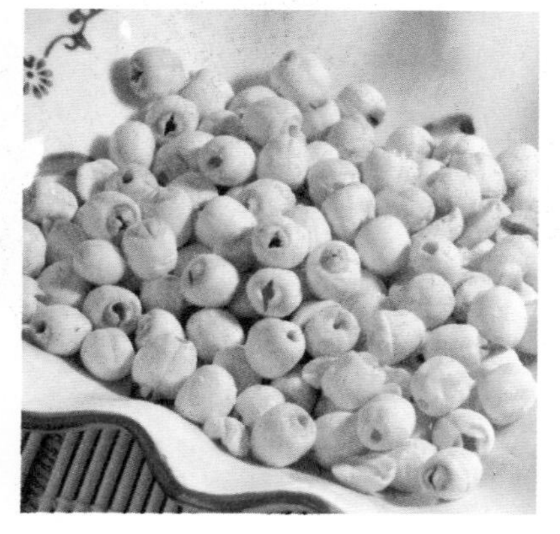

贮存和清洗窍门

莲子适宜放置在阴凉、通风、干燥处保存，一般可用袋子装好，保存时间会更长。清洗时要注意，用水浸泡，发胀后去掉莲心，再用清水轻轻漂洗即可。

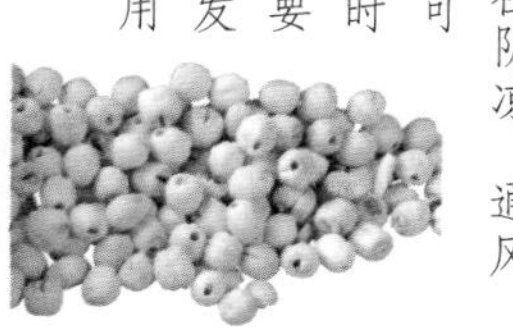

饮食搭配

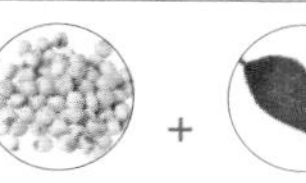
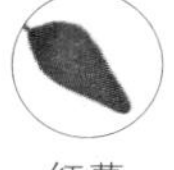

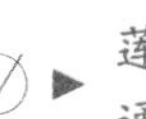

莲子 + 红薯：莲子与红薯同食，可起到润肠通便、抗癌、养肝的功效。

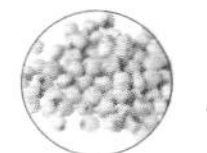
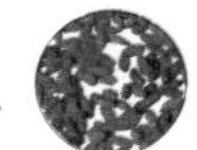

莲子 + 枸杞子：莲子、枸杞子一起食用，具有乌发明目、健身延年的作用。

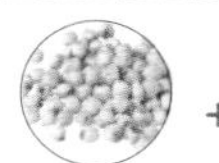
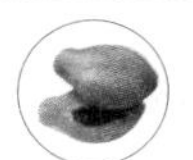
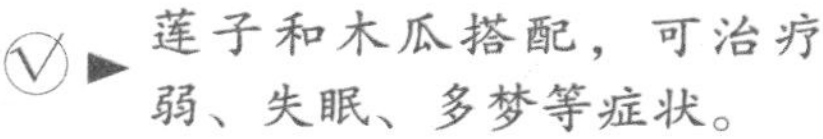

莲子 + 木瓜：莲子和木瓜搭配，可治疗虚弱、失眠、多梦等症状。

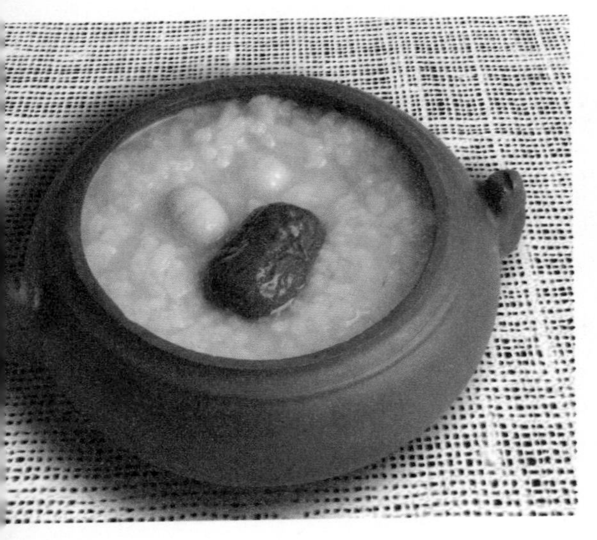

红枣莲子粥 传统

「原料」：

A
大米200克
莲子50克

B
大枣适量
水适量

「制法」：

1．莲子用温水泡软、去心（不去心会发苦），大米淘洗干净，大枣洗净。

2．三者同入锅内，加清水适量，旺火煮开后，文火熬煮成粥，即可食用。

清炒莲子 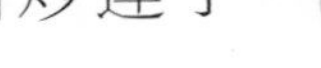

「原料」：

A
莲子100克
黄瓜1根
黑木耳50克

B
红辣椒适量
大蒜适量
盐适量
水适量

「制法」：

1．莲子去除心，莲心不可丢了，泡茶喝可清热降火；黑木耳用冷水泡胀洗净，撕小块；黄瓜削皮切小块；红辣椒半个，切小块；大蒜拍碎，切末。

2．锅热后倒油，放入蒜末，煸出香味后倒入黄瓜和黑木耳，中火翻炒2分钟。

3．倒入莲子和红辣椒，撒入盐，把盐味翻炒均匀即可。

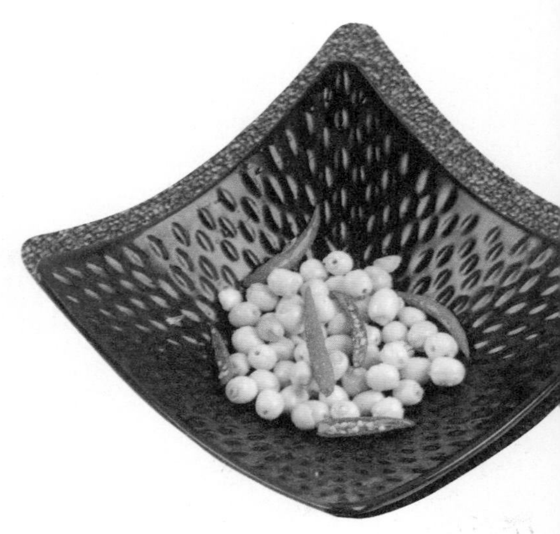

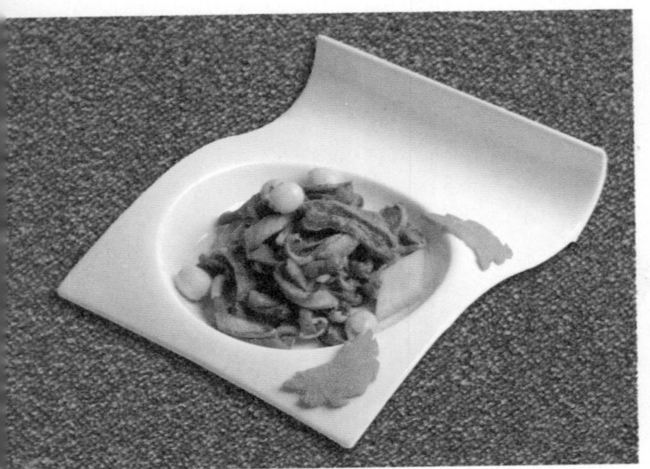

莲子炖猪肚 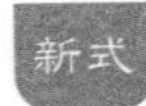

「原料」：

A
猪肚1个
莲子500克

B
酱油适量
盐适量

「制法」：

1．将猪肚用清水洗净。

2．将500克莲子浸泡后去皮、去心，备用。

3．把莲子纳入猪肚，并将两端扎紧，然后投入锅中用水煮熟即可。

红枣

Jujube

补血滋阴

健脾安神

红枣，又名大枣。原产于中国，在中国南北各地都有分布。素有『铁杆庄稼』之称，具有耐旱、耐涝的特性，是发展节水型林果业的首选良种。自古以来就被列为『五果』之一，历史悠久。红枣最突出的特点是维生素含量高。国外临床研究显示，连续服用红枣的病人，恢复健康比靠单纯吃维生素药剂的患者快3倍以上。因此，红枣就有了『天然维生素丸』的美誉。

别　名： 白蒲枣、山枣子、野枣

性　味： 性平、味甘

籍　贯： 中国

主　治： 补血、降血压、预防胆结石

适宜人群： 一般人群均可食用

产地分布

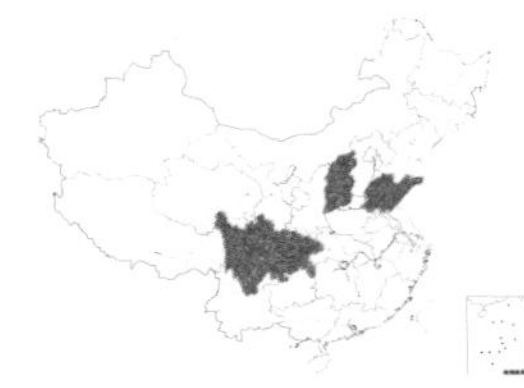

主产地：主要分布在山西、山东、四川等地区。

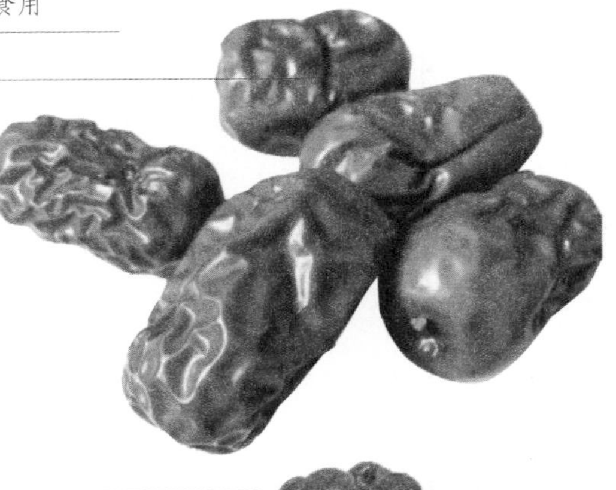

枣树皮

性温，味苦、涩；主消炎，止血，止泻。用于气管炎、肠炎、痢疾、崩漏，外用治外伤出血。

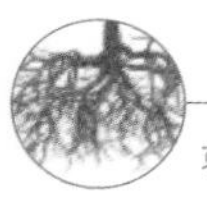

枣树根

性温，味甘；主行气，活血，调经。用于月经不调、红崩、白带。

成熟周期

1 2 3 4 5 6

7 8 9 10 11 12

成熟期：8~9月

药典精要

李时珍说：枣味甘、性温，能补中益气、养血生津，用于治疗脾虚弱、食少便溏、气血亏虚等疾病。常食大枣可治疗身体虚弱、神经衰弱、脾胃不和、消化不良、劳伤咳嗽、贫血消瘦等，其养肝防癌功能尤为突出。『一日吃仁枣，红颜不显老』。

挑选妙招 挑选新鲜的红枣时要注意，最好在商品流动率较高的商店购买。其次，品质佳的红枣皮色紫红，颗粒大而均匀，果形短壮圆整，皱纹少，痕迹浅，皮薄核小，肉质厚而细实。如果皱纹多，痕迹深，果形凹瘪，则是肉质差和未成熟的鲜枣制成的干品。

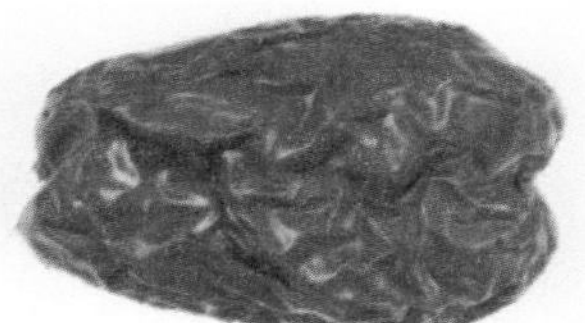

实用偏方

「治低血压」：大枣20颗、母鸡1只，将鸡切成块，大火煸炒，加作料，煮八成熟时加入大枣焖熟，分次食之。

「养血安神」：红枣和甘草、小麦同用（甘麦大枣汤），可起到养血安神、舒肝解郁的功效。

营养解码

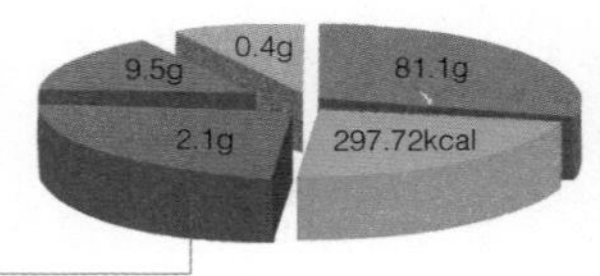

红枣含有维生素A、B族维生素等人体必需的多种维生素和18种氨基酸、矿物质，其中维生素C的含量竟比葡萄、苹果高70% ~ 80%。

每100克红枣的营养成分

单位：g=克 kcal=千卡

膳食专家指南

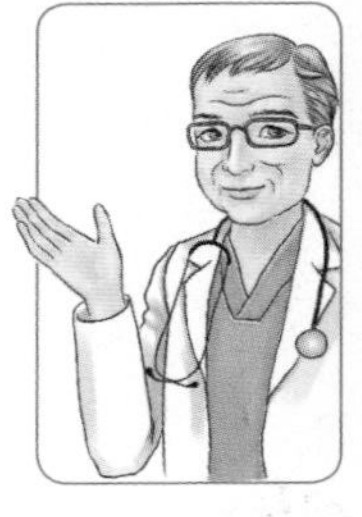

红枣一般人群均可食用，特别适合中老年人以及更年期经常会骨质疏松的女性和正处于生长发育高峰的青少年以及病后体虚者食用。但女性月经期间不宜食用红枣，若食用会导致眼肿或脚肿的现象。并且湿热重、舌苔黄、腹胀、体质燥热、糖尿病及肠胃道不适者不宜食用红枣。

保健疗效驿站

「抗过敏」：日本科学家发现红枣中含有大量环磷酸腺苷物质，它具有扩张血管、抗过敏作用。同时还具有增强心肌收缩力以及改善心肌营养的作用。

「镇静安神」：大枣中所含有的黄酮双葡萄糖甙A有镇静、催眠和降压作用，其中被分离出的柚配质C糖甙类有中枢抑制作用，即降低自发运动及刺激反射作用、强直木僵作用，故大枣具有安神、镇静之功。

「抗癌」：红枣富含三萜类化合物和二磷酸腺苷。三萜类化合物大都具有抑制癌细胞的功能，所以常食红枣的人很少患癌症。

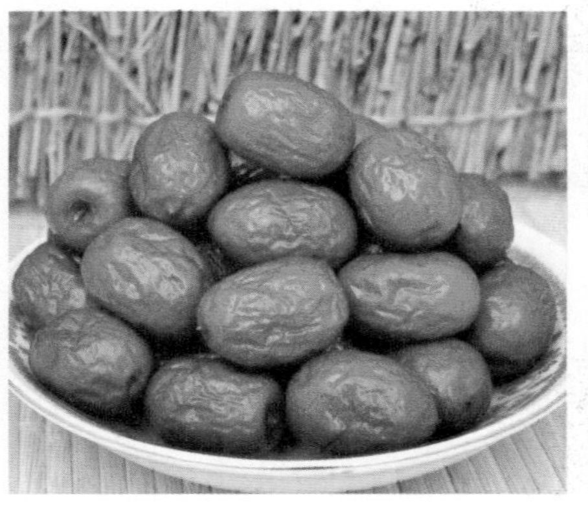

饮食搭配

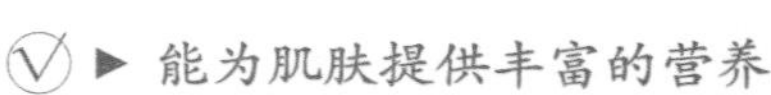

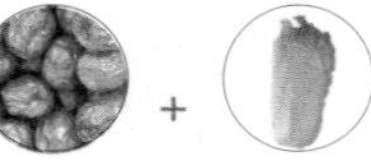

红枣 + 桂圆：能为肌肤提供丰富的营养。

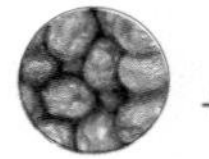

红枣 + 白菜：可清热润燥，适用于气管炎、胃热肠燥的辅助治疗。

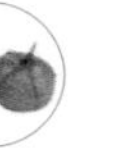

红枣 + 西红柿：具有补脾健胃、益肝养血的功效。

贮存和清洗窍门

红枣适宜放置在阴凉、通风、干燥处保存，可以保存较长的时间。也可以置放于冰箱的冷冻层，但要包装严实，以免和冷冻层的其他东西放置一起引起串味。清洗时要注意，用水轻轻刷洗红枣表面上的泥土，洗净即可。

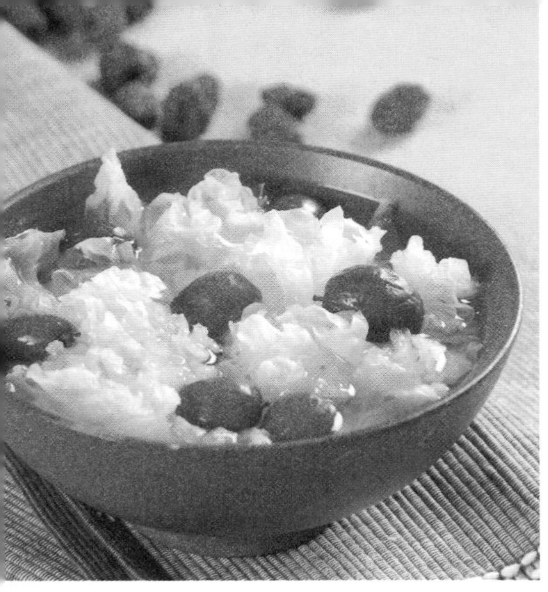

银耳红枣汤 传统

「原料」：

A
- 银耳2朵
- 红枣5颗
- 百合8片

B
- 枸杞适量
- 葡萄干适量
- 水适量

「制法」：

1．把以上食材放到砂锅里，加清水，中火炖开。
2．炖的过程中要经常拿勺子翻动一下，免得粘锅。
3．炖开以后小火慢炖20分钟，关火。
4．盖上盖子，让它再焖5～10分钟。

山药参红枣糯米饭 新式

「原料」：

A
- 糯米250克
- 党参10克
- 红枣50克
- 山药15克

B
- 白砂糖50克
- 水适量

「制法」：

1．将党参、山药、大枣一同置于锅内，加入适量清水泡发，然后用中火煎煮30分钟左右，捞出党参、大枣、山药，汤备用。
2．将淘洗干净的糯米加入适量清水，置于大瓷碗中上锅蒸熟后扣在盘中。
3．将党参、山药、大枣摆在糯米饭的上面。
4．在煎好的党参等药液中加入白糖煎成浓汁，倒在米饭上即可。

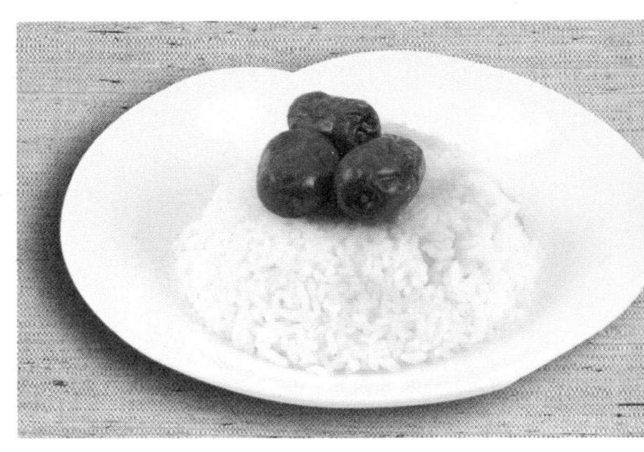

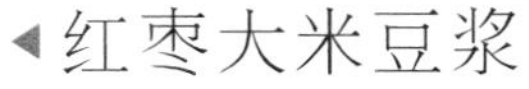

红枣大米豆浆 新式

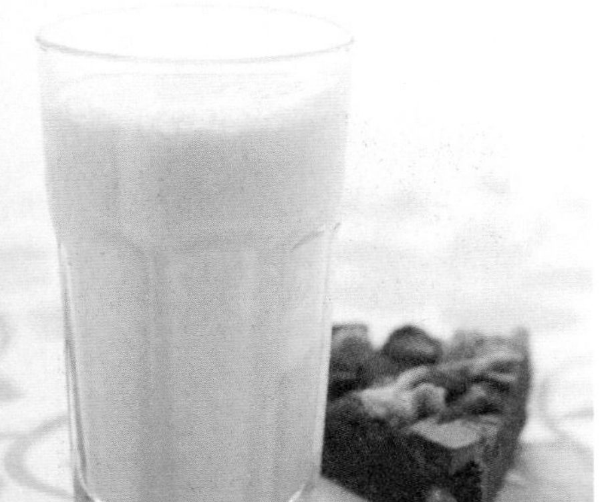

「原料」：

A
- 大米500克
- 红枣5颗

B
- 黄豆适量
- 水适量

「制法」：

1．将黄豆洗净后，用清水浸泡12小时。
2．大米洗净，沥干水分，备用。
3．将红枣洗净，去核，备用。
4．将原料倒入搅拌机里。
5．加适量的清水，过滤豆渣，小火慢煮，煮透即可食用。

黑枣

Dateplum Persimmon

滋补肝肾 润燥生津

黑枣是鲜枣在棉籽油、松烟水中煮熟，再用烟火熏烤成的，是鲜枣的干制品，营养丰富，含有蛋白质、脂肪、糖类、多种维生素等。黑枣同时也是君迁子的别名。其材质优良，可做一般用材；果实去涩生食或酿酒、制醋，含维生素C，可提取供医用，种子入药，能消渴去热。

别　名：	君迁子、软枣、牛奶枣
性　味：	性温、味甘
籍　贯：	中国
主　治：	贫血、血小板减少、乏力
适宜人群：	一般人群均可食用

产地分布

主产地：主要分布在辽宁、陕西、中南及西南各地。

药典精要

《本草纲目》记载：君迁之名，始见于左思《吴都赋》，而著其状于刘欣期《交州记》，名义莫详。枣，其形似枣而软也。

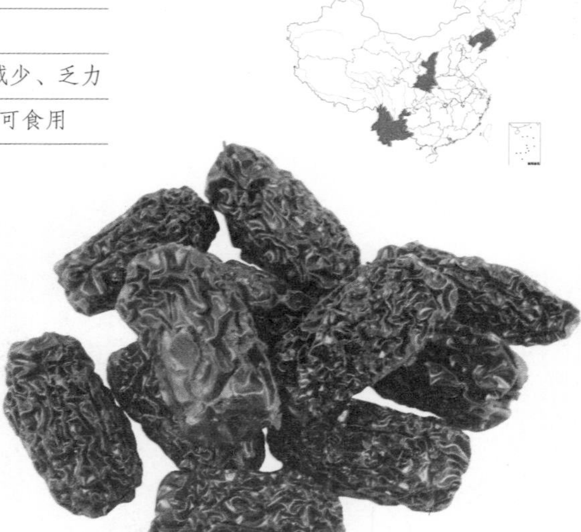

成熟周期

成熟期：10~11月

营养解码

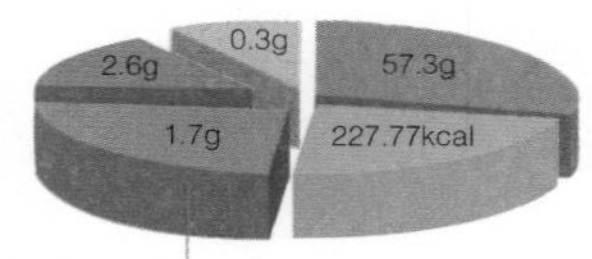

每100克黑枣的营养成分

单位：g=克　kcal=千卡

黑枣以含维生素C和钙质、铁质最多。有很高的药用价值。多用于补血和作为调理药物，对贫血、血小板减少、肝炎、乏力、失眠有一定疗效。

挑选妙招→挑选黑枣时，要注意好的黑枣皮色应乌亮有光，黑里泛出红色，颗大均匀，短壮圆整，顶圆蒂方，皮面皱纹细浅。而皮色乌黑者为次，色黑带萎者更次。并且在挑选黑枣时，也应注意识别虫蛀、破头、烂枣等。

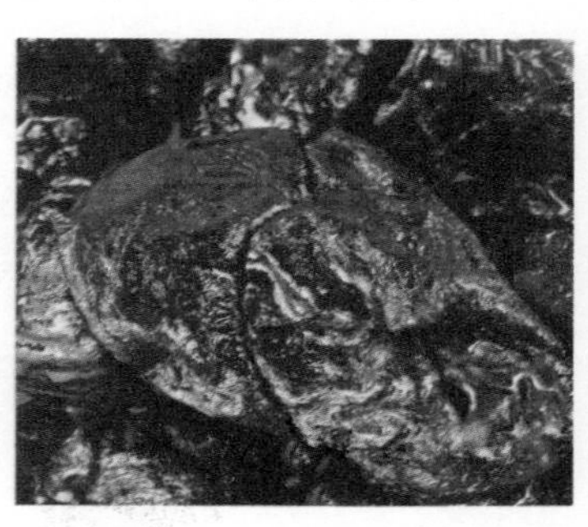

膳食专家指南

一般人群均可食用。脾胃不好者不可多吃，且不宜空腹食用，它含有大量果胶和鞣酸，这些成分与胃酸结合，同样会在胃内结成硬块。忌与柿子同食。

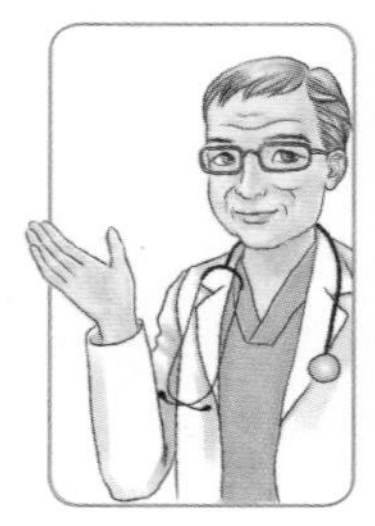

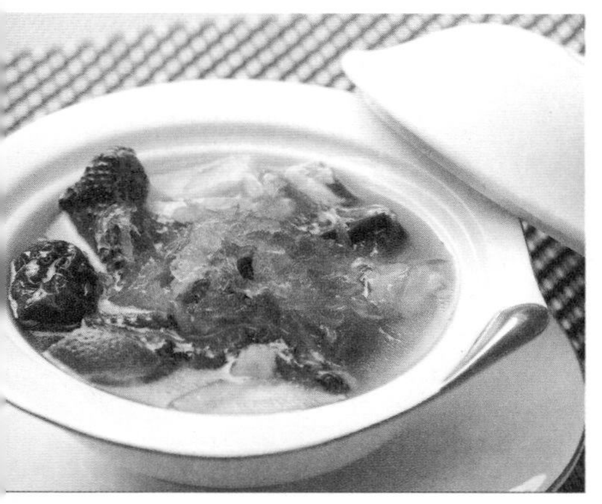

元枣乌鸡 传统

「原料」：

A
乌骨鸡1只
当归3片
黑枣50克
绍酒200克

B
黄精片、熟地各适量
枸杞、甘草各适量

「制法」：

1．将当归、红枣、黑枣、枸杞、绍酒、黄精片、熟地、甘草放入碗中，鸡洗净切块放在上面。

2．放入炉内，高火炖制20分钟即可。

党参黑枣茶 新式

「原料」：

A
黑枣10颗
党参30克

B
水适量

「制法」：

1．将党参、黑枣洗净，加水煮沸。

2．沸后转小火再煮约1小时，熄火盛出后即可饮用。

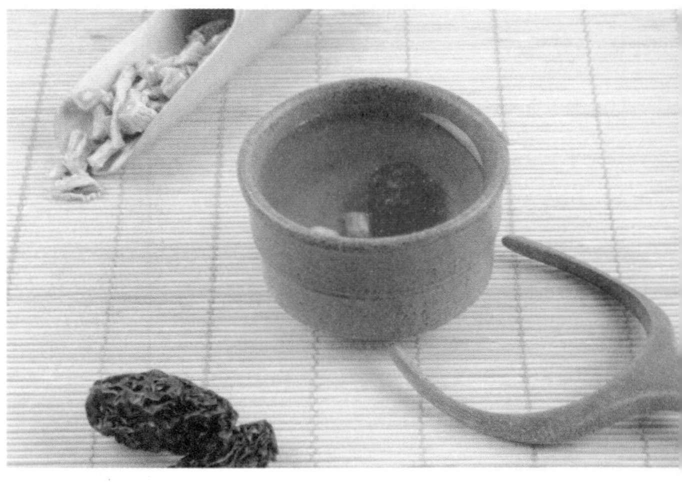

五元鹌鹑蛋 新式

「原料」：

A
鹌鹑蛋400克
桂圆50克
莲子50克
荔枝300克
黑枣5克
枸杞子6克

B
冰糖适量
盐适量
鸡油适量

「制法」：

1．莲子、桂圆、黑枣、枸杞用温水洗净。

2．荔枝剥去壳，鹌鹑蛋煮熟剥去壳。

3．蒸钵内注入清水，下冰糖、精盐、桂圆、黑枣、枸杞、荔枝、莲子、鹌鹑蛋，上笼蒸30分钟，滤出原汁。

4．把五元鹑蛋等原料转装平盆中，原汁勾清芡，放入鸡油，淋在五元鹑蛋等上。

酸枣

Wild Jujube

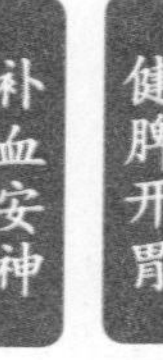

酸枣又名山枣、葛针等。自古野生于我国，盛产于太行山一带。其果实圆形或扁圆形、椭圆形等，果皮红色或紫红色，果肉较薄、疏松，味酸甜。酸枣的营养价值很高，它不仅像其他水果一样，含有钾、钠、铁等多种微量元素，更重要的是，新鲜的酸枣中含有大量的维生素C，其含量是红枣的两倍、柑橘的二十倍，在人体中的利用率可达到百分之八十六点三，是所有水果中的佼佼者。且酸枣也具有药用价值。

别　名：棘、棘子、野枣、山枣、葛针

性　味：性平、味酸、无毒

籍　贯：中国

主　治：健脾、安神

适宜人群：一般人群均可食用

产地分布

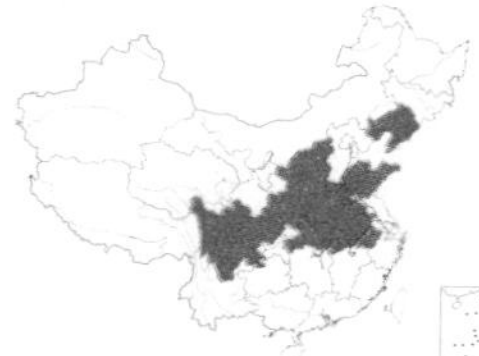

主产地：主要分布在河北、山西、山东、安徽、河南、湖北、陕西、四川等地区。

酸枣树根

性温，味涩；可治疗失眠、神经衰弱。

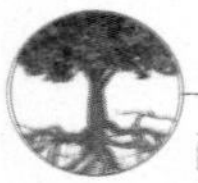

酸枣树皮

性平，味涩；治烧烫伤，外伤出血，崩漏。

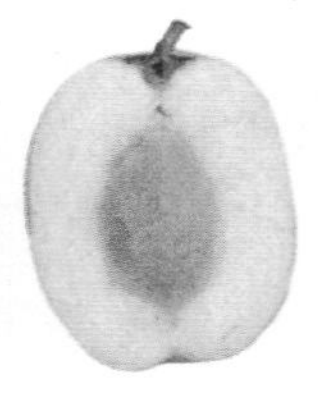

成熟周期

1 2 3 4 5 6

7 8 9 10 11 12

成熟期：8~9月

实用偏方

「胆风沉星」：用酸枣仁50克（生用）、蜡茶100克，以生姜汁涂炙微焦为散。每取10克，加水七分煎至六分，温服。

「盗汗」：用酸枣仁、人参、茯苓研为末，每服8克，米汤送下。

「振悸不眠」：用酸枣仁25克，茯苓、白术、人参、甘草各100克，生姜300克，加水800毫升，煎汁，分次服。

营养解码

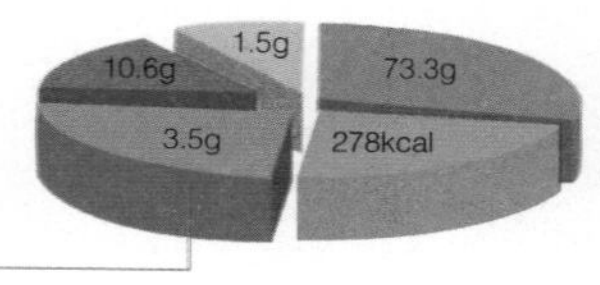

每100克酸枣的营养成分

单位：[g=克　kcal=千卡]

酸枣的营养主要体现在它的成分中。它不仅像其他水果一样，含有钾、钠等多种微量元素。更重要的是，新鲜的酸枣中含有大量的维生素C。

膳食专家指南

一般人群均可食用，尤其适合患有心脏病、神经衰弱、失眠、多梦、盗汗者食用。且酸枣具有开胃健脾的功效，所以可作为开胃食品食用。

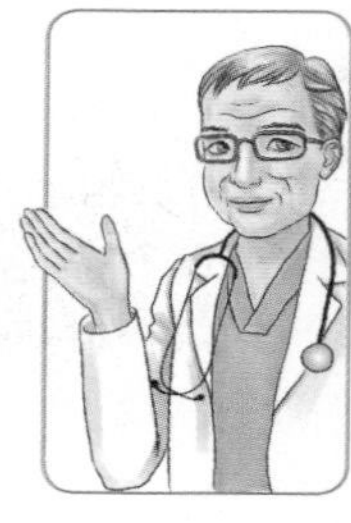

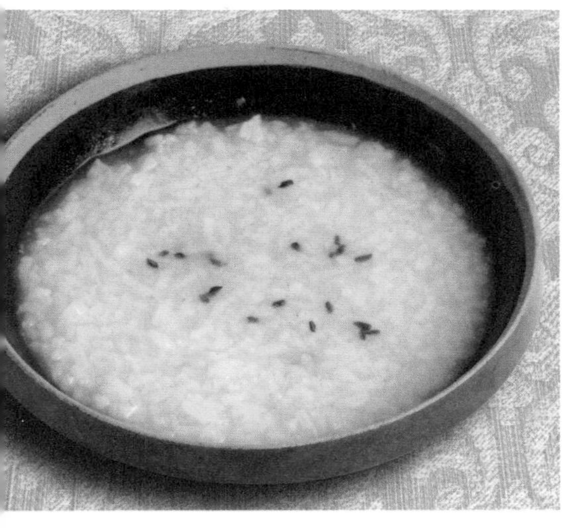

酸枣仁粥 传统

「原料」：

A
粳米100克
酸枣仁15克

B
冰糖适量
水适量

「制法」：

1. 酸枣仁入干锅炒黄，研末备用。
2. 粳米淘洗干净，浸泡半小时后放入锅中，注入约1000毫升冷水，用旺火煮沸后改用小火熬煮。
3. 见粥将稠时加入酸枣仁末，续煮至粥成，加冰糖调味即可。

酸枣糕 新式

「原料」：

A
酸枣100克
桂花100克

B
蜂蜜适量
水适量

「制法」：

1. 把酸枣洗干净，然后放到锅里煮10分钟，捞出。
2. 剥酸枣皮。
3. 把剥了皮的酸枣放在桶中，用2根大竹筷用力打酸枣。
4. 在纯酸枣肉里放入蜂蜜、桂花，放入冰箱。

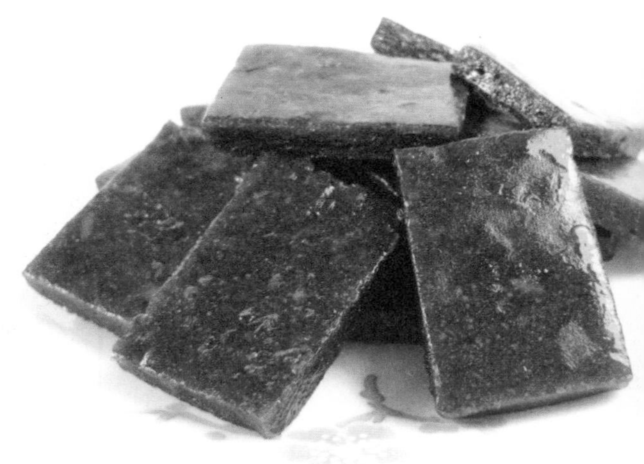

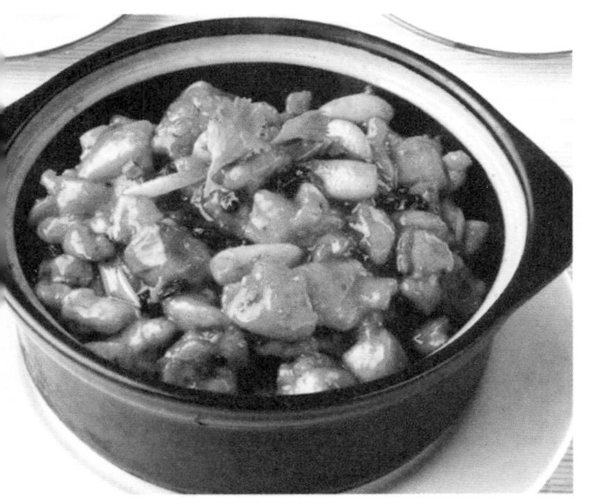

酸枣栗子全鸭 新式

「原料」：

A
鸭1只
酸枣50克
栗子50克

B
大葱、姜适量
花椒适量
调味料适量

「制法」：

1. 将鸭宰杀，去毛，从腋下开一小口，取出内脏，洗净；酸枣洗净；栗子去外壳和内衣，切成两半；葱切段，姜切片。
2. 鸭子放入沸水中，焯去血污，捞出洗净；将酸枣、栗子、葱段、姜片、花椒、精盐一起塞入鸭腹，放入盆内，加调味料，加盖后，上笼蒸至鸭肉烂熟脱骨时取出，在汤中加调味料即可。

椰枣

date palm

补中益气 **润肠通便**

椰枣又名波斯枣、伊拉克枣，分布于西亚、北非以及中国的福建、广西、云南、广东等地区，目前已有人工引种栽培。生长在热带、亚热带地区，是一种在西亚和北非沙漠绿洲中常见的绿色乔木枣椰树的果实，它的营养价值很高，亦被称为沙漠面包。其树是人类最早进行驯化栽培的四大果树之一，树龄可达百年。它的果实产量高，是中东一些国家的重要出口农作物产品。

别　名：波斯枣、番枣、伊拉克枣

性　味：性温、味甘、无毒

籍　贯：中东地区

主　治：炎咳嗽、便秘

适宜人群：一般人群均可食用

产地分布

主产地：分布于西亚、北非以及中国的福建、广西、云南、广东等地区。

药典精要

《本草纲目》记载：称其为无漏子，又名椰枣、海枣、伊拉克蜜枣、番枣、波斯枣、海棕，属棕榈科植物。果实圆筒状，形似枣，中有一核，果肉甜美。刘询《岭表录》云：肉软烂，味极甜，如北地蒸枣。

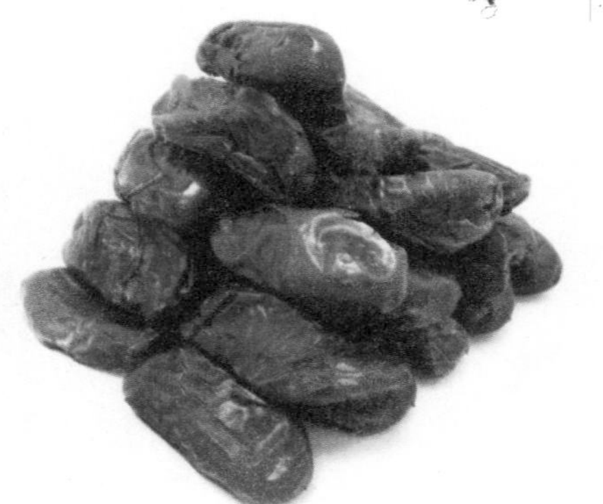

成熟周期

1 2 3 4 5 6

7 8 9 10 11 12

成熟期：9~10月

保健疗效驿站

「**治疗便秘**」：椰枣能治疗肠内扰动并恢复与增强肠的功能，还可以在肠内建立广谱良性细菌。

「**治疗肝病**」：椰枣具有排毒功效。节食期间的早餐如果坚持食用椰枣，那么，它的排毒功效会清理肝脏里的毒素和重金属；另外饮用椰枣汁可治疗扁桃体发炎以及感冒、发烧。

「**帮助戒酒**」：椰枣对酗酒者也是福音，吸吮新鲜椰枣的汁液会加速新陈代谢。

营养解码

蛋白质　膳食纤维　热量　脂肪　碳水化合物

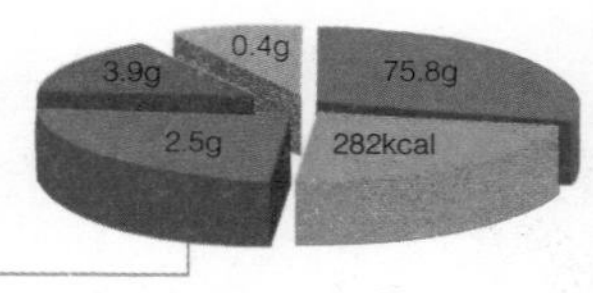

每100克椰枣的营养成分

单位：g=克　kcal=千卡

椰枣的成分组成几乎都是单纯的果糖，非常易于消化，甚至可以是糖尿病患者的代糖。此外，椰枣的脂肪及胆固醇极低。

膳食专家指南

一般人群均可食用，但服用维生素K后应禁止食用椰枣。不应和黄瓜、萝卜、动物肝脏、海鲜、葱等一起食用。

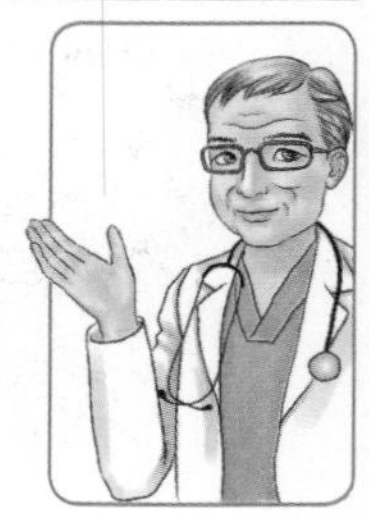

沙枣

An oleaster

健胃整肠

和胃止泻

沙枣别名桂香柳、香柳、银柳。在我国主要分布在西北各省区和内蒙古西部，大致在北纬三十四度以北地区。沙枣为灌木或乔木，高三至十米。树皮栗褐色至红褐色，有光泽，树干常弯曲，枝条稠密，其枝刺，嫩枝、叶、花果均有银白色鳞片及星状毛。

别　名： 桂香柳、香柳、银柳

性　味： 性平，味酸、涩

籍　贯： 亚洲西部

主　治： 腹泻

适宜人群： 一般人群均可食用

产地分布

主产地：主要分布在西北各省区和内蒙古西部。少量的也分布在华北北部、东北西部。

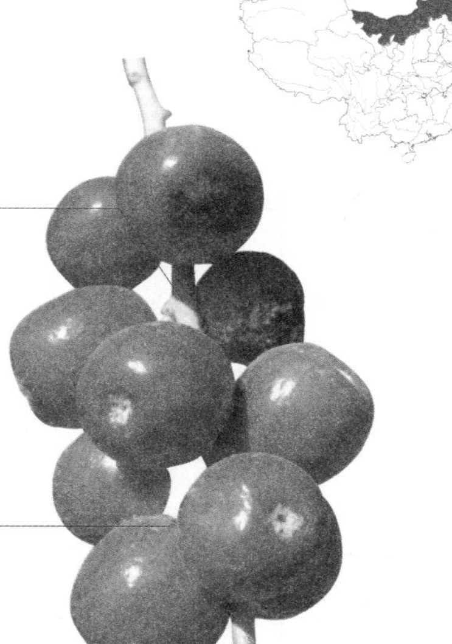

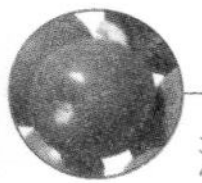

沙枣树皮

性凉，味酸、微苦；用于治疗慢性气管炎，胃痛，肠炎，白带；外用治烧烫伤，止血。

沙枣果实

性温，味甘，无毒；治瘰疬，疥疮。

成熟周期

1 2 3 4 5 6

7 8 9 10 11 12

成熟期：10~11月

保健疗效驿站

「**治腹泻痢疾**」：沙枣在临床上常用于治腹泻痢疾。沙枣含糖量高，干品含糖量为62％～70％，其中主要为果糖，果糖在体内被吸收，可转为葡萄糖。所以沙枣既可作为一般食品食用，也可用于糖果工业。

「**保健作用**」：沙枣与其他枣类一样，富含有其他成分，蛋白质、脂肪、钙、磷、铁等营养素。具有健脾胃的良好功效，对治疗脾胃虚弱、消化不良等症状，能够起到辅助的作用。

「**止泻**」：沙枣食时，会有味涩感，因含有鞣质，故有涩肠止泻作用。药理实验也表明，，沙枣有抑制小肠运动的功能。

营养解码

■蛋白质　■膳食纤维　■热量

■脂肪　■碳水化合物

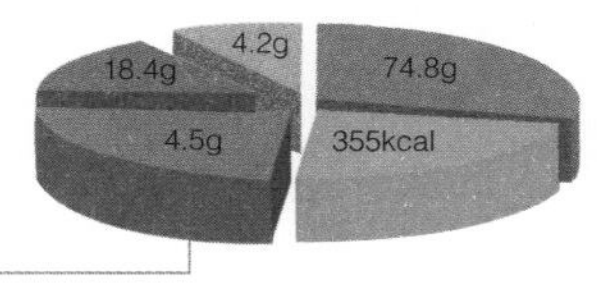

每100克沙枣的营养成分

单位：g=克　kcal=千卡

沙枣含有丰富的营养成分。其果肉含糖43%～59%，含蛋白质约10%，还含有少量的鞣质及黏液质。而从果实制得的胶质、鞣质的浓缩物具有抗炎作用。

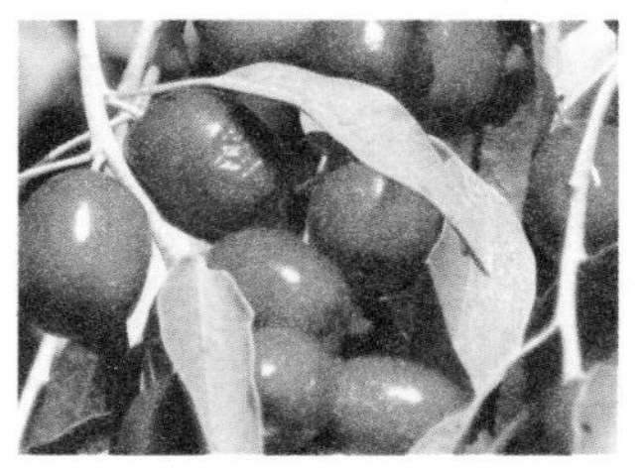

茯苓

Indian Buead

消肿解毒 清热利尿

茯苓，俗称云苓，为寄生在松树根上的菌类植物。外皮黑褐色，形状像甘薯，里面白色或粉红色。其原生物为多孔菌科真菌茯苓的干燥菌核，多寄生于马尾松或赤松的根部。产于云南等地区。古人称茯苓为『四时神药』，因为它功效非常广泛，不分四季，将它与各种药物配伍，不管寒、温、风、湿诸疾，都能发挥其独特功效。茯苓入药具有利水渗湿之功用。

别 名：	茯菟、茯灵、茯神、茯苓
性 味：	性淡、平，味甘，无毒
籍 贯：	中国
主 治：	小便不利、水肿胀满、泄泻
适宜人群：	一般人群均可食用

产地分布

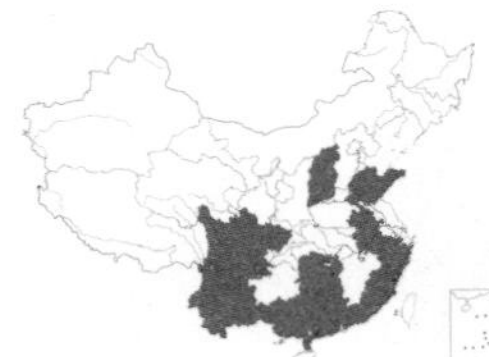

主产地：主要分布在河北、河南、山东、安徽、浙江、福建、广东、广西、湖南、湖北、四川、贵州、云南、山西等地区。

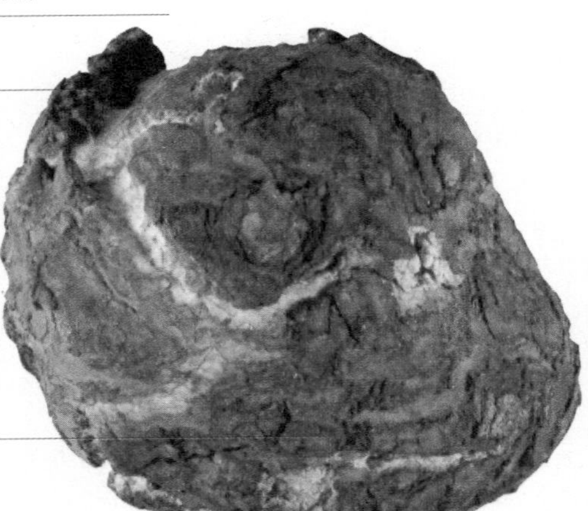

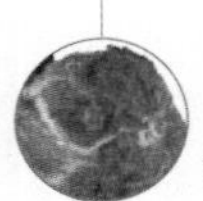

茯苓皮

性淡、平，味甘；可治疗皮肤水肿。

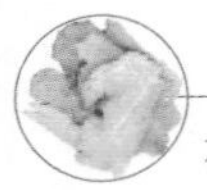

茯神

性淡、平，味甘；白茯苓中心抱有细松根者，切成方形薄片，可以宁心安神。

成熟周期

1 2 3 4 5 6

7 8 9 10 11 12

成熟期：8~10月

挑选妙招 尽量挑选新鲜茯苓，品质佳的茯苓外皮薄而粗糙，颜色为棕褐色或黑褐色，有明显隆起的皱纹；断面为颗粒状，外层淡棕色，内部白色，少数淡红色；无臭，味淡，嚼之粘牙。购买时，可到商品流动率较大的药店、商店进行购买。

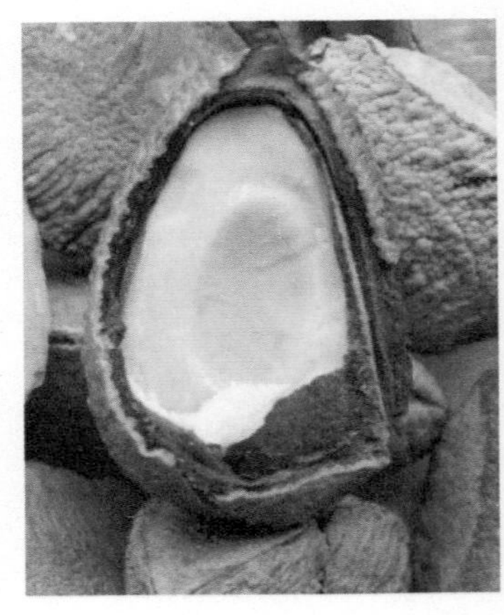

药典精要

《本草求真》云：茯苓入四君，则佐参术以渗脾家之湿，入六味，则使泽泻以行肾邪之余，最为利水除湿要药。书曰健脾，即水去而脾自健之谓也。……且水既去，则小便自开，安有癃闭之虑乎，水去则内湿已消，安有小便多见之谓乎。故水去则胸膈自宽而结痛烦满不作，水去则津液自生而口苦舌干悉去。

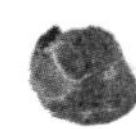

实用偏方

「治溃疡性黑色素瘤」：茯苓、雄黄矾石各等分后共研末，麻油调敷患处，同时内服银花、连翘各50克的水煎液。

「治水湿痰饮」：茯苓30克，白术15克，猪苓、大腹皮、木瓜各12克，槟榔、苏梗、泽泻、桑白皮、陈皮各9克，人参、炙甘草各3克 水煎服。

「治心神失养」：茯苓9克、酸枣仁15克水煎服，为酸枣仁汤。

营养解码

蛋白质　膳食纤维　热量
脂肪　碳水化合物

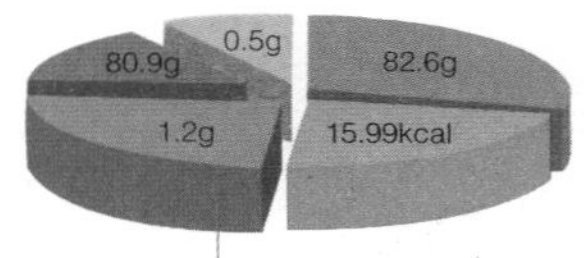

每100克茯苓的营养成分

单位：g=克　kcal=千卡

茯苓含有丰富的营养成分，其茯苓聚糖含量最高可达75%，茯苓次聚糖，常称为茯苓多糖，具抗肿瘤活性，羧甲基茯苓糖具免疫促进及抗肿瘤作用。

膳食专家指南

一般人群均可食用，尤其适宜体质虚弱、脾气虚、心慌、失眠多梦、慢性腹泻、遗精、癌症患者、脾肾亏虚的人食用。但是大便干结或腹部胀满的人应忌食。

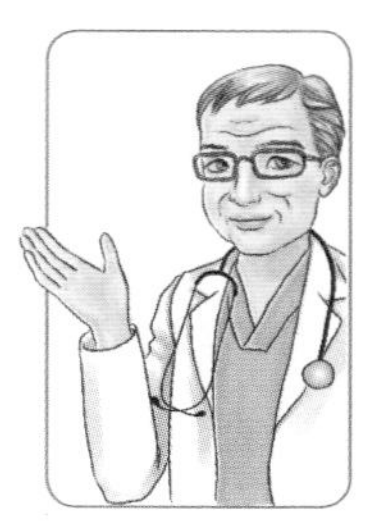

保健疗效驿站

「痰饮咳嗽，痰湿入络，肩背酸痛」：茯苓既能利水渗湿，又具健脾作用，对于脾虚不能运化水湿、停聚化生痰饮之症，具有治疗作用。可半夏、陈皮同用，也可配桂枝、白术同用。治痰湿入络、肩酸背痛，可配半夏、枳壳同用。

「脾虚泄泻」：茯苓既能健脾，又能渗湿，对于脾虚运化失常所致的泄泻、带下，应用茯苓有标本兼顾之效，常与党参、白术、山药等配伍。又可用于补肺脾，治气虚之辅佐药。

「小便不利、水肿」：茯苓功能利水渗湿，而药性平和，利水而不伤正气，为利水渗湿要药。凡有小便不利、水湿停滞的症候，不论偏于寒湿，或偏于湿热，或属于脾虚湿聚，均可配合应用。

饮食搭配

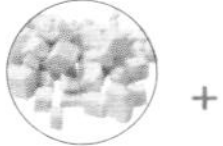

茯苓 + 枸杞：茯苓搭配枸杞，具有健脾益肾、利尿通淋的作用。

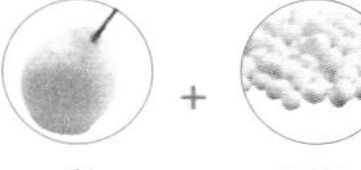

茯苓 + 梨 + 川贝：可达到清热润肺、生津止咳的效果。

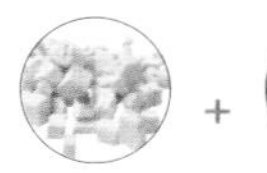

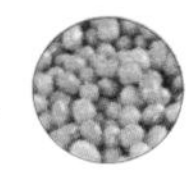

茯苓 + 绿豆：茯苓与绿豆同食，有清凉解暑、消食开胃的功效。

贮存和清洗窍门

茯苓适宜放置在阴凉、通风、干燥处保存，放在密闭的坛子、罐子中，保存时间更长。茯苓清洗时，只需把茯苓表皮上的泥土清洗干净即可。

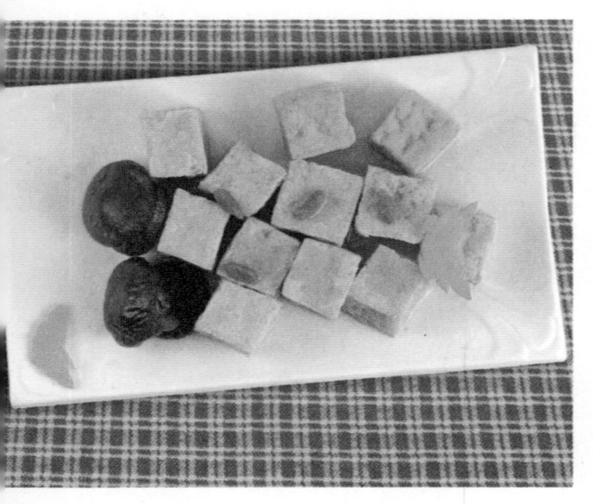

茯苓豆腐 传统

「原料」：

A
豆腐500克
松子仁50克
胡萝卜25克

B
茯苓粉适量
香菇、淀粉适量
盐、黄酒适量
鸡蛋清适量
清汤适量

「制法」：

1．豆腐挤压除水，切成小方块；香菇、胡萝卜洗净，切成菱形薄片；鸡蛋清打至泡沫状。

2．将豆腐块，撒上茯苓粉、盐；将豆腐块摆平，抹上鸡蛋清，摆上香菇、胡萝卜、松仁。

3．入蒸锅内用旺火蒸10分钟，取出；清汤、盐、料酒倒入锅内烧开，勾成白汁芡，浇在豆腐上即成。

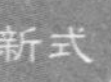

奶香茯苓馒头 新式

「原料」：

A
面粉400克
茯苓粉100克

B
牛奶适量
酵母粉适量
葡萄干适量
蔓越莓干适量
水适量

「制法」：

1．将面粉、茯苓粉、酵母粉混合，倒入牛奶中，先用筷子搅拌成絮状，再反复揉匀成光滑的面团，发酵40分钟。

2．发酵好的面团放到案板上，分成两份，将葡萄干与面团揉到一起，揉匀；将揉好的面团分成小份，整形成馒头状，未加葡萄干的一份面团也同样操作。

3. 馒头坯之间留出一些距离，表面盖上潮湿的屉布，继续发酵约30分钟，轻轻按压表面有弹性即可，将发酵好的馒头生坯放入蒸锅内，蒸熟即可。

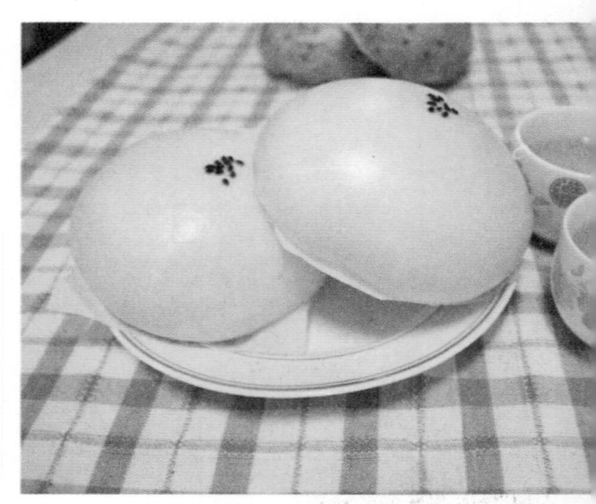

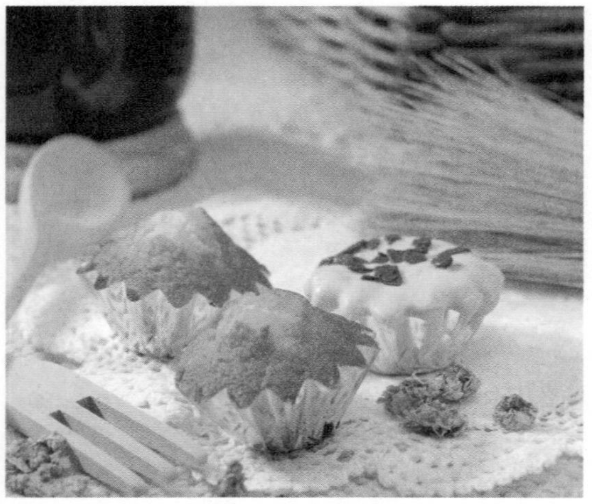

茯苓莲子蛋糕 新式

「原料」：

A
茯苓15克
低筋面粉85克
莲子30克
鸡蛋1个

B
泡打粉适量
油适量
冰糖适量
水适量

「制法」：

1．将茯苓、冰糖磨成粉；莲子煮熟后压成泥；牛奶加油搅匀，加鸡蛋打匀。

2．茯苓粉、低筋面粉、冰糖粉、泡打粉混合过筛，和莲子肉一起加入到面中，搅拌匀后立即装入纸杯，装1/2到2/3满即可。

3. 将纸杯装入已经预热好的烤箱内，中层200℃高温烤制20分钟。

百合 Lily

养阴清热 滋补精血

百合又名夜合，其鳞茎酷似大蒜头，其味如山薯，因能治疗『百合病』故称百合。在中国，食用百合具有悠久的历史。中医认为百合性微寒、平，具有清火、润肺、安神的功效，花与鳞状茎均可入药，是一种药食兼用的花卉。

别 名：番韭、中庭、摩罗、强瞿

性 味：性微寒，味甘、微苦

籍 贯：中国

主 治：失眠多梦、咳嗽者

适宜人群：一般人群均可服用

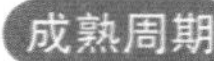

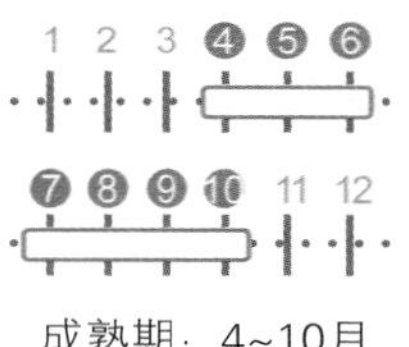

主产地：主要生长在我国西南与西北部山野林内及草丛，如兰州、昆明。

成熟周期

1 2 3 ❹ ❺ ❻
❼ ❽ ❾ ❿ 11 12

成熟期：4~10月

百合子

性寒，味甘、苦；治肠风下血，热痢脓血，里急后重等症。

百合花花蕊

性寒，味甘、苦，无毒；常食有润肺、清心、调中之效。

贮存和清洗窍门

百合适宜放置在阴凉、通风、干燥处保存，可以将其放在米缸中贮存，能保存更长的时间。清洗百合时只需将外表皮洗净即可。

药典精要

《本草经疏》云：百合得土金之气，而兼天之清和，故味甘平，亦应微寒无毒。入手太阳、阳明，亦入手少阴。故主邪气腹胀，所谓邪气者即邪热也，邪热在腹故腹胀，清其邪热则胀消矣。解利心家之邪热，则心痛自瘳。肾主二便，肾与大肠二经有热邪，则不通利，清二经之邪热，则大小便自利。

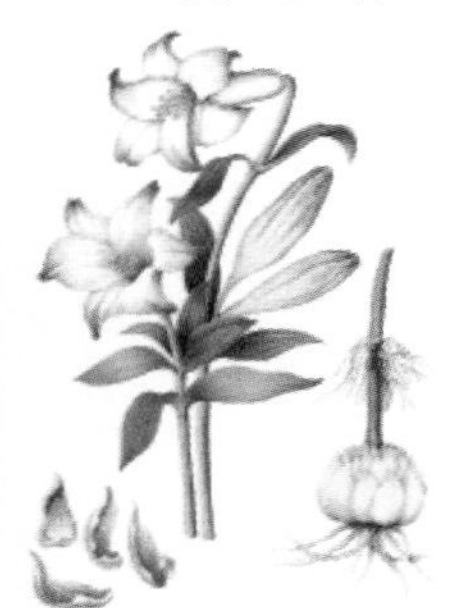

挑选妙招 夏天供应的鲜百合，脆嫩甘甜，煮熟后软嫩可口。选购新鲜的百合应挑选个大、颜色白、瓣匀、肉质厚、底部凹处泥土少的。如果百合颜色发黄，凹处泥土湿润，则表示可能已经烂心。干百合则以干燥、无杂质、肉厚且晶莹透明为佳。

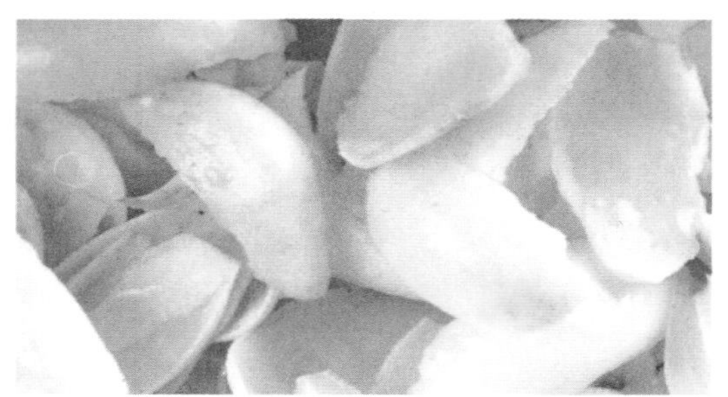

实用偏方

「淋巴结核」：鲜百合适量，捣烂后敷患处。

「养胃缓痛」：百合30克、莲子25克，加适量糯米、红糖，共煮粥食。

「咳嗽」：鲜百合50克、杏仁12克，与大米共煮后加入冰糖食用。

「烦躁失眠」：鲜百合50克、绿豆100克，加糯米煮粥，食前可加白糖调味。

营养解码

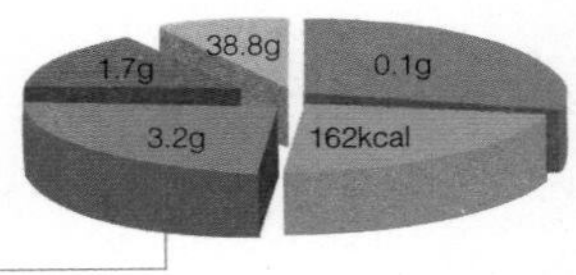

每100克百合的营养成分

单位：[g=克　kcal=千卡]

百合中含蛋白质、脂肪、糖类、膳食纤维、钙、磷、铁及维生素B_1、维生素C、泛酸等。此外，还含有多种生物碱等。

膳食专家指南

百合一般人群均可食用，体虚肺弱、神经衰弱、睡眠不宁者宜食；尤其适宜更年期女性食用。但风寒咳嗽者、虚寒出血者及脾虚便溏者忌食。

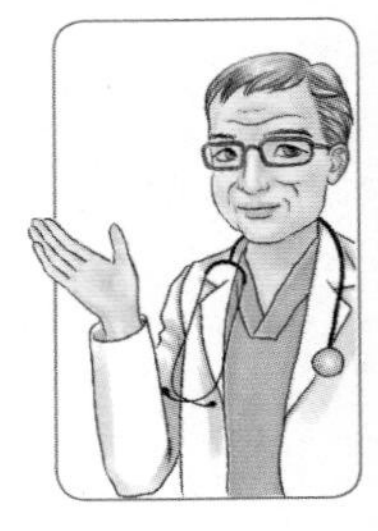

保健疗效驿站

「润燥清热」：鲜百合根茎含黏液质，具有润燥清热的作用，可治疗肺燥或肺热咳嗽等症。常食有润肺、清心、调中之效，可止咳、止血、开胃、安神，适用于体虚肺弱、肺气肿、肺结核、咳嗽、咯血等症。

「安神美容」：鲜百合还富含多种维生素，可促进皮肤细胞新陈代谢，所以常食百合，具有宁心安神的功效，能清除烦躁，对失眠多梦、心情抑郁等症有一定的疗效，也有美容的效果。

「强健机体」：百合还含有多种生物碱，适合化疗及放射性治疗的人食用。百合可以促进和增强细胞系统的吞噬功能，提高机体的免疫力，有很好的防癌抗癌作用。

百合品种介绍

百合花因其美丽娇艳的外貌，且象征着百年好合、百事合意的寓意，而深受人们的喜爱。其主要品种有白百合、麝香百合、卷丹百合、美丽百合、山丹百合等。

饮食搭配

百合 + 大米 + 冰糖 ：可起到润肺止咳、调中镇静、清热养阴的作用。

百合 + 桂圆 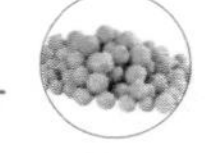：百合与桂圆一同食用，具有补中益气、滋阴养血、宁心安神的效果。

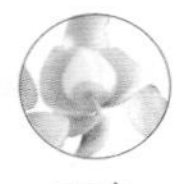 百合 + 鸡蛋 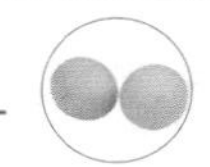 ：百合、鸡蛋同食用，可治疗阴虚失眠、精神不安、惊悸、阴虚咳嗽等疾病。

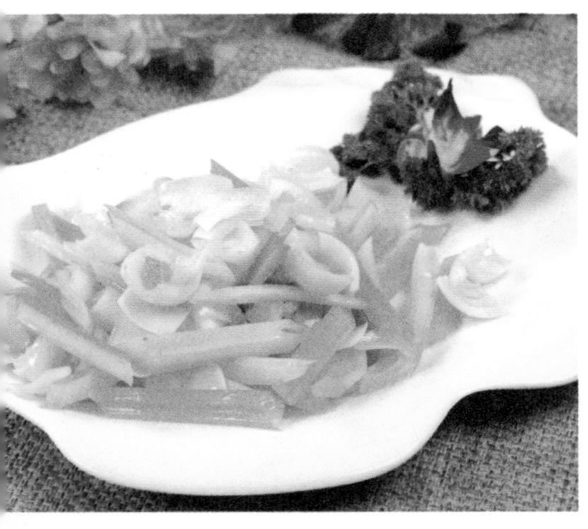

西芹百合 传统

「原料」：

A
- 西芹250克
- 鲜百合1个

B
- 蘑菇精适量
- 盐、橄榄油适量
- 香油适量

「制法」：

1．芹菜摘去叶子，用水焯一下，破丝，切段；百合剥开成一瓣瓣的，除去百合老衣。

2．炒锅放橄榄油烧至七成热，放入焯好的芹菜，略翻炒，放百合。

3．待百合边缘变透明，加盐和蘑菇精，迅速翻炒至匀，淋少许香油，就可以出锅了。

百合粥 新式

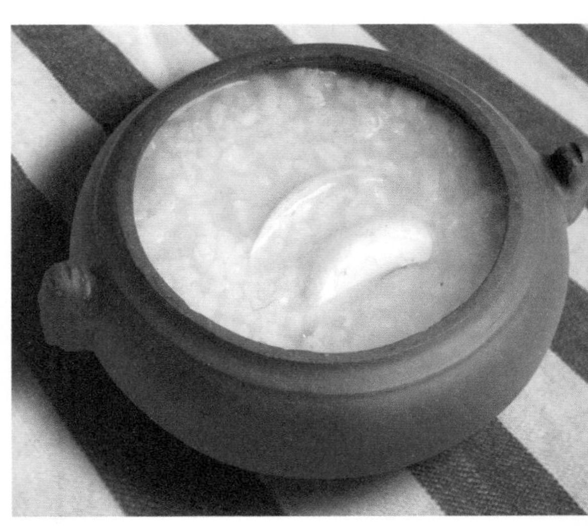

「原料」：

A
- 粳米100克
- 百合50克

B
- 白糖适量

「制法」：

1．鲜百合洗净、去皮，或是将干百合磨成粉，备用。

2．粳米淘洗干净，入锅内，加清水6杯，先置大火上煮沸，再用小火煮至粥将成。

3．加入百合或干百合粉，继续煮至粥成，再加入糖调匀，待糖溶化即可。

百合炒肉片 新式

「原料」：

A
- 猪肉200克
- 百合160克
- 鸡蛋清1个

B
- 调味料适量
- 果茶适量
- 色拉油适量

「制法」：

1．将肉洗净，切成薄片，加精盐、料酒、蛋清、水淀粉拌匀；鲜百合洗净。

2．炒锅烧热，倒入色拉油，烧至六成热时放肉片，炸至淡黄色时捞出沥油；锅烧热加底油，下番茄酱略炒，加果茶、白糖、清水少许，烧至糖化时勾薄芡；加热油50克，倒入百合、肉片，颠翻均匀，起锅装盘即成。

白果

Ginkgo Seed

祛痰定喘

平肝利尿

白果，又名银杏，是现存种子植物中最古老的子遗植物。植物学家常把银杏与恐龙相提并论，也因此银杏有植物界的大熊猫之称。银杏属于干果类，在诸多的干果中，银杏的经济价值排名第三。它的价值主要体现在食用和药用方面。在宋代就被列为皇家贡品。日本人也有每日食用白果的习惯。特别是西方人圣诞节必备白果。

别　名： 银杏核、公孙树子、鸭脚树子、灵眼

性　味： 性平、味甘、有小毒

籍　贯： 中国

主　治： 哮喘痰咳、带下白浊、小便频数、遗尿

适宜人群： 一般人群均可食用

产地分布

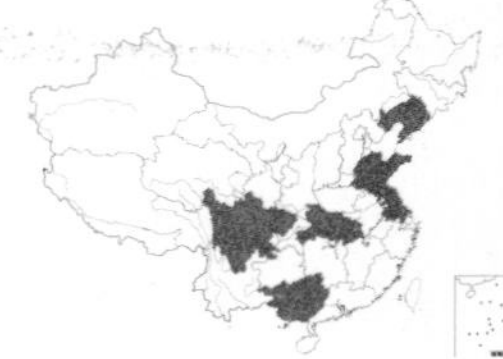

主产地：主要分布在江苏、广西、四川、山东、湖北、辽宁等地区。

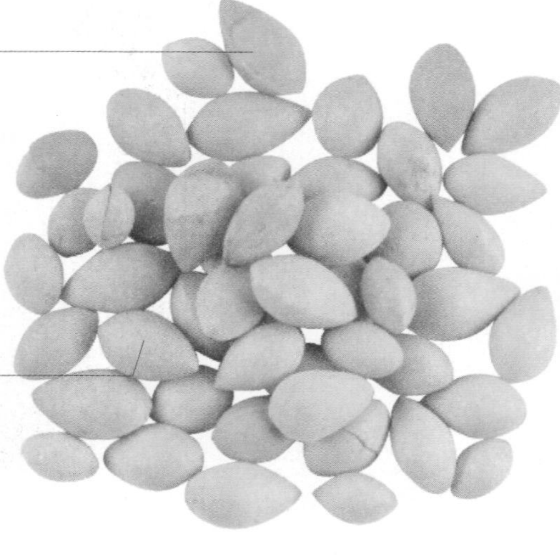

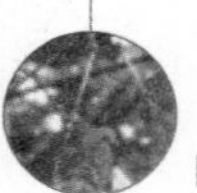

白果叶

性平，味甘、苦；敛肺，平喘，活血化淤，止痛。

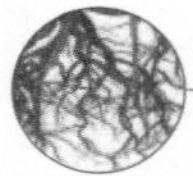

白果根

性平，无毒；治白带，遗精。并配合用于其他虚弱劳伤等症。

成熟周期

1 2 3 4 5 6

7 8 9 10 11 12

成熟期：7~8月

药典精要

李时珍谓：原生江南，叶似鸭掌，故名鸭脚。宋初始入贡，改呼银杏，因其形似小杏而核色白也，今名白果。《汝南圃史》称本植物为公孙树，古代本草仅以种子入药，现代则另有用树叶。

挑选妙招→购买白果时，应挑选粒大、光亮、壳色白净的为佳，但要注意的是，看起来品质新鲜，外壳泛糙米色的，一般是陈货。取白果摇动无声音者果仁饱满，有声音者一般是陈货或是品质不佳。可到商品流动率较大的商店购买。

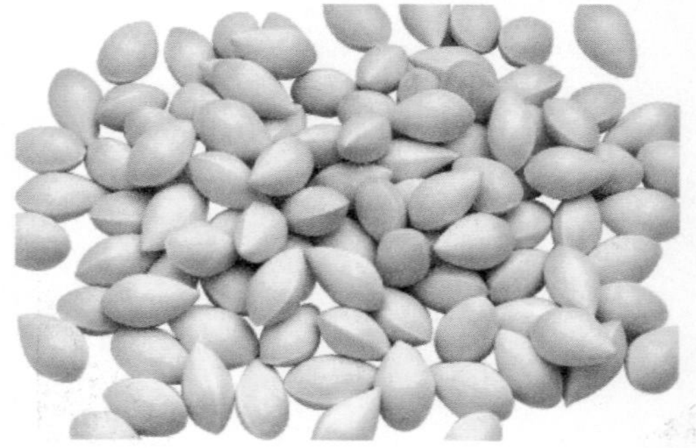

实用偏方

「治疗肺结核」：将半青带黄的白果摘下，不用水洗，亦不去柄，随即浸入生菜油内，浸满100天后即可使用。每日早、中、晚各服1粒(小儿酌减)，饭前服，视病情连服1～3个月。

「治诸般肠风脏毒」：白果49颗。去壳膜，烂研，入百药煎末，丸如弹子大。每服3丸，空心细嚼米饮下。

营养解码

■蛋白质 ■膳食纤维 ■热量 ■脂肪 ■碳水化合物

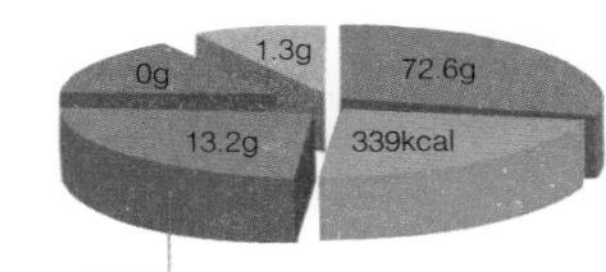

白果含有多种营养元素，除蛋白质、脂肪、糖类之外，还含有维生素C、维生素B2、胡萝卜素、钙、磷、铁、钾、镁等微量元素。

单位：g=克 kcal=千卡

膳食专家指南

白果一般人群均可食用，特别适宜哮喘痰咳、带下白浊、小便频数、遗尿者食用。但是孕妇及婴儿不易多食，婴儿吃10颗就可能致命，3~5岁的孩子吃30~40颗可致命。不可与鱼同食。

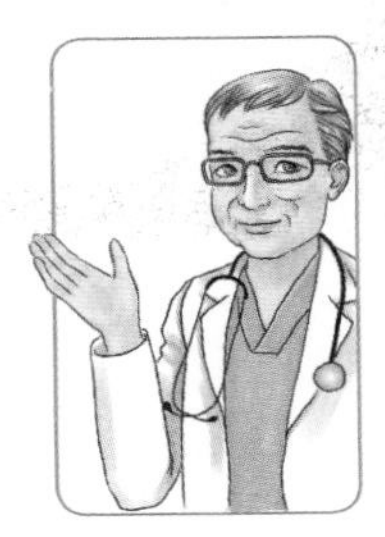

保健疗效驿站

「敛肺平喘」：减少痰量，适用于咳喘气逆，痰多之症，无论偏寒、偏热均可。

「收涩止带、除湿」：用于白浊带下。无论下元虚衰，白带清稀，或湿热下注，带下黄浊者，随症配伍，均可使用。

「祛痰定喘」：用于治疗喘咳痰多，能消痰定喘。

「收敛除湿」：可治疗赤白带下，小便白浊，小便频数、遗尿。

贮存和清洗妙招

白果适宜放置在阴凉、通风、干燥处保存，一般放在密闭的坛子、罐子中最好，可以保存更长的时间。切忌不能晒太阳，因为晒太阳后，白果会外干内热且湿润，极容易霉变，霉点往往先从外壳开始。清洗时只需保持外壳干净即可。

饮食搭配

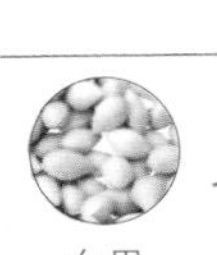
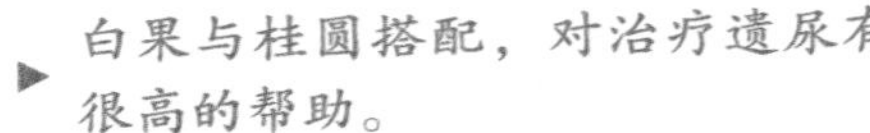

白果 + 桂圆 √ ▶ 白果与桂圆搭配，对治疗遗尿有很高的帮助。

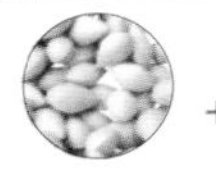
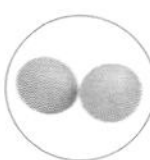

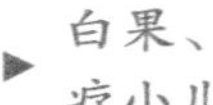
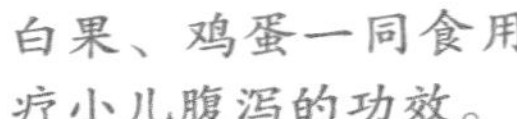

白果 + 鸡蛋 √ ▶ 白果、鸡蛋一同食用，可起到治疗小儿腹泻的功效。

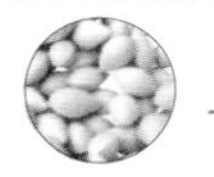
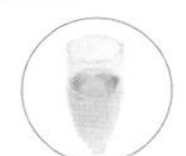

白果 + 白酒 √ ▶ 白果与白酒食用，可治疗鼻面酒皶。

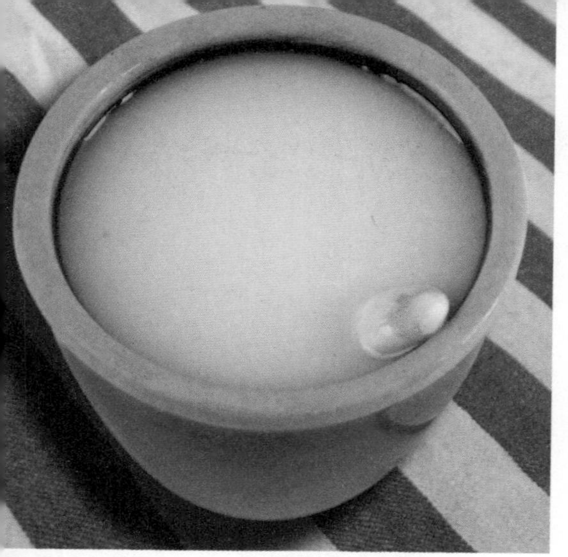

白果蒸蛋 传统

「原料」：

A
白果10颗
鸡蛋2个

B
盐适量
水适量

「制法」：

1. 白果去除胚芽，放入滚水中煮至熟软，捞起备用。
2. 鸡蛋打入碗中打匀，加入2～3倍的水，再加盐继续打匀，盛入蒸碗中加入煮好的白果备用。
3. 蒸锅中倒入半锅水烧热，放入白果蛋汁的蒸碗，隔水蒸5～10分钟，锅内水将滚时，搅拌一下蛋汁，使白果浮出蛋面，继续蒸至蛋汁凝固即可。

白果腐竹粥 新式

「原料」：

A
大米100克
白果仁100克

B
腐竹适量
盐适量
水适量

「制法」：

1. 大米洗好一定要用少许盐、油腌半小时以上，将腌好的大米以及白果倒入压力锅内。
2. 注入半锅清水开始大火煮沸，约半小时熄火，待锅里汽排完了后，打开锅盖继续大火煮沸。
3. 将洗泡过的腐竹加入一起煮沸，只需煮约五分钟即可熄火，食前放少许盐即可。

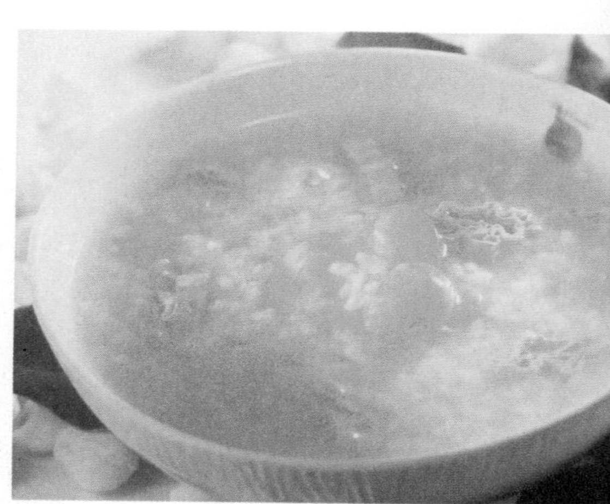

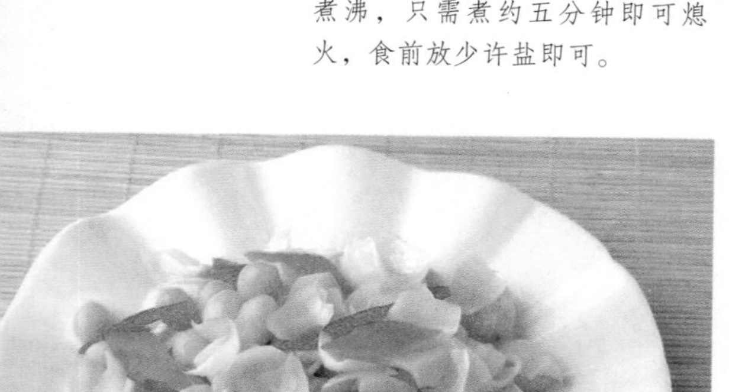

白果炒百合 新式

「原料」：

A
白果150克
百合150克
西芹 50克

B
盐适量
白砂糖适量
淀粉适量
鸡精适量
花生油适量

「制法」：

1. 洗净百合。
2. 西芹洗净，切段后再顺切成条。
3. 坐锅点火倒油，待油热后放入白果炒热，再加入西芹、白砂糖、精盐、高汤、百合、鸡精，用水淀粉勾芡即成。

榧子

Pija

止咳调中

下气润燥

榧子，又称香榧、玉榧等，是一种红豆杉科植物的种子，它有坚硬的果皮包裹，大小如枣，核如橄榄，两头尖，呈椭圆形，成熟后果壳为黄褐色或紫褐色，种实为黄白色，富有油脂和特有的一种香气，很能诱人食欲。榧子含有丰富的脂肪油，其含量甚至超过了花生和芝麻。它含有的乙酸芳樟脂和玫瑰香油，是提炼高级芳香油的原料。

别　名：彼子、榧实、罴子、玉山果、赤果

性　味：性平，味甘、涩，无毒

籍　贯：中国

主　治：杀虫、消积、润燥、燥咳、便秘

适宜人群：一般人群均可食用

产地分布

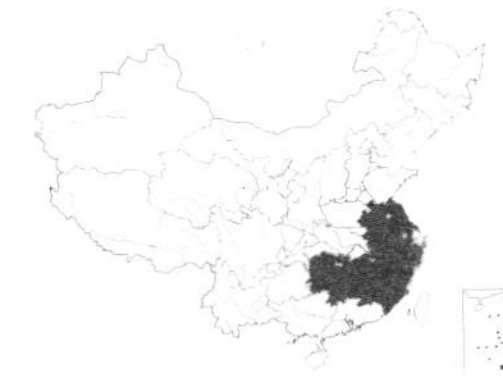

主产地：主要分布在浙江、江苏、安徽、湖南、江西、福建等地区。

榧树花

性平，味苦；主治水气肿满，蛔虫病。

榧根皮

性温，味甘；利水药，渗湿利尿药。

成熟周期

1 2 3 4 5 6

7 8 9 10 11 12

成熟期：10~11月

营养解码

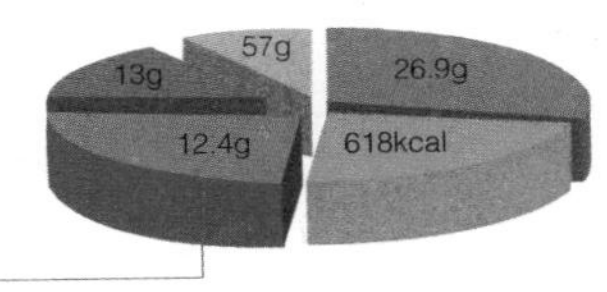

每100克榧子的营养成分

单位：[g=克　kcal=千卡]

榧子的种子含脂肪油，中有棕榈酸、硬脂酸、油酸、亚油酸不饱和脂肪酸。又含草酸、葡萄糖、多糖、挥发油、鞣质等。

实用偏方

「治寸白虫」：榧子日食7颗，满7日。

「治白虫」：榧子100颗。去皮，火燃啖之，能食尽佳，不能者，但啖50颗亦得，经宿虫消自下。

「治十二指肠虫、蛔虫、蛲虫等」：榧子(切碎)50克，使君子仁(切细)50克，大蒜瓣(切细)50克。水煎去滓，1日3次，食前空腹时服。

挑选妙招 选购榧子时要先看外形。颗粒均匀，两头尖，约2厘米长似橄榄形，壳薄而脆。且果仁细白，味鲜纯正的为品质好的榧子。最好在商品流动率较高的商店购买。

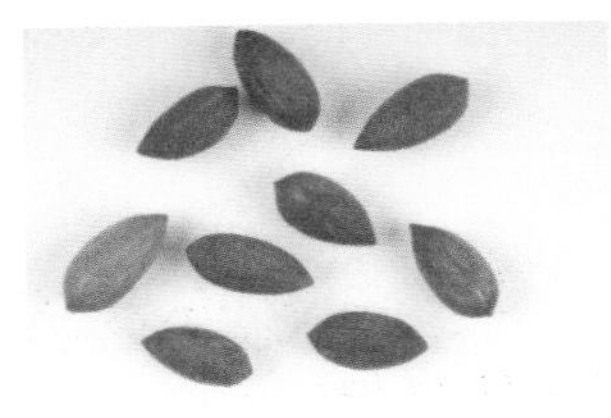

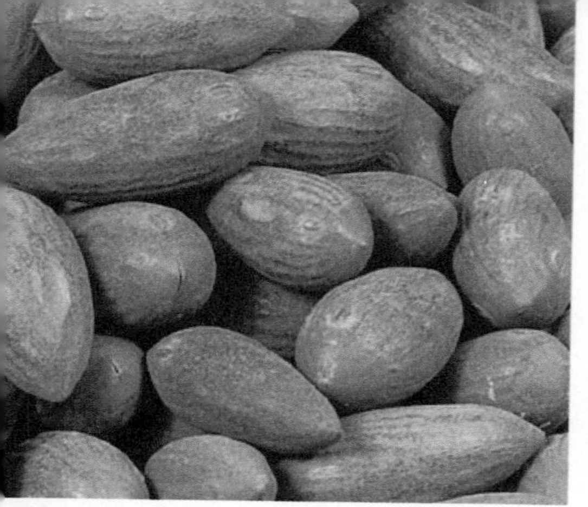

◀炒香榧子 传统

「原料」：

A 香榧子500克

B 当归、黄芪适量
生姜、盐各适量

「制法」：

1. 榧子去壳，取出种子晾干。
2. 将香榧子放入平底锅，微火慢慢炒匀。
3. 至外表褐色，内仁黄色，发出焦香味即成。

▶榧子猪肾汤 新式

「原料」：

A 榧子10克
猪肾2个

B 葱适量
姜适量
蒜适量
盐适量
调味料适量

「制法」：

1. 将猪肾洗净，切成3厘米见方的小块，榧子用水煮1小时。
2. 将榧子及猪肾放入锅中，加葱、姜、蒜、调味料煮1个小时即可。

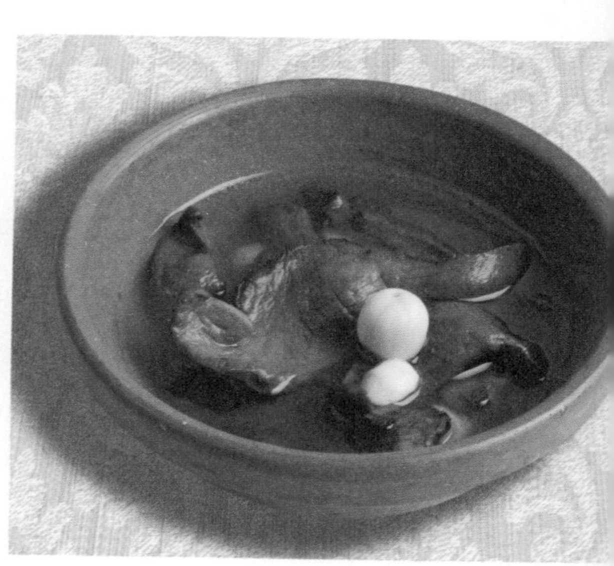

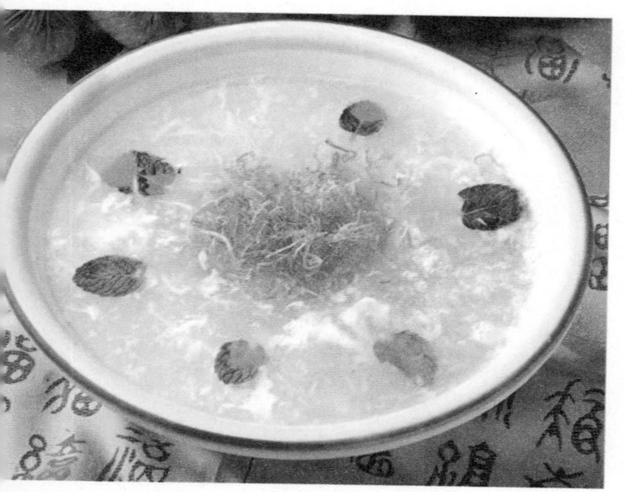

◀榧子素羹 新式

「原料」：

A 大米100克
榧子50克

B 水适量
调味料适量

「制法」：

1. 榧子去皮，取仁，备用。
2. 将大米用清水洗净，备用。
3. 锅内加入清水，将榧仁、大米一同放入，以大火煮沸。
4. 煮沸后，改小火熬成浓羹。
5. 可根据个人喜好加入适量调味料。

夏威夷果

Macadamia nut

杀虫消积

润燥通便

澳大利亚坚果被认为是世界上最好的桌上坚果之一。夏威夷果原产于澳大利亚昆士兰州东南部与新南士州交界地区，一八五七年被发现。一八八二年夏威夷果引入美国夏威夷，一九四六年以后迅速发展，一九五六年开始成功地进行商品性栽培和良种推广。澳大利亚于二十世纪六十年代开始积极发展种植。

别　名：昆士兰栗、澳洲胡桃

性　味：性温，味甘

籍　贯：中澳大利亚

主　治：调高节血脂

适宜人群：一般老年人或血脂异常者

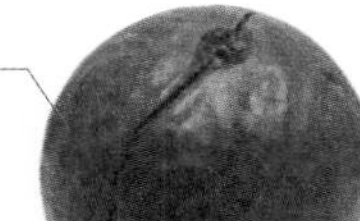

夏威夷果果壳

性温，味甘苦、涩；可治血崩，乳痈，疥癣。

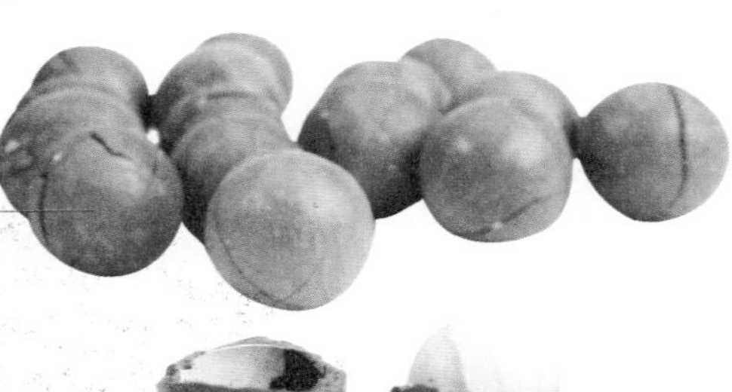

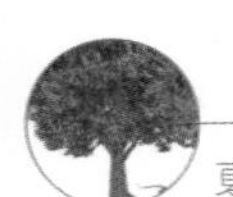

夏威夷果果枝

性温，味甘，无毒；治瘰疬，疥疮。

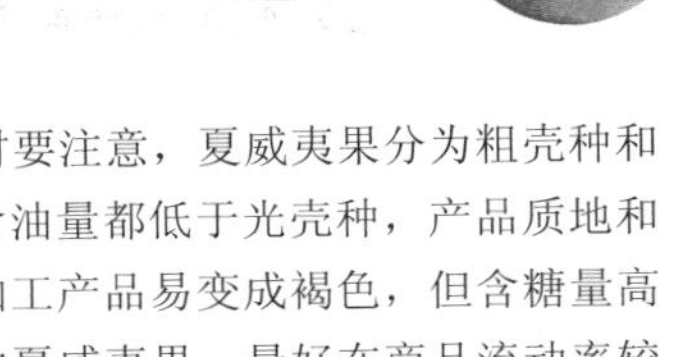

产地分布

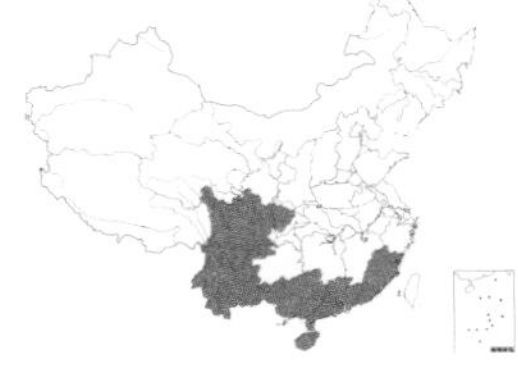

主产地：主要分布在广东、广西、海南、云南、贵州、四川、福建等地区。

成熟周期

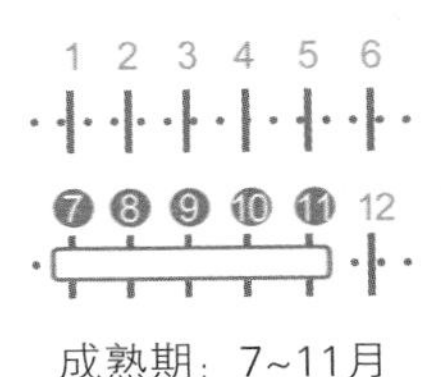

成熟期：7~11月

挑选妙招➡挑选夏威夷果时要注意，夏威夷果分为粗壳种和光壳种，粗壳种种仁率和含油量都低于光壳种，产品质地和风味也比不上光壳种，且加工产品易变成褐色，但含糖量高于光壳种。要挑选品质佳的夏威夷果，最好在商品流动率较高的商店购买。

保健疗效驿站

「强身健体」：果仁营养丰富，单果重15~16克，含油量70%左右，蛋白质9%，含有人体必需的8种氨基酸，还富含矿物质和维生素。夏威夷果具有调节血脂和益智的作用，是适合老年人或血脂不好的人的滋补食品。

膳食专家指南

一般人群均可食用，特别适宜老年人或血脂不好的人食用。但由于果粒坚硬，消化力弱的人士稍稍多吃，就会觉得梗胃。并且嚼碎吞咽时，容易呛喉。

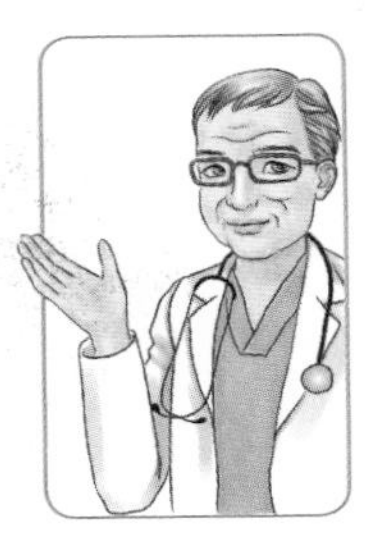

止咳平喘五谷杂粮速查

黍米

「别名」糯秫、糯粟

「性味」性平、味甘、无毒

「归经」入手足阳明、太阴经

「功效」具有益气补中、除烦止渴的作用，可治疗烦渴、泻痢、吐逆、咳嗽、胃痛、小儿鹅口疮、疮痈、烫伤等症状。

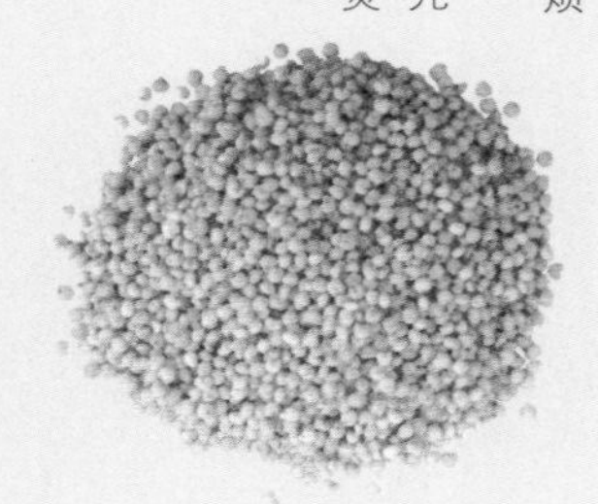

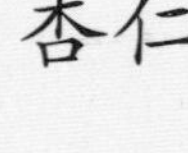

杏仁

「别名」青杏核仁、杏子

「性味」性温、味苦、有小毒

「归经」归肝、大肠经

「功效」具有祛痰止咳、平喘、润肠的作用，对治疗风寒或风热咳嗽、燥热咳嗽、肺热咳喘很有作用。且最近的科学研究还表明，甜杏仁能促进皮肤微循环。

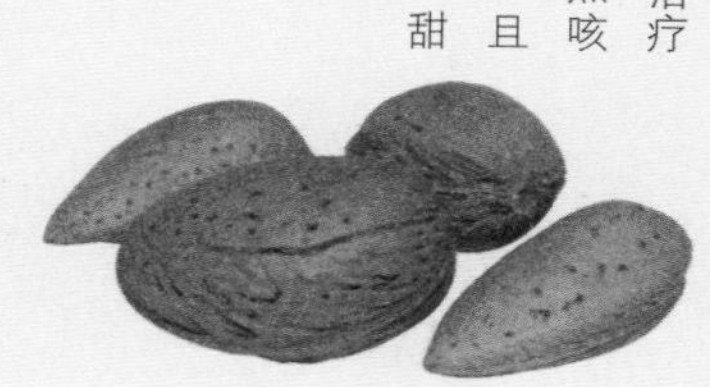

南瓜子

「别名」窝瓜子、北瓜子

「性味」性平、味甘

「归经」入胃经、大肠经

「功效」具有补中益气、消炎止痛、解毒杀虫、降糖止渴的功效，主治久病气虚、脾胃虚弱、气短倦怠、便溏、糖尿病等病症。

西瓜子

「别名」麦黑瓜子

「性味」性寒、味甘、无毒

「归经」入肝、肾二经

「功效」具有清肺化痰、降低血压、健胃、通便的作用，对便秘、淋证、肺虚劳热、咳嗽不已有食疗作用。

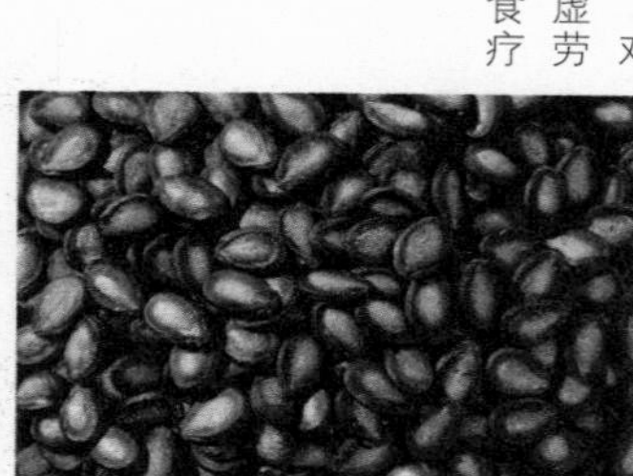

椰枣

「别名」土波斯枣、番枣

「性味」性温、味甘、无毒

「归经」入脾、肺

「功效」具有补中益气、止咳润肺、化痰平喘的作用。对治疗胃溃疡有一定作用。

栗子

「别名」板栗、大栗、栗果、毛栗、棋子

「性味」性温、味甘、平

「归经」脾、胃、肾

「功效」具有补中益气、消炎止痛、解毒杀虫、降糖止渴的功效。对中老年人肾虚、腰酸腰疼、小便频多、气管炎咳喘有食疗作用。

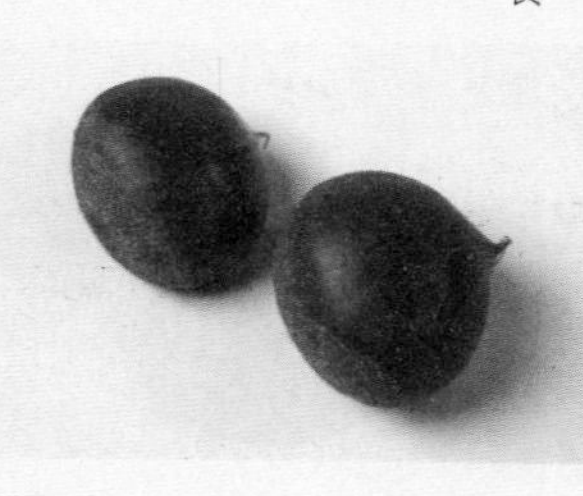

止咳平喘 五谷杂粮速查

沙枣

「别名」桂香柳、香柳

「性味」性平，味酸、涩

「归经」入肺、肝、脾、胃

「功效」具有养肝益肾、健脾调经的作用，对肝虚目眩、肾虚腰痛、脾虚腹泻、消化不良、带下、月经不调、肺热咳嗽有食疗作用。

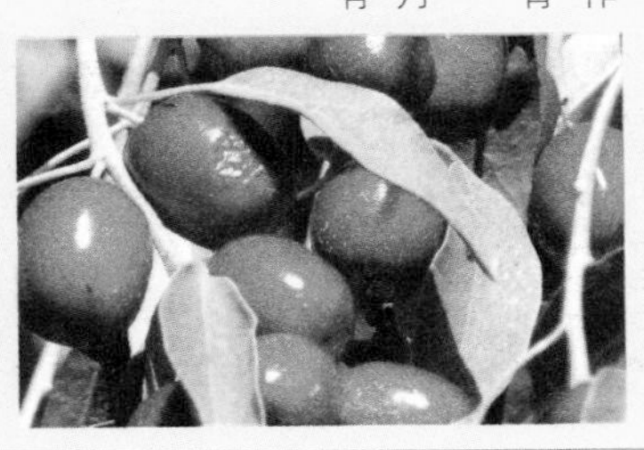

小麦

「别名」麦子、浮小麦

「性味」性微寒，味甘

「归经」入脾、胃经

「功效」具有养心除烦、健脾益肾等功效。小麦对抑制肺结核、气管炎、脚气病等具有食疗作用。

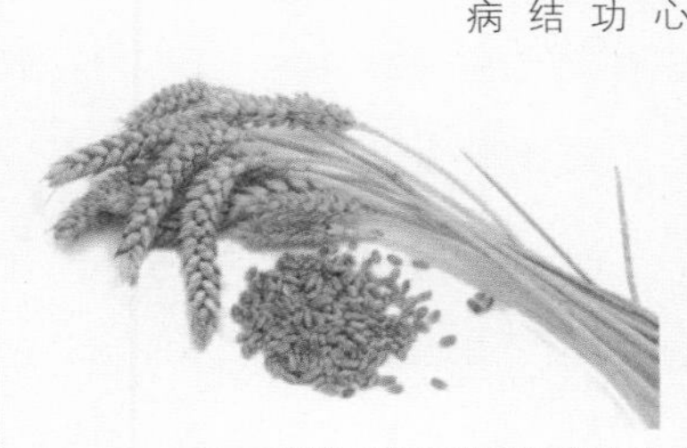

百合

「别名」番韭、中庭

「性味」性微寒，味甘、微苦

「归经」归心、肺经

「功效」具有润肺止咳、清热解毒的作用，对肺痨久嗽、咳唾痰血、百合病、心悸怔忡、失眠多梦、烦燥不安、心痛有一定食疗作用。

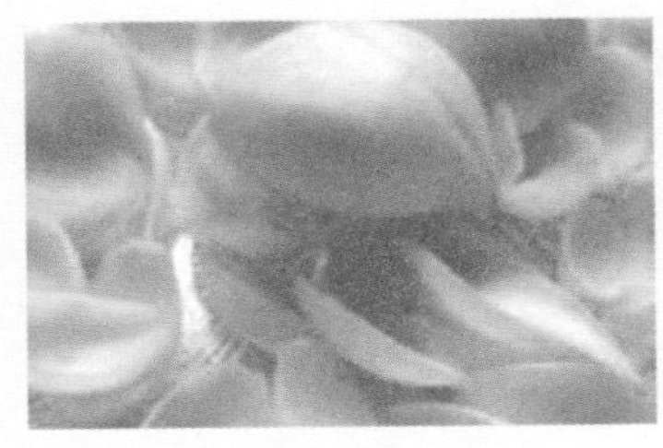

白果

「别名」银杏核、公孙树子

「性味」性平、味甘、有小毒

「归经」入肺、肾经

「功效」具有敛肺平喘、收涩止带、减少痰量的作用，对咳喘气逆、痰多之症有食疗作用。

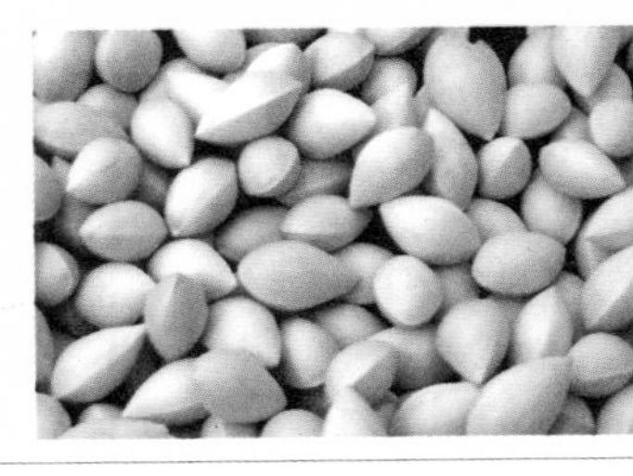

榧子

「别名」赤果、玉山果

「性味」性平、味甘

「归经」入大肠、胃、肺经

「功效」具有杀虫、润燥的作用，对主肠道寄生虫病、小儿疳积、肺燥咳嗽有一定功效。

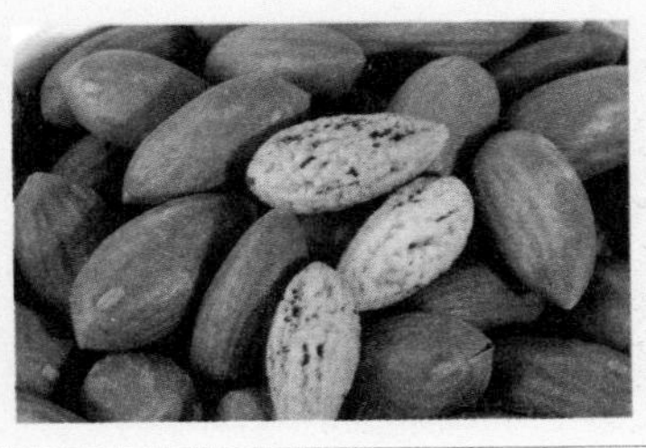

刀豆

「别名」挟剑豆、刀豆子、大戈豆

「性味」性温、味甘

「归经」入脾、胃、大肠、肾经

「功效」具有温中下气、止呕吐、益肾补元气的功效。对肾虚腰痛、气滞呃逆、小儿疝气有食疗作用。